Anett Gräfe

Abschied ohne Tränen

BASTEI LÜBBE
TASCHENBUCH

Über die Autorin

Anett Gräfe, 1981 in Zittau geboren, ist in Konstanz aufgewachsen. Nach ihrem Studium der Wirtschaftspädagogik hat sie einige Jahre als Projekt- und Eventmanagerin gearbeitet, bevor sie sich im Bereich Marketing selbstständig gemacht hat. Sie lebt in der Schweiz am Bodensee.

Anett Gräfe

Abschied ohne Tränen

Wie ich meiner Mutter den letzten Wunsch erfüllte und sie beim Sterben begleitete

BASTEI
LÜBBE
TASCHENBUCH

BASTEI LÜBBE TASCHENBUCH
Band 60965

Dieser Titel ist auch als E-Book erschienen

Vollständige Taschenbuchausgabe
der 2015 im Gustav Lübbe Verlag erschienenen Hardcoverausgabe

Titelillustration: ZERO Werbeagentur
Umschlaggestaltung: © Anett Gräfe
Satz: Greiner & Reichel, Köln
Gesetzt aus der Bembo Pro
Druck und Verarbeitung: CPI books GmbH, Leck – Germany
Printed in Germany
ISBN 978-3-404-60965-9

5 4 3 2 1

Und meine Seele spannte weit ihre Flügel aus,
flog durch die stillen Lande, als flöge sie nach Haus.

Joseph von Eichendorff

Prolog

Pforzheim, 9. Mai 2014

Sehr geehrte Damen und Herren,

ich wende mich an Sie, weil ich einfach keinen anderen Rat mehr weiß.

Am 29. Juli 2013 hatte ich unverschuldet einen schweren Autounfall, bei dem das Rückenmark auf Höhe des vierten Halswirbels verletzt wurde. Seitdem bin ich von den Schultern abwärts gelähmt, kann weder Arme noch Beine bewegen. Lediglich Kopf und Schultern gehorchen mir noch. Ich kontrolliere weder Darm noch Blase, bin von Katheter, Medikamenten und Pflegepersonal abhängig. Bei spastischen Krämpfen, die immer häufiger auftreten, bekomme ich wenig Luft, was teilweise zur Ohnmacht führt.

Ich fühle mich nicht mehr, bin vollständig auf andere Menschen angewiesen. So kann und möchte ich nicht länger sein. Ich sehe in meinem Leben einfach keinen Sinn mehr, da mir mittlerweile klar ist, dass sich meine Situation nicht mehr ändern wird. Nie wieder werde ich mich bewegen, nie wieder Sport treiben können, der mir stets so wichtig war. Mein jetziger Zustand ist ein unendliches Leiden für mich.

Bitte helfen Sie mir, diese unerträgliche Situation zu beenden.

Mit freundlichem Gruß
Jana Gräfe

Kapitel 1

»Soll ich da vorne anhalten?« Ich zeige auf eine Stelle am Straßenrand, ein paar Meter vom Eingangstor des Bahnhofs entfernt, und werfe einen prüfenden Blick in den Rückspiegel. »Da kann ich aber nicht lang stehen bleiben.«

»Kein Problem, wir machen es kurz«, sagt meine Mutter und schnallt sich ab, kaum dass ich den Wagen neben dem Bordstein geparkt habe. Irgendwo in der Ferne hinter uns erklingt ein Martinshorn, das sich rasch zu nähern scheint. Wir müssen uns beeilen.

Ich öffne die Fahrertür und steige aus, bin überrascht, wie kühl es immer noch ist, nur knapp über zwanzig Grad. Viel zu kalt für Ende Juli. Es fühlt sich an wie ein milder Frühlingsnachmittag, dabei sollten wir eigentlich in der Nachmittagshitze schwitzen. »Der heißeste Juli seit mehr als hundertdreißig Jahren« lautet die Schlagzeile des Sommers. Doch nach einigen heftigen Gewittern in den letzten Tagen hat es merklich abgekühlt.

Ich umrunde den kleinen silbernen Ford Fiesta und öffne die Kofferraumklappe, wuchte die schwere Tasche aus dem Wagen und lasse sie auf den Boden fallen.

»Willst du wirklich gleich wieder los?«, wende ich mich an meine Mutter, die ebenfalls ausgestiegen ist und nun neben mir steht. »Oder magst du …«

Der Rest des Satzes geht im Sirenenton des knallroten großen Feuerwehrwagens unter, der in diesem Moment an uns vorbeisaust. Wie immer, wenn ein Blaulicht in der Nähe aufflammt oder ein Notarztwagen mit großem Getöse vorbeifährt, halten sich meine Mutter und ich instinktiv die Ohren zu. Wir sind beide fürchterlich lärmempfindlich und geben sicher ein merkwürdiges Bild ab, wie wir da neben dem Auto stehen, die Hände auf die Ohren gepresst, die Schultern angestrengt in die Höhe gezogen – wie Erdmännchen in Alarmbereitschaft.

Das Feuerwehrauto biegt an der nächsten Kreuzung links ab und verschwindet aus unserem Blickfeld. Die Unwetter der letzten Tage haben sicher zahlreiche Keller volllaufen lassen; dass es dann von Zeit zu Zeit zu Kurzschlüssen und Kabelbränden kommt, ist ja bekannt.

Meine Mutter dreht sich wieder zu mir und nimmt die Hände von den Ohren. »Was hast du gesagt?«

»Ich wollte wissen, ob du vielleicht doch noch einen Kaffee mit mir trinken gehst, bevor du weiterfährst. Du könntest sicher eine kleine Stärkung vertragen, es liegen ja noch ein paar Kilometer vor dir. Siebenhundert, wenn ich mich nicht verrechnet habe.«

Sie schüttelt den Kopf. »Lieb, dass du fragst, aber ich will schnell weiter. Ich möchte zu Hause sein, bevor es dunkel ist.«

Ich nicke. Mama sieht nachts nicht so gut, daher ist ihre Entscheidung sicher richtig, die Strecke bis Konstanz bei Tageslicht hinter sich zu bringen.

Später wird sie mich fragen, warum ich nicht auf die Pause bestanden hätte. Wenn sie nur eine Viertelstunde später auf die Autobahn gefahren wäre … wären dies die entscheidenden Minuten gewesen, die die Katastrophe verhindert hätten?

Oder waren es jene, in denen ich das Auto in Dresden noch einmal volltankte?

Ich werde niemals eine Antwort auf diese Fragen bekommen …

Nachdem ich meine Mutter kurz gedrückt und mich davon überzeugt habe, nichts im Auto vergessen zu haben, was ich in den kommenden zwei Wochen noch brauchen könnte, erkläre ich ihr zum vermutlich siebten Mal den Weg auf die Autobahn.

»Fahr vorsichtig«, sage ich durchs geöffnete Fahrerfenster, als ich die Tasche anhebe.

»Tu ich«, antwortet sie und schnallt sich an.

»Ich melde mich dann bei Oma, damit sie sich keine Sorgen macht.«

Wir sind gemeinsam bei meiner Großmutter in Tschechien gewesen. Sie wohnt im Norden des Landes, am Dreiländereck zu Polen und Deutschland. Von Konstanz am Bodensee, unserem Heimatort, bis dorthin ist es immer eine halbe Weltreise.

Mama und ich fahren einmal im Jahr für ein bis zwei Wochen zu ihr.

Die anderthalb Stunden Rückfahrt von Varnsdorf, dem kleinen Dorf, wo meine Großmutter lebt und meine Mutter aufgewachsen ist, saß ich hinter dem Steuer. Den Rest des Weges muss Mama nun allein finden – vermutlich bin ich deswegen so unruhig. Ob sie das schafft? Wie immer werde ich den Gedanken nicht los, dass ihre Orientierung nicht die beste ist und sie schnell unsicher wird. Auch den Blick über die Schulter beim Überholen macht sie nur noch flüchtig.

Ach, so ein Quatsch, versuche ich mich zu beruhigen. Sie hat schon ganz andere Strecken bewältigt. Manchmal habe ich das Gefühl, dass ich mir mehr Sorgen um sie mache als sie sich um mich. Trotzdem bin ich in diesem Moment froh, dass ich ihr eine detaillierte Wegbeschreibung ausgedruckt habe, damit sie die richtigen Autobahnen nimmt. Immerhin ist heute Montag, da muss sie sich nur mit ein bisschen Berufsverkehr, nicht aber mit der Urlauber-Blechlawine herumschlagen.

Es war in Ordnung für sie, dass ich in Dresden in einer

Nebenstraße des Bahnhofs Chemnitz aussteige. Die Alternative, mit ihr nach Konstanz zu fahren, um dann zwei Tage später mit dem Zug wieder in den Norden zu reisen, fand sie genauso unsinnig wie ich.

»Bis heute Abend«, sagt sie zum Abschied.

Eine frische Brise kommt auf und lässt mich an die Ostsee denken. Zwei Tage noch. Vorfreude keimt in mir auf. Zu diesem Zeitpunkt ahne ich noch nicht, dass ich nie an der Küste ankommen werde.

Ich lade mir meine mit Segelbekleidung bepackte Tasche auf den Rücken, ruckel die Tragriemen zurecht und laufe los in Richtung S-Bahn-Station.

Hinter mir springt der Motor des Fiesta an.

Ich drehe mich nicht mehr um, winke nicht. Ich weiß, Mama ist schon losgefahren. Wir waren noch nie, zumindest seit ich mich erinnern kann, eines dieser Mutter-Tochter-Gespanne, das die weißen Stofftaschentücher hervorkramt, wenn es ans Verabschieden geht. Wir sind mehr wie Freunde, wie Schwestern.

Dennoch, in diesem Augenblick, als ich so zielstrebig auf den verlassen wirkenden Vorort-Bahnhof zulaufe, frage ich mich, warum ich mich eben nicht umgedreht habe. Ich bleibe stehen, mache auf dem Absatz kehrt. Aber vom silbernen »Ferdi«, wie meine Mutter ihr Auto liebevoll nennt, ist nichts mehr zu sehen.

Ich war mit meinen Gedanken schon so bei der Segelregatta, dass ich nicht mehr zurückgeblickt habe. Irgendwie tut es mir jetzt leid, und ich schicke meiner Mutter in Gedanken einen Gruß hinterher.

Mit der S-Bahn fahre ich dann zum Dresdner Hauptbahnhof, wo ich noch gute drei Stunden Aufenthalt habe, bis mein Zug um kurz nach drei in Richtung Hamburg fährt. Von dort aus geht es morgen weiter an die Ostsee, wo mich eine ganz besondere Segeljacht und die unendliche Weite des Meeres erwarten. Als leidenschaftliche Seglerin liebe ich klassische Holzboote und vor allem das Regattasegeln. Vor ein paar Wochen trudelte bei mir die Anfrage von einem Freund aus Hamburg ein, ob ich auf einem wunderschönen alten Schiff eine Regatta in Kiel mitsegeln wolle. Ich war sofort Feuer und Flamme, als mich der Anruf erreichte. Dass Julian an mich dachte. Wahnsinn!

Ich freue mich auf den Norden Deutschlands und die raue Ostsee, das Meer. Es bedeutet für mich Freiheit, so weit das Auge reicht.

Auch vom Wetter her mag ich es eher stürmisch und kühl. Alles über fünfundzwanzig Grad empfinde ich als »Körperverletzung«, deswegen waren die vergangenen Wochen, in denen es selten einen Tag unter dreißig Grad gab, auch eine echte Tortur für mich.

Ich beschließe, in die Stadt zu gehen, und quetsche mein schweres Gepäck in eines der Schließfächer am Bahnhof. Dann lasse ich mich treiben, schlendere in Richtung Fußgängerzone, an modernen Gebäuden vorbei mit kleinen Geschäften und Restaurants im Erdgeschoss. Es ist nett hier, so kenne ich Dresden gar nicht. Bisher war ich nur in der historischen Altstadt.

In der Gewissheit, dass mein Zug erst in ein paar Stunden abfahren wird, halte ich mein eigenes entspanntes Tempo, bleibe mal hier, mal dort stehen und genieße die Einsamkeit nach vierzehn Tagen Familienleben. So nett es in Varnsdorf bei meiner Oma immer ist, aber nach ein paar Tagen bei der Familie, die einen irgendwie nicht so sein lässt, wie man eigentlich ist, sind alle Geduldsreserven aufgebraucht.

Ich setze mich in ein Café und schreibe eine SMS an Julian, den Freund, bei dem ich am Abend in Hamburg unterkommen werde, bevor es dann am nächsten Tag gemeinsam nach Kiel weitergeht: »Hi, Julian, bin jetzt in Dresden.

Komme rechtzeitig in Hamburg an, sodass wir noch anstoßen können, so gegen acht. Melde mich!«

Zwei Stunden später, als ich wieder am Bahnhof ankomme, erfahre ich, dass der Zug nach Hamburg über Berlin mit zehn Minuten Verspätung abfahren wird. Na ja, wenn es sonst nichts ist, denke ich, hole mir noch einen Coffee to go und schlendere zum Gleis.

Als der Zug endlich einfährt, finde ich in einem Sechser-Abteil, in dem ansonsten nur noch eine Frau und ein älterer Herr sitzen, einen Fensterplatz und wuchte meine schwere Tasche ins Gepäckfach über mir. Endlich kann es losgehen.

Doch dann passiert nichts. Wir fahren nicht ab. Ein Schaffner sagt mir, dass wir auf einen Anschlusszug warteten, der wegen der Unwetter Verspätung habe. Offenbar sind noch nicht alle Gleise geräumt. Der andere Zug soll aber in der nächsten Viertelstunde kommen.

Auch zwanzig Minuten später stehen wir jedoch immer noch. Der Zeiger der Bahnhofsuhr kriecht übers Zifferblatt, und im Abteil macht sich die schlechte Stimmung langsam, aber sicher bemerkbar.

Ich surfe gelangweilt mit meinem Handy im Internet und warte auf die Abfahrt. Meine Abendplanung droht zu platzen. Julian hat heute Geburtstag, und ich wollte doch mit ihm anstoßen. Obwohl wir uns noch nicht lange kennen und die meiste Zeit eher geschäftlich miteinander zu tun hatten, ist er mir sehr ans Herz gewachsen. Er ist einer der Menschen, denen ich begegnet bin und bei denen ich sofort wusste, dass sie Teil meines Lebens werden sollten. Nicht auf die partnerschaftliche Art, sondern auf die freundschaftliche.

Gegen vier Uhr, eine Stunde nach der geplanten Abfahrt, geht es plötzlich los. Wir verlassen die Stadt und nehmen Fahrt auf. Vor dem Fenster fliegt die Landschaft vorbei, sanfte Hügel, grün bewaldete Hänge und Felder, bis zum Horizont und weiter. Doch die Idylle fordert ihren Tribut: Mein Handy zeigt an, dass es kein Netz hat.

Dann ist es Viertel vor fünf. In anderthalb Stunden erreichen wir Berlin.

Gerade als ich versuche, Julian zu schreiben, dass ich nun doch, wenn auch mit Verspätung, ankomme, geht eine Nachricht auf meinem Telefon ein. Jemand hat versucht, mich anzurufen, als ich im Funkloch steckte. Ein Anrufer, der weder meiner Kontaktliste noch mir selbst bekannt ist. Es handelt sich um eine Festnetznummer, das erkenne ich an der Vorwahl: 0371 ... Welche Stadt mag das sein? Google weiß Rat: Es ist die Vorwahl von Chemnitz.

Ich kenne niemanden da. Wieso ruft mich jemand aus Chemnitz an? Ach, egal. Wird nicht wichtig sein. Ich lege mein Handy weg und blättere weiter im *Bahnmobil*-Heftchen.

Doch aus irgendeinem Grund, den ich mir auch im Nachhinein nicht erklären kann, lässt mir der Anruf keine Ruhe. Ob ich zurückrufen soll? Nicht nur einmal nehme ich in den kommenden Minuten mein Telefon in die Hand und starre auf die Nummer. Chemnitz ... Stand der Ort nicht auch auf dem Routenplan, den ich für Mamas Heimfahrt nach Konstanz vorbereitet habe? Ach, sicher nur ein Zufall. Sie muss jetzt schon viel weiter sein.

Ich lege das Handy wieder weg. Ich sollte mich nicht verrückt machen. Alles ist gut. Und kurz darauf ist auch schon wieder die Internetverbindung weg.

Eine Viertelstunde später habe ich wieder Netz und entscheide mich sofort: Ich klicke die mir unbekannte Nummer an. Es tutet lange. Doch niemand nimmt ab.

Seltsam.

In den folgenden Minuten versuche ich es noch ein paar Mal, sofern ich eine Verbindung zustande kriege, denn mich beschleicht ein mulmiges Gefühl. Ich kann es nicht beschreiben, aber von einer Sekunde auf die andere bin ich mir ganz sicher, dass es sich bei dieser Nummer nicht um eines der zahllosen Meinungsforschungsinstitute handelt, die mich in regelmäßigen Abständen anrufen und von mir wissen wollen, welche Partei ich am Sonntag wählen würde und wie mir Waschmittel-Werbung gefalle.

Ein weiteres Mal drücke ich frustriert auf das rote Hörer-Symbol auf dem Display. Wieder nichts.

Vor dem Fenster wird das Grün der Landschaft dünner, immer häufiger wird es nun von Häusern unterbrochen. Bald sind wir in Berlin.

»Geht keiner ran?«, will die Frau wissen, die mir gegenüber am Tisch sitzt, und lächelt mich über den Rand ihrer *Neuen Revue* an.

Ich schüttle den Kopf.

»Vermutlich verwählt«, sage ich und will es selbst glauben.

Das ungute Gefühl im Bauch, das ich mir nicht erklären kann, schiebe ich beiseite. Wenn es eine wichtige Nummer wäre, dann würde sicher binnen Sekunden jemand drangehen.

Wir fahren in Berlin-Südkreuz ein, es ist kurz nach sechs. Ich überlege, ob ich es auf dem Handy meiner Mutter probieren soll. Einfach um sicher zu sein, dass es ihr gutgeht. Was aber, wenn sie gerade fährt und es plötzlich klingelt, sie dadurch abgelenkt wird und dann etwas passiert? Das könnte ich mir nie verzeihen, nur weil ich einen blöden Anruf von einer mir unbekannten Nummer hatte.

Nein, es wird sowieso ein Missverständnis sein. Oder verwählt. Oder beides.

Der Zug ruckelt gemütlich weiter durch die Hauptstadt. In ein paar Minuten kommen wir am Hauptbahnhof an. Rastlos starre ich aus dem Fenster, in dem sich mein besorgtes Gesicht spiegelt. Es wirkt zehn Jahre älter und will nicht an so viele Zufälle glauben. Ich bin normalerweise niemand, der gleich das Schlimmste annimmt, habe Vertrauen in die Menschen – aber auch in Mama?

Sie hat zwar schon vieles gemeistert, doch Auto fahren ist nicht ihre Sache. Sie mag es nicht, und dennoch unternimmt sie im Alleingang unglaubliche Reisen mit dem Wagen, vor denen sogar ich zurückschrecken würde. So ist sie mit dem Auto einmal von Konstanz bis in die tiefste Slowakei gefahren, um ihren damaligen Freund zu besuchen. Aber das ist Jahre her und war schon damals ein Abenteuer für sie. Die letzten Jahre ist sie maximal zweihundertfünfzig Kilometer weit gefahren.

Ich greife zu meinem Handy. Soll ich sie doch anrufen?

Der Blick aus dem Fenster auf Berlin beruhigt mich nicht. Gleich halb sieben. Ich greife nach dem Handy, das auf dem kleinen Tischchen vor mir liegt, und suche unsicher Mamas Nummer heraus. Mein Daumen ruht lange auf der Selbstwahl-Taste, bevor ich sie drücke. Ich vernehme das leise Klingeln, das sich stetig wiederholt. Tuuut-tuuut, tuuut-tuuut ... Ich frage mich, wie oft ich es klingeln lassen soll.

Schließlich breche ich den Anruf ab und starre die Frau gegenüber an, die mir einen fragenden Blick zuwirft. Ja, was nun?

Das Unbehagen, das ich in mir verspüre, ist unangenehm. Ich versuche, auf andere Gedanken zu kommen, während wir den letzten Berliner Bahnhof auf dieser Strecke ansteuern, Berlin-Spandau.

Mir fällt ein Artikel ein, den ich vor Kurzem in einer Zeitschrift gelesen habe. Darin stand, dass das, was die meisten Menschen als Vorahnung bezeichnen, nur Zufall sei. Wenn ich zum Beispiel gerade an jemanden denken würde, und dann rufe diese Person mich an, habe das nichts mit Schicksal oder Gedankenübertragung zu tun, meint der Verfasser des Artikels, sondern geschehe zufällig. Begründung: Wie oft würde ich an jemanden denken, und der rufe *nicht* an?

Je länger ich darüber nachdenke, desto klarer wird mir: In den häufigsten Fällen, wenn ich ein mulmiges Gefühl im Bauch verspürte, hat sich dieses kurz darauf in Wohlgefallen aufgelöst. Nein, beschließe ich deshalb, diese merkwürdige Unruhe entsteht in meinem Kopf, sie hat nichts zu bedeuten, und ich sollte aufhören, dem Gluckern in meinem Magen zu lauschen.

Stattdessen schreibe ich endlich die SMS an Julian: »Komme gegen 20:30 Uhr an. Freu mich!«

Gerade will ich auf »absenden« drücken, da klingelt mein Handy. Vor Schreck lasse ich es fast fallen.

Mein Herz verschluckt sich.

Es ist wieder eine Nummer mit der Chemnitzer Vorwahl.

Noch bevor ich etwas sagen kann, krampft sich alles in mir zusammen. Da ist das Bauchgefühl wieder, das ich nicht zuordnen kann.

»Hallo? Frau Gräfe?«

Ich bin verwirrt. Die Stimme am anderen Ende fragt nach mir. Sie kennt meinen Namen. Also doch nicht verwählt.

»Ja?«

Der Mann räuspert sich. Obwohl ich nicht weiß, wie er aussieht, wie alt er ist, nicht einmal, wie er heißt, habe ich das Gefühl, dass er um Worte ringt. Dann fragt er zögerlich: »Haben Sie eine Mutti?«

Mein Atem stockt, ich traue mich nicht zu antworten, aus Angst vor dem, was kommen mag.

»Mutti«, hallt es in meinem Kopf befremdlich und zugleich vertraut nach. Wer sagt denn heute noch so was?

Doch nur Menschen, die Filme aus den Fünfzigern schauen – oder eben Leute aus dem Osten, wo ich aufgewachsen bin.

Ich höre mich wie von fern antworten: »Ja, habe ich.«

Die Stimme holt tief Luft. »Ich bin von der Autobahnpolizei. Ihre Mutter, Jana Gräfe … sie hatte einen Unfall.«

Die Worte klingen in meinem Ohr nach. Ich bin wie erstarrt, zu keiner Reaktion fähig. Wie ein Reh, das in das Licht des Autoscheinwerfers blickt und hofft, dass es nicht real ist.

»Unfall?«, bringe ich mühsam heraus. »Was ist … passiert?«

»Sie liegt in Chemnitz im Krankenhaus. Es wäre besser …«

Den Rest des Satzes verstehe ich nicht, er geht in der Durchsage des Schaffners unter, der die Zugestiegenen auf unserem Weg nach Hamburg-Altona begrüßt. Fahren wir etwa schon wieder weiter?

»Was? Was haben Sie gesagt? Ich habe Sie nicht verstanden«, rufe ich laut ins Telefon und halte mir mit der linken Hand das Ohr zu, um das Gefasel aus dem Lautsprecher auszublenden.

»Ein Unfall«, sagt der fremde Mann am Telefon noch einmal eindringlich.

Zwei Wörter. Und trotzdem weiß ich sofort, dass es sich nicht bloß um einen banalen Reifenplatzer gehandelt hat. Seine Art, mit mir zu reden, sagt alles.

»Wie geht es ihr?«, will ich wissen.

Vor meinem inneren Auge ziehen beängstigende Bilder vorbei. Zusammengeschobene Autos, blinkende Alarmleuchten, laut heulende Sirenen, anfahrende Krankenwagen, Feuerwehr und Polizei. Aufgewühlte Menschen, die versuchen zu helfen und im Weg herumstehen. Und mittendrin meine Mutter, die leidet, allein ist, Schmerzen hat und nicht weiß, wie ihr geschieht.

»Ich kann Ihnen nichts Genaues sagen. Ich weiß nur, dass sie im Krankenhaus in Chemnitz …«

Stille.

Ich nehme das Handy vom Ohr, starre auf das Display. Die Leitung ist tot. Kein Empfang.

»Alles in Ordnung?«, will die Frau wissen, die mich mit wachsender Sorge im Gesicht beobachtet hat.

Unfähig, etwas zu sagen, schüttle ich den Kopf.

»Ich muss hier raus!«

Ich fühle mich plötzlich wie eine Gefangene in einem finsteren Kellerverlies, in dem kaum Luft zum Atmen ist. Während ich hastig aufstehe und mich unter den sorgenvollen Blicken der Mitfahrenden aus dem engen Abteil hinausschiebe, weicht mein Blick nicht vom Handy.

Wo ist das verdammte Netz? Ich will zurückrufen! Will wissen, was los ist. Wie es ihr geht.

Ich stolpere hinaus auf den Gang, wo das Fahrgeräusch nun einem beunruhigenden Dröhnen gleicht.

Ein Mann, der auf dem Gang steht, beobachtet mich, wie ich verwirrt umherlaufe. Sekundenlang hypnotisiere ich die leeren Balken auf dem Display meines Handys, die sich einfach nicht füllen wollen.

»Wissen Sie, wo wir sind? Wann kommt die nächste Station?«, höre ich mich den Mann fragen.

»Das kann dauern«, entgegnet er mir. »Wir haben ja gerade erst Spandau verlassen.«

»Was heißt, es kann dauern? Wo ist der Schaffner?«

Er zuckt mir den Schultern. »Ist alles okay?«

Nein, ist es nicht! Ich schüttle fassungslos den Kopf und starre wieder auf mein Handy. Da, ein Balken. Hastig drücke ich die Rückruftaste. Nach einem Leerzeichen nimmt jemand ab.

»Wie geht es ihr? Was ist passiert?«, will ich sofort wissen. Den Umweg über die Begrüßung spare ich mir.

»Es ist … es ist sehr schlimm.« Seine Stimme zittert. »Kommen Sie!«, beschwört mich der Mann. »Ins Klinikum in Chemnitz. So schnell wie …«

Noch einmal ist die Verbindung weg. Ich warte eine Minute, und als ich wieder Netz habe, drücke ich ein weiteres Mal die Wahlwiederholung. Erneut geht der Polizist dran und gibt mir eine Zahlenreihe durch. Mit letzter Kraft notiere ich mir die Nummer des Krankenhauses auf meine Hand, das Handy zwischen Ohr und Schulter geklemmt.

»Dort weiß man mehr«, sagt der Polizist. Dann ist die Leitung tot.

Ich breche auf dem Gang zusammen. Der Schaffner kommt, will meinen Fahrschein sehen. Zusammengekauert fauche ich ihn an, dass es jetzt nicht gehe. Ich falle in ein schwarzes tiefes Loch, der Boden verschwindet unter meinen Füßen, ich taumle, kann mich nicht mehr halten, die Welt um mich zerbröckelt.

Meine Hände zittern, als ich die Nummer eintippe, die mir der Polizist durchgegeben hat. Schon nach dem ersten Satz ist wieder das Netz weg. Ich schreie innerlich. Diese Ungewissheit bringt mich um!

Endlich, nach vier weiteren Versuchen, lande ich auf der Station. »Ich rufe wegen meiner Mutter an. Jana Gräfe. Sie hatte einen Unfall.«

Es ist eine Schwester am Apparat, ihr Atem scheint zu stocken, als ich den Namen meiner Mutter nenne.

»Hallo«, sagt sie sehr leise. Sie hat eine dunkle Stimme, die beruhigend auf mich wirkt. Vermutlich werden die in so was geschult, denke ich.

»Ja, Ihre Mutter ist bei uns.«

»Wie geht es ihr? Was ist passiert?«

»Ihre Mutter ist noch im OP. Alles, was ich weiß, ist nur, dass sie einen schweren Unfall hatte. Dabei wurde ihre

Wirbelsäule verletzt. Mehr kann ich Ihnen leider auch nicht sagen.«

»Wie geht es ihr? Wie schlimm ist die Verletzung?«

»Das ist noch unklar. Am besten, Sie reden mit dem Arzt. Ich verbinde Sie. Einen Moment bitte.«

Wieder warte ich und hoffe inständig, dass die Verbindung hält.

Dann ist ein Mann mit einer sehr jungen Stimme in der Leitung. Er wirkt noch unsicherer als die Schwester. Aber vielleicht bin auch ich es, die immer mehr in sich zu versinken scheint. Die nichts hören, nichts sehen, nichts sagen will und hofft, dass das alles nicht wahr ist.

»Ihre Mutter hat sich eine starke Verletzung der Halswirbelsäule zugezogen«, sagt er leise. »Als man sie geborgen hat, konnte sie Arme und Beine nicht mehr spüren.«

Oh mein Gott. Oh nein! Das darf nicht sein.

»In diesem Stadium können wir natürlich noch nichts Genaueres sagen, Frau Gräfe«, setzt der Arzt leise hinzu, »können Sie kommen?«

Ich notiere mit zitternden Händen die Adresse des Krankenhauses und lege auf.

Der Schaffner kommt wieder und schaut irritiert auf mich, die wie ein Häufchen Elend auf dem Boden verharrt. Zusammengekauert sitze ich zwischen Toilette und Wagendurchgang.

»Dürfte ich bitte Ihren Fahrschein sehen?«

Wortlos reiche ich ihm das Ticket. Er gibt mir den abgestempelten Fahrschein zurück.

»Wie komme ich nach Chemnitz?«, frage ich mit tonloser Stimme.

»Oh, da sind Sie hier aber falsch. Der Zug fährt in die andere Richtung.«

Ich werfe ihm einen Blick zu, der ihn sofort verstummen lässt.

»Ich schaue mal rasch nach einem Anschluss. Warten Sie, ich komme gleich. Ich habe den Streckenplan nicht bei mir.«

Er geht weg. Tränen laufen über mein Gesicht, ich ringe nach Atem. Ich muss nach Chemnitz. Sofort! Meine Mutter liegt da im Krankenhaus. Sie hatte einen Unfall. Sie hat ihre Arme und Beine nicht gespürt …

Mein Blick wandert langsam zum Fenster. Vor der Scheibe rast der Himmel vorbei. Die Abenddämmerung senkt sich langsam übers Land und färbt den Horizont rosa ein.

Wie soll ich denn jetzt nach Chemnitz kommen, frage ich mich. In meinem Kopf wiederholt sich ein Satz: Ich muss hier raus. Ich muss in die andere Richtung fahren. Ich muss nach Chemnitz, zu ihr.

Doch der Zug hält nicht. Auch die Notbremse ist keine Option. Ich fühle mich hilflos, weil ich rein gar nichts tun kann. Das ist das Schlimmste für mich.

Der Schaffner kommt wieder. »In zwanzig Minuten erreichen wir Wittenberge, das ist der nächste Halt. Da steigen Sie aus und gehen zum Schalter. Dort können Ihnen die Kollegen die Verbindung nach Chemnitz raussuchen.«

Mühsam kämpfe ich mich hoch und wanke Richtung Abteil, wo mein Gepäck liegt. Als ich die Tür öffne, schauen mich erschrockene Gesichter an. Ich muss schrecklich aussehen. Keiner sagt etwas. Vermutlich aus Angst vor meiner Reaktion oder weil sie mittlerweile wissen, dass sie ohnehin keine Antwort zu erwarten haben.

Ich zerre die schwere Tasche aus dem Gepäcknetz über dem Fensterplatz.

»Ist etwas passiert?«, fragt die Frau mit der Illustrierten. Sie sieht jetzt wirklich besorgt aus.

Mein Blick fällt auf das Telefon in meiner Hand. »Ich weiß nicht«, sage ich, und mein Herz beginnt wieder wie wild zu schlagen. Kurzatmig antworte ich: »Ein Unfall, ja.«

Die Frau schlägt sich die Hand vor den Mund. »Oje. Schlimm?«

Ich zucke mit den Schultern. Wenn ich das wüsste!

Sobald wir den Bahnhof von Wittenberge erreicht haben, prangen vier dicke fette Balken auf meinem Display. Voller Empfang.

Ich stolpere kraftlos aus dem Zug, die Tasche auf meinem Rücken fühlt sich plötzlich an, als wären Wackersteine darin. Mir ist heiß, unendlich heiß, der Schweiß läuft mir den Rücken hinunter, obwohl es in den letzten Stunden nicht merklich wärmer geworden ist.

Es ist kurz nach sieben. Ich versuche mich zu orientieren und sehe an der Anzeige, dass der nächste Zug in die Gegenrichtung in einer guten halben Stunde fährt. Aber wie geht es weiter?

Das Display verschwimmt vor meinen Augen, als ich die Verbindung in die Bahn-App meines Handys eingebe. Zum Schalter gehen und mit Personen sprechen erscheint mir in diesem Moment unmöglich.

Die App spuckt aus, welche Züge ich nehmen soll – erneut wird mir schwindelig. Voraussichtliche Ankunft in Chemnitz: 0:35 Uhr. Geht das nicht schneller? Wieso habe ich anderthalb Stunden Aufenthalt in Leipzig? Das darf doch nicht wahr sein! Gerade jetzt, wo ich am liebsten losrennen würde, um möglichst schnell am Ziel zu sein, muss ich warten! Wie soll ich die nächsten fünf Stunden überstehen? Soll ich ein Auto mieten? Damit käme ich schneller an. Aber ist es ratsam, dass ich mich in diesem Zustand hinters Steuer setze?

Ich rufe meinen Freund Frank an und erzähle ihm alles. Er kann es nicht fassen, versucht mich aufzubauen, sagt, dass Mama im Krankenhaus sicher gut versorgt werde. Frank hält es für keine gute Idee, dass ich in dieser Situation Auto fahre. Es hilft mir sehr, seine Stimme zu hören. Ich fühle mich nicht mehr ganz so allein. Es ist völlig egal, was er sagt. Hauptsache, er ist da, wenn auch nur am Telefon.

Die kommenden Stunden werde ich nonstop mit Freunden telefonieren. Die Stille im Kopf bringt mich sonst um.

Um kurz vor acht Uhr fährt der Zug, der mich wieder nach Berlin bringt.

Der Beginn einer endlos erscheinenden und letztlich lebensverändernden Reise, die in Chemnitz längst nicht enden wird …

Kapitel 2

Ich schlage die Augen auf und weiß nicht, wo ich bin. Das Erste, was ich bewusst wahrnehme, ist der Geruch. Er ist anders als normalerweise, sauberer, klinischer. Es riecht nach Reinigungsmitteln und …

Krankheit. Tod. In dem Augenblick, in dem ich begreife, woran mich der Geruch erinnert, der in meine Nase steigt, kommt alles wieder. Der Unfall. Meine Mutter in der Not-OP. Sie spürt ihre Arme und ihre Beine nicht mehr. Die Erinnerungen an letzte Nacht holen mich schmerzhaft in die Realität zurück.

In den kommenden Monaten werde ich diesen Moment noch oft erleben. Diese wenigen Sekunden der Unschuld, direkt nach dem Aufwachen, diese seltenen kostenbaren Gelegenheiten, in denen ich vergesse, was passiert ist, und mich erst wieder daran erinnere, wenn ich mich orientiert habe.

Mit einem Mal ist dann alles wieder da. Mir wird schlecht, ich traue mich nicht aufzustehen. Obwohl ich weiß, wie naiv mein Wunsch ist, hoffe ich, dass alles gut ist, wenn ich einfach liegen bleibe und so tue, als wäre es nicht geschehen.

Ist es aber nicht.

Vor der Tür höre ich Stimmen und die Gummirollen eines Krankenhausbettes, die über den Boden schrammen. Also ist es wahr. Ich bin in Chemnitz, im Krankenhaus. Irgendwie bin ich also doch hier angekommen …

Als ich in Wittenberge endlich das Gleis gefunden habe, von dem aus in einer halben Stunde der Zug nach Berlin zurückfahren soll, fällt die Anspannung der letzten Stunden zum ersten Mal von mir ab. Ich erleide einen heftigen Heulkrampf. Versuche ruhig zu bleiben, fange mich, indem ich das tue, was ich am besten kann: organisieren. Mein Mantra ist: Fahr nach Chemnitz, noch heute Nacht. Irgendwie.

Die Zugfahrt dauert eine Ewigkeit und fordert mein ohnehin schon angeschlagenes Nervenkostüm sehr heraus. Dieses Nichtstun, zu dem ich verdonnert bin, das Sitzen und Hoffen, dass es bald vorbei ist … die Warterei, die Ungewissheit sind zermürbend.

Ich telefoniere mit Frank, das hilft. Ich rufe auch Julian an, sage ihm, dass ich nicht kommen werde, zu ihm und zur Regatta. Ich erzähle, was passiert ist, plane meine weitere Reise. Das alles beruhigt mich. Gibt mir Sicherheit. Und das ist es auch, was mich die nächsten Stunden und Tage durchstehen lässt.

Einen Anruf allerdings schiebe ich hinaus, bis ganz zuletzt, bis es fast nicht mehr geht. Es ist schon fast elf, als ich in Tschechien anrufe.

Oma klingt verschlafen, als sie das Telefon abnimmt, aber sie ist innerhalb von Sekunden hellwach.

Wie sagt man seiner geliebten Großmutter, dass ihre einzige Tochter einen schweren Autounfall hatte? Dass sie ihre Beine und Arme nicht mehr gespürt hat? Dass sie nicht unbeschadet aus der Sache rauskommt?

Ich weiß nicht, wie ich es anstelle. Doch verwundert stelle ich fest, dass ich innerlich ganz ruhig werde, als ich Oma in behutsamen Worten zu sagen versuche, was geschehen ist.

Sie versteht es nicht. Natürlich. Es ist auch nichts, was sich verstehen lässt. Ich verspreche, sie auf dem Laufenden zu halten.

Es ist fast ein Uhr nachts, als ich in Chemnitz ankomme. Mit dem Taxi lasse ich mich vom Bahnhof zum Krankenhaus fahren. Dort treffe ich einen sehr jungen Arzt, der mir mit unsicheren Worten alles zu erklären versucht. Ich weiß nicht, für wen von uns beiden es schlimmer ist. Für ihn, den nicht nur das unglückliche Los der Nachtschicht getroffen hat, sondern dem auch die schreckliche Aufgabe zuteilwird, die Hiobsbotschaft zu überbringen. Der einzigen Tochter, ausgerechnet.

Seine Stimme ist leise, er traut sich kaum, mir zu sagen, dass das Gefühl in Armen und Beinen bei meiner Mutter auch nach der OP nicht wiedergekommen sei. Sie ist seit dem Unfall vom Hals abwärts gelähmt – ob sich das noch ändern wird, kann der Arzt nicht sagen. Es liege eine starke Quetschung des Rückenmarks auf Höhe der Halswirbelsäule vor, da müsse man abwarten und dem Ganzen Zeit geben.

Im Zug, auf meinem langen Irrweg durch Ostdeutschland, habe ich überlegt, wie ich auf die Nachricht reagieren würde, dass sie gestorben wäre. Beim Unfall. Während der Operation. Wäre der Tod die bessere Alternative? Der einfachere Weg? Keine Lähmung, keine Schmerzen, keine Reha …

Und dann wieder die Erkenntnis: Aber nein, natürlich ist der Tod keine Alternative. Das ist er niemals!

»Weiß meine Mutter, wie es …« Mir fehlen die Worte. »Wie es um sie steht?«

Der junge Arzt nickt. »Ja, sie weiß es. Wollen Sie zu ihr?«

Ich habe Angst vor dieser Begegnung. Wie wird es sein? Wird sie noch *sie* sein? Wie werde ich auf Mama reagieren, im Krankenbett, unfähig, sich zu rühren, geschockt, verwirrt, verzweifelt womöglich? Kann ich stark genug für uns beide sein?

Wir gehen einen langen Gang entlang und betreten das Zimmer.

Meine Mutter liegt da, müde, erschöpft, entsetzt von der Nachricht. Sie weiß, wie es um sie steht. Sie wusste es vom ersten Moment an. Nur Sekunden nach dem Aufprall auf das andere Auto konnte sie ihren Körper nicht mehr spüren. Da schon hat sie es ahnen müssen.

»Mama.«

Ich trete an ihr Bett heran. Sie dreht den Kopf in meine Richtung. Am liebsten würde ich in Tränen ausbrechen. Wie sie da so vor mir liegt, mit den Verbänden überall und an den Maschinen hängend. Was geschieht mit uns gerade? Warum passiert uns das? Aber ich kann nicht mehr weinen, so fertig bin ich.

»Anettchen ...«, begrüßt sie mich.

Ich versuche, meine Stimme so ruhig wie möglich klingen zu lassen, als ich frage: »Was ist passiert?«

»Ich bin in ein anderes Auto reingefahren«, sagte sie.

Ihre Stimme zittert nicht dabei, sie wirkt ganz gefasst. Das muss noch der Schock sein.

»Der Wagen stand quer auf der Autobahn, er hatte einen Anhänger. Ich habe gebremst und versucht auszuweichen, aber es hat nicht gereicht. Dann habe ich plötzlich meine Arme und Beine nicht mehr gespürt. Und meinen Kopf konnte ich auch nicht mehr heben.«

Sie versucht, an sich hinunterzusehen, aber ihr Hals wird von einer dicken Krause stabilisiert.

»Es sind viele Leute gekommen, Polizei, Feuerwehr, ein Krankenwagen, aber alle sind nur herumgelaufen, keiner konnte mir helfen. Die Tür klemmte, sie kriegten sie nicht auf. Und ich ...«

Jetzt erstmals hält sie inne, scheint einen Moment durchzuatmen, Luft zu holen für das, was als Nächstes kommt.

»Und ich hatte keine Kontrolle mehr über meinen Körper. Ich bin immer weiter zusammengesackt, habe fast nichts mehr gesehen, weil mein Kopf auf dem Lenkrad hing. Es dauerte eine Ewigkeit, bis sie die blöde Säule weggeschnitten haben, dann konnte ich raus.«

Das hat mir auch der junge Arzt erzählt. Dass es eine Weile dauerte, bis sie die B-Säule entfernt hatten, um meine Mutter, ohne ihre Wirbelsäule noch weiter zu verletzen, aus dem Wagen befördern zu können.

Kraftlos lasse ich mich neben ihrem Bett auf den Stuhl fallen. Mein Blick gleitet über Mamas geschundenen Körper.

»Und …«, setze ich an. Ich möchte etwas sagen, um die Stille zu brechen, aber ich habe Angst vor meinen eigenen Worten. »… und du spürst deine Beine nicht mehr?«

»Nein«, schluchzt meine Mutter. »Die Arme auch nicht!«

Ich wende mich dem Arzt zu, der im Hintergrund steht und bislang nichts gesagt hat. »Das wird doch wieder, oder? Die Operation verlief doch gut?«

Er atmet sehr tief ein, bevor er spricht. Beinahe scheint es so, als müsste er sich zwingen zu antworten. »Wir konnten die gebrochene Stelle an der Halswirbelsäule stabilisieren. Aber leider können wir nichts Genaueres sagen. Wir müssen abwarten.«

»Oh Gott, Mama«, sage ich, weil ich nicht weiß, was ich sonst sagen soll. »Lass uns morgen weiterreden. Jetzt brauchst du erst einmal Schlaf.«

Und ich auch. Ich bin total am Ende.

Die Schwestern haben mir ein Zimmer auf demselben Gang organisiert, auf dem meine Mutter liegt. Ich telefoniere mit Frank, und da endlich kommen wieder die Tränen. Er versucht, Trost zu spenden, aber er ist genauso geschockt wie ich.

Es war furchtbar, meine Mutter so zu sehen. Der ganze Tag war einfach nur schrecklich. Nun will ich bloß noch schlafen, ich bin so unendlich müde. Aber ich kriege kein Auge zu, bin mit einem Mal hellwach. Ich weiß nicht, wie es weitergehen soll. Und ständig geistert mir dieser Satz durch den Kopf, den sie gesagt hat, kurz bevor ich gegangen bin: »Rollstuhl ist keine Option. Das weißt du.«

Was sollte das bedeuten? Würde sie lieber sterben wollen?

Das war gestern am späten Abend. Jetzt liege ich in dem viel zu großen Krankenzimmer, in dem ich untergebracht worden bin. Obwohl der Raum riesig ist, drohen mich die kahlen weißen Wände zu erdrücken. Aber immer noch besser hier als da draußen, denke ich mir. Auf dem Flur, wo die Intensivpatienten zu ihren Operationen gerollt werden. Ich höre das Quietschen der Gummisohlen auf dem Linoleumboden und fühle mich wie im Wartezimmer zur Hölle.

Mein Kreislauf beim Aufstehen ist im Keller. Der gestrige Tag hat mir mehr zugesetzt, als ich gedacht hätte. Habe ich gestern überhaupt irgendwas gegessen?

Ich dusche, putze die Zähne, aber alles in Zeitlupe. Und ich zögere es hinaus, das Zimmer zu verlassen und der Wirklichkeit zu begegnen. Ich weiß nicht, was ich tun soll, wenn ich mit alldem gleich konfrontiert werde. Dennoch schließe ich die Augen, hole tief Luft und verlasse den Raum.

Ich klingle an der Tür zur Intensivstation. Eine Schwester kommt.

»Guten Morgen, Frau Gräfe«, begrüßt sie mich mit einem Gesicht, in dem ich professionelle Zurückhaltung erkennen kann. »Gerade ist noch Visite. Wollen Sie warten? Sie sehen aus, als hätten Sie keine ruhige Nacht gehabt. Wie wäre es mit einem kleinen Frühstück?«

Sie legt eine Hand auf meinen Rücken, schiebt mich vorwärts, zurück zu meinem Zimmer. Dort setze ich mich auf einen der Besucherstühle und stopfe kurz darauf das Frühstück in mich hinein, das sie mir auf einem Tablett gebracht hat. Ich schmecke nichts. Ich rieche nichts. Ich bin wie betäubt. Wie durch Watte dringen die Geräusche von der Station zu mir durch. Wie Watte schmeckt auch das Brötchen, das ich in kleine Fetzen reiße und mir in den Mund schiebe.

Mein Handy klingelt. Es ist meine Großmutter, sie macht sich Sorgen. Ich versuche ruhig zu sein, ihr die Situation so schonend wie möglich, aber dennoch ehrlich zu vermitteln.

»Mama kann ihre Arme und Beine zurzeit nicht bewegen.«

Von Lähmung spreche ich bewusst nicht, da es in meinen Ohren etwas Endgültiges hat. Außerdem: Gelähmt sind andere, aber nicht meine Mutter. Auch sie hasst diesen Begriff und wird auch später nicht wollen, dass er im Zusammenhang mit ihr verwendet wird.

Meine Großmutter weint. Sie versteht es nicht. Und sie gibt sich die Schuld, weil wir auf dem Rückweg von Varnsdorf waren, wo wir ihren fünfundachtzigsten Geburtstag mit ihr gefeiert haben. Als ich ihr zu erklären versuche, wie Mamas letzte Nacht ausgesehen und was der Arzt gesagt hat (natürlich so wenig dramatisch wie möglich), macht sie sich schwere Vorwürfe. Sie sage ja immer, dass es eine lange und gefährliche Strecke sei. Und sie habe uns ja noch eine gute Fahrt gewünscht, und wenn sie was wünsche, dann passiere immer das Gegenteil!

Das werde ich in den kommenden Monaten noch oft hören – das selbst beschworene Unglück. Oma ist keine wirkliche Hilfe, aber ich habe auch nichts anderes erwartet. Ich versuche sie mit Details zu verschonen und gebe ihr Hoffnung, ohne aber die Wahrheit zu verschweigen: Mama ist sehr krank. Sie wird vielleicht nie mehr gehen können.

»Wir müssen ihr Zeit geben«, beruhige ich sie. »Die Ärzte können nicht sagen, wie es sich entwickeln wird. Mama braucht jetzt ganz viel Kraft, es kann sehr lange dauern. Aber es ist nicht unmöglich.«

Glaube ich selbst, was ich sage? Vermutlich. Ich will es glauben.

»Jana war immer stark«, versucht sich Oma selbst zu überzeugen.

»Ja, das stimmt. Ich bin bei ihr und kümmere mich um sie.«

»Das ist gut. Bitte ruf mich wieder an.«

Meine Großmutter ist schockiert. Viel schockierter noch als meine Mutter selbst, wie es scheint. Obwohl Oma eigentlich sonst nichts umhaut.

Sie ist mit ihren sechsundachtzig Jahren erstaunlich rüstig, lebt zusammen mit ihrer jüngeren Schwester in einem sehr alten Haus in Tschechien. Varnsdorf liegt direkt an der Grenze zwischen Deutschland und Polen. Es war lange Zeit deutsches Gebiet, weshalb meine Oma Deutsch spricht, wie viele in der Gegend.

Das Haus, in dem sie lebt, gehörte ihren Eltern. Sie kam dort zur Welt, wuchs dort auf und gebar dort auch meine Mutter. Sie wird dort sterben, das weiß sie, und das wissen auch wir. Oma hat früher gern die Welt bereist, lebte aber zeitlebens immer in dem alten Haus mit dem für die Gegend typischen Mansardendach. Im Krieg kamen dort mehr als sieben Familien unter, heute sind es nur noch zwei alte Damen. Den riesigen, fast tausend Quadratmeter großen Garten können sie schon lange nicht mehr bewirtschaften. Die zwei Wochen, die meine Mutter und ich fast jeden Sommer bei Oma sind, verbringen wir deswegen meistens in diesem Garten. Wir zupfen Unkraut, reißen verdorrte Büsche aus der trockenen Erde und versuchen, das Chaos zumindest einigermaßen einzudämmen – bis wir das nächste Mal kommen und es dort wieder wie ein verschlungener Urwald aussieht. Doch über die Aufgabe bin ich froh, da es in Varnsdorf sonst nur wenig Beschäftigungsmöglichkeiten gibt, außerdem tut die körperliche Arbeit einem Schreibtischtäter wie mir ganz gut, der den ganzen Tag vor dem Rechner hockt und Webseitentexte schreibt und optimiert.

Nichtsdestotrotz ist die Zeit bei Oma, zumindest war das in den letzten Jahren so, immer gut auszuhalten. Mama und ich sind ein eingespieltes Team. Manchmal können wir sogar richtiggehend über die Absurditäten in dem Haus und in Varnsdorf lachen, mittlerweile auch darüber, dass Oma unter einem selektiven Gehör leidet. Wenn man meiner Großmutter etwas sagt, das sie nicht hören will, versteht sie nichts. Man muss dann quasi schreien, sodass man selbst fast taub dabei wird. Dann sagt sie immer: »Na siehst du, du redest zu leise! Jetzt habe ich dich verstanden.«

Interessanterweise ist sie von ihrer geheimnisvollen Schwerhörigkeit geheilt, wenn meine Mutter und ich uns unterhalten, vor allem über Dinge, die Oma nicht unbedingt hören muss. Plötzlich, und ohne dass ihr Name fällt, klinkt sich meine Großmutter in das Gespräch ein. Und nicht wie gewohnt mit ihrem »Ich verstehe euch nicht!«, sondern ganz konkret: »Was heißt hier die Gasrechnung nicht bezahlt? Natürlich habe ich meiner Schwester das Geld gegeben! Die hat außerdem genug Geld, und ich habe nichts.«

Wir hatten es aber nicht immer so amüsant und friedlich bei meiner Großmutter. Mama hat ein schwieriges Verhältnis zu ihrer Vergangenheit und damit auch zu ihrem kleinen, beschaulichen Geburtstort, der außer einer florierenden Textilindustrie für einen Teenager, wie sie einer war, nicht viel zu bieten hatte. Zumindest aus der rückblickenden Perspektive nicht.

Die gemischten Gefühle, mit denen meine Mutter stets nach Varnsdorf zurückgekehrt ist, konnte ich nie ganz begreifen. Aber ich kenne ja auch ihr früheres Leben nicht, und wir sind keine Familie, die sich haarklein alles von früher erzählt. Die paar wenigen Geschichten, die meine Oma immer zum Besten gibt, vermutlich weil sie keine neuen auf Lager hat, wiederholen sich von Jahr zu Jahr. Manchmal befürchte ich, in einer Endlosschleife wie bei *Täglich grüßt das Murmeltier* zu stecken.

Aber lieber die alten Geschichten über die vielen Familien, die im Krieg in dem Haus lebten und dort Zuflucht fanden, als die leidigen und sich wiederholenden Anfeindungen an die Adresse meines Erzeugers. Mein Vater. Ja, es gibt ihn. Dass meine Mutter sich allerdings einen Mann aussuchte, der bereits zweimal verheiratet gewesen war, konnte ich noch nie verstehen.

Er kam damals als Antennenmonteur zu meiner Großmutter nach Varnsdorf, um dort die neueste DDR-Technik auf dem Dach zu montieren. Meine Mutter war gerade süße vierundzwanzig Jahre jung. Er, ein fleißiger, groß gewachsener Mann, fiel ihr, die sich immer nach einer Schulter zum Anlehnen gesehnt hatte, sofort auf. Und er tat das, was er gut konnte: Er schmeichelte ihr, brachte Blumen und warb um sie.

Da der Weg zur Tochter bekanntlich über die Mutter führt, bot er im Folgenden, wo es nur ging, seine Hilfe an. Das große Haus hielt genug Arbeit bereit, sodass er regelmäßig vorbeikommen konnte, um defekte Leitungen zu reparieren oder Wände neu zu tapezieren. Mein Vater ist ein sehr fleißiger Mensch, der das Talent hat, aus nichts etwas zu bauen – eine Gabe, ohne die man in der DDR nicht weit gekommen wäre. Er wusste, wie man sich hilft und wo man Baumaterial besorgen konnte. Sein Leben war geprägt von Arbeit. Wo auch immer es ihm möglich war, baute, hämmerte und schraubte er an etwas herum. Leider auch in den Wohnungen anderer Frauen. Und leider auch, während er mit meiner Mutter verheiratet war.

Sie führten eine Ehe, die, wie kann man es anders erwarten, für meine Mutter sehr unglücklich war, aber aus der ich entstand. Und wie Mama immer sagt: Ich war das einzig Gute daran. Nach zwölf unglücklichen Ehejahren floh sie vor ihrem Mann und ließ sich nach einigem Hin und Her von meinem Vater scheiden. Es war ein Kampf für sie, weil er sie nicht gehen lassen wollte. In den Augen meines Vaters gehörte sie ihm und hatte ihm zu gehorchen. Das Recht auf Trennung oder gar Scheidung stand ihr in seinen Augen nicht zu.

Sie kämpfte lange, bevor sie sich zum Schlussstrich entschloss, mit ihrer Angst vor seinen plötzlichen Ausrastern, Drohungen und Demütigungen. Doch irgendwann war klar, sie musste weg von ihm, koste es, was es wolle. 1988 zog sie aus der gemeinsamen Wohnung aus und reichte die Scheidung ein. Zwei Jahre später ging sie mit mir weit, weit weg, bis ans andere Ende von Deutschland, an den Bodensee. Dies sollte ihre neue Heimat werden, wo sie selbstbestimmt leben konnte, ohne die Repressalien meines Vaters. Leider gelang es ihr in all den Jahren nie, sich auch innerlich zu befreien.

So war auch nach der Scheidung mein Vater bei uns ein zentrales Thema. Weniger für mich als für meine Oma und meine Mutter. Die alten Geschichten über seine schrecklichen Taten wurden Jahr für Jahr immer wieder hervorgekramt, meine gesamte Kindheit und Jugend über. Immer wieder musste ich mir anhören, was für ein schlechter Mensch und miserabler Ehemann mein Vater doch gewesen sei. Bis mir irgendwann der Kragen platzte und ich drohte, nicht mehr zu Oma zu fahren, wenn dieses andauernde Geschimpfe nicht aufhöre.

Danach wurde es, zumindest wenn ich dabei war, ruhiger. Aus Rücksicht wurde das Thema in meiner Gegenwart ausgeklammert und durch angenehmere ersetzt. So will Oma nun jedes Jahr wissen, wann ich mir denn nun endlich Kinder anschaffe. Ich finde ihre Wortwahl in Hinblick auf potenziellen Nachwuchs sehr lustig. Ich schaffe mir vielleicht ein Auto an, aber Kinder? Das wäre ja, wie: »Ich hätte gern dreimal Kinder mit extra viel Humor!« Auch wenn sie in einer Gegend lebt, in der bis weit in die Fünfziger vor allem Deutsch gesprochen wurde, war die tschechische Sprache für sie doch immer die prägendere.

Mama und Oma reden deshalb immer Tschechisch miteinander – sehr zu meinem Leidwesen, da ich dann nur erahnen kann, um was es geht, und selbst wenn ich etwas verstehe, nichts zur Unterhaltung beizutragen vermag.

Warum ich die Sprache meiner Mutter und meiner Großmutter nicht spreche? Mein Vater wollte nicht, dass daheim Tschechisch gesprochen wird. Man hätte ja in einer Sprache, die er nicht verstand, über ihn reden können. Leider bin ich diejenige, die die damalige Hörigkeit meiner Mutter nun ausbaden muss. Die tschechische Sprache hört sich zwar sehr angenehm in meinen Ohren an, und ich verstehe tatsächlich einiges (beziehungsweise glaube es zu tun), aber eine Unterhaltung mit einem Tschechen zu führen, davon bin ich Lichtjahre entfernt.

Nach dem Telefonat mit Oma kann ich endlich zu meiner Mutter. Sie hat gerötete Augen und sieht entsetzlich traurig aus. Ihr Anblick erschüttert mich. Aber ich lasse es mir nicht anmerken.

Mama fragt, wie ihre Arme liegen. Sie denkt, sie lägen anders, als sie es tun. Hilflos quassle ich irgendwas, um sie zu beruhigen. Ich versuche ihr Hoffnung zu machen, rede von den nächsten achtundvierzig Stunden, die besonders wichtig seien, weil der junge Arzt in der Nacht so etwas sagte.

»Warum ich?«, fragt meine Mutter plötzlich.

Ich habe keine Antwort.

Die Ärzte kommen, sprechen von einer zweiten OP, zur zusätzlichen Stabilisation der Wirbel am Hals. In der Notoperation letzte Nacht wurde offenbar von hinten eine Platte auf die Wirbelsäule auf der Höhe des Nackens geschraubt. Endlich erfahre ich auch mehr über ihre Verletzung und wie man sie am Unfallort vorfand. Mir gefällt nicht, was ich höre: Durch den Aufprall auf das andere Auto sei es zu einer starken Verschiebung der Halswirbel gekommen, sodass das Rückenmark gequetscht worden sei.

»Der Eingriff letzte Nacht verlief sehr gut, Frau Gräfe«, meint Dr. Brunner, der Chirurg, der meine Mutter operiert hat. »Der Wirbelkanal konnte entlastet werden, die Wirbel zurechtgerückt und überschüssiges Material entfernt. Einige Schrauben halten nun alles in einer entlastenden Position.«

Ich verstehe so gut wie gar nichts. »Wirbelkanal? Schrauben?« Offenbar mache ich ein verzweifeltes Gesicht, denn Dr. Brunner holt etwas weiter aus.

»Durch den Unfall wurden der vierte und der fünfte Wirbel in der Halswirbelsäule nach hinten verschoben. Das hat einen immensen Druck auf den Wirbelkanal ausgeübt, in dem alle wichtigen Nervenbahnen des Körpers verlaufen. Unter anderem diejenigen, die für die Steuerung der Extremitäten zuständig sind.«

»Aber die Nerven sind nicht durchtrennt?«

Natürlich habe ich schon von Querschnittslähmungen gehört. Ich weiß, dass die Durchtrennung von Nerven in der Wirbelsäule irreversibel ist. Es dauert ja schon Monate, manchmal sogar noch länger, bis Nervenbahnen an anderen Stellen im Körper wieder zusammenwachsen. Ein Millimeter am Tag – maximal. Und nirgends sind die Nerven so dick wie im Rückenmark.

»Der Wirbelkanal Ihrer Mutter wurde nicht durchtrennt, nur gequetscht.«

Ich atme auf.

»Das hat aber leider nichts zu sagen«, fügt er eilig hinzu. »Für den Laien stellt es sich so dar, dass eine Quetschung besser als eine Durchtrennung ist, aber in Wahrheit spielt es kaum eine Rolle. Sehen Sie, es kommt darauf an, wie lange die Nervenbahnen gequetscht wurden. Wir konnten den Druck auf den Wirbelkanal in der Not-OP letzte Nacht mindern, aber wir wissen noch nicht, ob die Nerven auch wieder Impulse durchlassen. Wir können im Moment nicht sagen, welche Schädigungen wirklich entstanden sind.«

Um die Halswirbel langfristig zu fixieren, soll nun eine zweite Platte von vorn, also vom Hals her, auf die Wirbelsäule gesetzt werden. Damit will man das Risiko minimieren, dass es zu einer erneuten Quetschung des Rückenmarks kommt.

»Wir wollen ein MRT machen, um das besser zu beurteilen.«

»Und dann? Wie geht es danach weiter? Wie geht man in so einem Fall vor?«, frage ich Dr. Brunner, als wir vor der Tür des Krankenzimmers stehen. Ich fürchte mich vor seiner Antwort, deswegen bin ich froh, dass er mich während unseres Gesprächs langsam nach draußen bugsiert hat – wo meine Mutter uns nicht hören kann.

»Nun, nach der Operation und einigen Tagen auf der Intensiv folgt eine Reha, die dauert bei einem solchen Verletzungsgrad in der Regel zwischen sechs Monaten und einem Jahr.«

Ich bin geschockt. Gott sei Dank hat Mama das nicht mitbekommen.

»Es wäre gut, wenn sie nach der zweiten OP so schnell wie möglich mit der Reha anfangen könnte. Wir haben hier eine Frau vom Sozialdienst, Frau Neidel heißt sie, die wird deswegen auf Sie zukommen.« Dr. Brunner hält inne, sieht mich an. »Sie sind doch von hier, oder?«

Ich schüttle den Kopf. »Nein. Wir leben am Bodensee.«

Er wirkt verwirrt. »Oh. Das würde ja aber heißen … Wie lange können Sie sich denn freimachen? Von Ihrem Job, meine ich?«

»Ich bin selbstständig. Ich kann von überall arbeiten.« Obwohl mir im Moment nichts ferner liegt …

Dr. Brunner sieht erleichtert aus. »Das ist gut. Sie können sich ja denken, wie wichtig es für die Betroffenen ist, dass jemand da ist, den sie kennen.«

Ich nicke, aber ich begreife zu diesem Zeitpunkt noch nicht, welch unfassbaren Einschnitt in meinem Leben der Unfall darstellen wird.

Kapitel 3

Ein Telefonmarathon startet. Ich rufe noch einmal Oma an, Frank, Freunde von mir, Freunde von Mama, ihr Fitnessstudio, in dem sie am Sonntag die Kinderbetreuung machen sollte. Ich informiere alle, die es wissen müssen. Bald schon fühlen sich die Worte stumpf in meinem Mund an, wie ein alter Kaugummi, der jeden Geschmack verloren hat und hart und zäh geworden ist. Ich bin zur Übermittlerin einer grausamen Nachricht geworden, dabei bräuchte ich selbst Trost. Und so merke ich erst spät, dass mich die Reaktion der anderen, all jener, die ich an diesem Tag anrufe, immer wieder von Neuem von den Füßen holt, sodass ich irgendwann gar nicht mehr weiß, wie es mir gelingt, noch aufrecht durch die Gegend zu laufen.

Dann lerne ich Frau Neidel kennen, die Frau vom Sozialdienst. Sie soll sich um die weitere Versorgung meiner Mutter kümmern und wird uns auch bei der Beantragung eines Reha-Platzes helfen. Sie fragt nach einer Patientenverfügung, einer schriftlichen Stellungnahme meiner Mutter für den Fall, dass sie ihren Willen nicht mehr deutlich machen kann. In dem Schreiben könnte sie festhalten, welche medizinischen Maßnahmen sie wünscht und welche nicht. Aber natürlich gibt es keine.

»Können wir noch eine machen?«, will ich wissen.

»Nur schriftlich«, sagt Frau Neidel und zuckt bedauernd mit den Schultern.

Blöd, wenn der Patient vom Hals ab gelähmt ist.

»Wissen Sie schon, welche Reha-Einrichtung infrage käme? Ich könnte mir die Schmieder-Kliniken in der Nähe von Konstanz vorstellen, die sind nah an Ihrem Wohnort. Aber das muss ich erst noch abklären.«

Wenigstens das Problem mit der fehlenden Patientenverfügung weiß ich zu umgehen. Ich filme meine Mutter mit meinem Handy. Sie äußert für den Fall, dass sie nur noch mittels Maschinen überleben kann, den Wunsch, dass diese abgestellt werden. Es geht ihr in erster Linie darum, dass sie ein dauerhaftes Leben mit Maschinen ablehnt. Falls es jedoch um lebenserhaltende Maßnahmen geht, bei denen abzusehen ist, dass sie nur vorübergehend sind, ist sie mit der Behandlung einverstanden.

Während sie spricht und ich aufzeichne, wirkt sie ganz ruhig und sehr gefasst – obwohl es für mich immer noch grausam ist, sie bewegungslos wie eine Puppe daliegen zu sehen. Unglaublich, wie sie es anstellt, so besonnen zu bleiben. Bis auf den Moment direkt nach der Operation habe ich sie noch nicht weinen sehen. Arrangiert sie sich mit ihrem Schicksal? Ist es der Schock? Oder ist sie zu schwach, um ihren Unfall zu beweinen? Ich kann es nicht glauben. So ruhig zu sein, ist gar nicht Mamas Art.

Sie war heute so stark, das gibt auch mir Kraft. Sie kämpft mit sich und der Situation, das spüre ich. Sie hofft, dass es schnell vorangeht. Viele denken an sie, schicken ihr Kraft. Eine Freundin von Mama schickt ihr positive Energie, macht Fernheilung. Ich bin mir sicher, es hilft ihr. Und sei es nur, weil sie daran glaubt.

Meine Mutter ist so stark. Aber morgen kann es schon wieder anders sein, es ist ein Tanz auf dem Vulkan. Welche Diagnose kommt als Nächstes? Das macht mir Angst. Und es tut mir weh, sie so zu sehen. Ich fürchte mich davor, wie es weitergeht, denn alles ist so ungewiss.

Das Schlimmste, das einem Menschen passieren kann, ist ihr widerfahren. Und ich verstehe es nicht. Es hilft nicht, nach dem Warum zu fragen, niemand wird mir eine Antwort geben können. Auch »hätte« und »wenn« sind sinnlos. Ich versuche für sie da zu sein, ihr die Angst zu nehmen und Hoffnung zu geben. Der Weg ist das Ziel.

Ich tue alles, um mich abzulenken, telefoniere viel. Der Alltag auf der Intensivstation ist anstrengend. Ständig kommt jemand, macht irgendwas, dreht an Schrauben und Rädchen, misst Mamas Puls, nimmt ihren Blutdruck, wechselt die Verbände. Es ist ein Kommen und Gehen.

Wenn ich nicht gerade telefoniere oder mit Ärzten, Pflegern und Frau Neidel vom Sozialdienst spreche, die für uns Formulare ausfüllt und mit der Krankenkasse in Kontakt steht, surfe ich Internetseiten hoch und runter, googele alles Mögliche: HWS, 4. und 5. Wirbel, Querschnittslähmung, Studien, Patientenverfügung, Behandlungsmethoden und so weiter und so fort. Es muss etwas geben, das hilft. Es kann nicht sein, dass es in unserer Hightech-Gegenwart, in der man schon Reisen zum Mond buchen kann, keine Behandlungsmethode für solche Verletzungen gibt! Es ist doch nicht möglich, dass meine Mutter sich nie mehr bewegen kann. Das glaube ich einfach nicht.

Ich recherchiere, bis mir der Kopf raucht. Seite um Seite lese ich über Rückenmarksverletzungen und die neuesten Forschungen dazu. Es gibt medikamentöse Ansätze, die auf unterschiedliche Weise das Nervensystem unterstützen wollen. Aber schon bei Tierversuchen kam es zu erheblichen Nebenwirkungen.

Frank findet eine aktuelle Studie, in der gelähmte Testpersonen mit Stammzellen behandelt werden. Es ist ein Ansatz, der uns zuerst Mut macht. Mein Freund setzt sich mit den Forschungseinrichtungen und Ärzten in Verbindung, um mehr zu erfahren. Leider stellt sich schon bald heraus, dass die Studien nicht für solch starke Verletzungen gedacht sind, und vor allem nicht für Patienten in Mamas Alter. Die

Teilnehmer sind idealerweise bis dreißig Jahre alt und »nur« ab der Hüfte gelähmt. Generell scheint es extrem schwierig zu sein, in solche Studien hereinzukommen. Es gibt viele Rollstuhlfahrer, die daran Interesse haben – natürlich.

Die Ergebnisse, die in den Studien erzielt werden, sind zudem nicht sonderlich vielversprechend. Ich habe am Anfang meiner Recherche gedacht, dass man Lahme wieder gehen lassen kann, Blinde wieder sehen. Wie naiv ich doch war! Offensichtlich habe ich immer noch nicht begriffen, dass die Folgen einer solchen Verletzung möglicherweise irreparabel sind. Denn unter Fortschritten nach monatelangen Trainings und Behandlungen versteht man, wenn sich der kleine Finger einige Millimeter bewegen lässt. Der kleine Finger! Mama will laufen. Sie will ihr altes Leben zurück – ein Dasein im Rollstuhl, das kann sie sich nicht vorstellen. *Ich* kann es mir nicht vorstellen.

Was die Entwicklung von Mamas Rückenmarksquetschung angeht, so ist es schwierig, eine Prognose abzugeben. Jede Querschnittsverletzung ist anders, und auch die Ärzte können nicht mit Sicherheit sagen, in welche Richtung es sich entwickeln wird. Immer wieder sind im Internet Fälle beschrieben, die sich entgegen der Prognose positiv entwickeln. Aber ob es klug ist, darauf zu spekulieren, dass meine Mutter auch zu diesen wundersamen Heilungen gehört?

Morgen kommt Frank. Er hat sich spontan ein paar Tage freigenommen. Ich kann ihn so gut brauchen hier. Wenn man die ganze Zeit für jemand anderen da sein muss, vergisst man glatt, dass man selbst ein Mensch ist.

Endlich kommt dann auch der ersehnte Anruf von Simon, einem alten Jugendfreund von Frank, der lange Zeit Intensivpfleger im Querschnittszentrum war und mittlerweile als Physiotherapeut und Naturheilpraktiker arbeitet. Er ist meine Rettung, da er sich die Zeit nimmt, die die Ärzte hier nicht haben. Für mich bedeutet das: geballtes Wissen und eine vertraute Person in einem. Das ist, was ich brauche.

Als ich ihm erzähle, was passiert ist, bleibt er sachlich, fängt mich dort auf, wo es für mich wichtig ist: im Rationalen. Er fragt nach dem Verlauf, wie es meiner Mutter gehe, ob die Lähmung sofort da gewesen sei. Ich gebe weiter, was die Ärzte sagen. Simon übersetzt das Fachchinesisch in normale Alltagssprache.

»Die Voraussetzungen sind gut, und die Operation hat kurz nach dem Unfall stattgefunden. Das unterschreitet deutlich die Frist, die ich noch aus der Klinik kenne, da spricht man von maximal zehn bis zwölf Stunden, innerhalb deren man die Quetschung des Wirbelkanals auflösen muss, um irreversible Schäden zu vermeiden. Deine Mutter atmet außerdem selbstständig, und sie ist offenbar mental fit. Der Vorschlag der Ärzte, mit der Reha bereits in der nächsten Woche zu beginnen, ist vielversprechend. Dennoch …« Er zögert. »Ich möchte dir nicht allzu viel Hoffnung machen. Sie wird vermutlich zeit ihres Lebens ein Pflegefall bleiben. Man kann zwar nie wissen, aber es wäre besser, wenn du dich auf eine lebenslange Betreuung einstellst.«

Lebenslange Betreuung? Wie meint er das?

»Du hast doch gerade gesagt, dass die Voraussetzungen gut sind und das Rückenmark früh genug entlastet wurde. Warum dann lebenslange Betreuung?«

Simon seufzt. »Weil du lieber vom Worst Case ausgehen solltest.«

»Das will ich aber nicht!«

»Na gut. Dann sage ich dir, wie es ist. Die Tatsache, dass deine Mutter auch nach der OP Arme und Beine nicht spüren konnte, spricht eher dafür, dass die Schädigung zu groß ist.«

»Aber vielleicht braucht sie einfach nur Zeit«, widerspreche ich.

Simon ist ehrlich. Zu ehrlich, jetzt gerade, in diesem Moment. Er ist der Meinung: Lieber mit dem Schlimmsten rechnen und dann positiv überrascht werden. Ich sehe das anders.

»Meine Mutter braucht Motivation. Wenn ich ihr mit *der* Perspektive um die Ecke komme, gibt sie gleich auf.«

»Es ist aber nicht deine Aufgabe, sie zu motivieren. Sie ist erwachsen. Du musst dich um dich kümmern«, sagt er.

Natürlich hat er Recht, irgendwie. Aber ich kann das gerade nicht verkraften, so viel schonungslose Ehrlichkeit. Trauer wird bekanntermaßen in vier Phasen eingeteilt: den Schock, die Kontrolle der Emotionen, den Rückzug und die Anpassung. Ich befinde mich immer noch in Phase eins, wobei der Übergang in die zweite Phase bei mir vermutlich fließend ist. Wenn normalerweise ein Mensch stirbt, stürzt sich der trauernde Hinterbliebene in beinahe blindem Ehrgeiz auf die Organisation der Beerdigung, der Trauerfeier und so weiter. Erst wenn die Beisetzung vorbei ist und die Trauernden alleine sind, können sie in die nächste Phase übergehen und sich mit ihrer eigenen Gefühlswelt auseinandersetzen.

So wie es aussieht, steht mir eine sehr lange zweite Phase bevor. Denn im Gegensatz zu einer Beerdigung werden Mamas Reha und die Organisation ihres neuen Lebens etwas länger dauern. Die Stimme des Arztes erklingt in meinem Kopf: Unter einem Jahr Reha könne man gar keine Prognosen abgeben.

»Mal was anderes«, wechsle ich das Thema, um mich nicht länger mit möglichen oder unmöglichen Heilungschancen auseinandersetzen zu müssen. »Was, denkst du, ist wichtiger: eine Reha-Einrichtung in der Nähe von Verwandten und Freunden oder ein Reha-Zentrum, das auf unfallbedingte Querschnittslähmungen spezialisiert ist?«

Er denkt einen Moment nach. »Warum nicht beides? Ich würde euch das Querschnittszentrum Heidelberg empfehlen, das ist einigermaßen gut von Konstanz aus erreichbar und kennt sich trotzdem mit Verletzungen dieser Art aus. Möchtest du mir die Befunde zuschicken, wenn du sie hast?«

Ich weiß nicht, ob ich das will. Ich habe Angst vor dem möglichen Ergebnis. Simon ist erschreckend ehrlich. An sich will ich ja die Wahrheit hören, aber manchmal eben auch nicht. Ich möchte nicht, dass der Hoffnungsschimmer schwindet. Ich weiß nicht, wie ich Mama dann gegenübertreten soll.

Ich kann meine Mutter nicht belügen – und das solle ich auch nicht, empfiehlt Simon. Sie müsse selbst entscheiden, wie sie damit umgehe.

»Selbst entscheiden? Was kann sie denn noch selbst entscheiden? Sie könnte sich noch nicht einmal selbst für den Freitod entscheiden, wenn sie das wollte«, platzt es da aus mir heraus. »Sie kann nur mitansehen, wie sie von A nach B geschoben wird.«

Ich kann verstehen, dass sie gesagt hat, dies sei kein Leben für sie. Am Anfang dachte ich, es wäre nur der Schock durch den Unfall. Mittlerweile habe ich Verständnis für ihre Aussage, die ich anfangs noch viel zu hart fand.

»Eine Sache gibt mir zu denken«, sagt Simon, kurz bevor wir das Gespräch beenden. »C4 und C5 sind die Wirbel, die bei deiner Mutter betroffen sind. Wäre die Verletzung über C4 gewesen, wäre die komplette Atmung ausgefallen. Vermutlich hätte sie das gar nicht überlebt. Sie wäre noch am Unfallort gestorben.«

Glück oder Unglück? Manchmal denke ich, dass alles andere besser gewesen wäre als das, was jetzt ist.

Erst die letzten Jahre fand meine Mutter so etwas wie Ruhe und Ausgeglichenheit im Sport und Erfüllung in ehrenamtlichen Tätigkeiten. Nach der Scheidung 1988 und der anschließenden Flucht vor meinem Vater suchte sie in der neuen Heimat am Bodensee ihre Freiheit. Sie hat viele Jahre gekämpft, um sich ein kleines Glück aufzubauen. Natürlich war es nicht perfekt, aber sie führte ein selbstbestimmtes Leben. Zumindest bis vergangenen Montag. Jetzt wird ihr auch das genommen. Sie hat Jahrzehnte gebraucht, um die Geister der Vergangenheit loszuwerden, und jetzt das? Sie kann doch nicht den Rest ihres Lebens ein Pflegefall sein! Das ist doch kein Leben für sie.

Als ich am Abend nach unzähligen Telefonaten wieder bei meiner Mutter bin, fragt sie, wo ihr Engel gewesen sei, als der Unfall passierte. Damit meint sie ihre Großmutter, von der sie immer glaubte, sie beschütze sie vom Himmel aus. Sie hat sie in den ersten neun Lebensjahren mit großgezogen. Manchmal glaube ich, dass meiner Mutter ihre Großmutter näher war als ihre Mutter. Sie starb, als Mama neun Jahre alt war. Zeit ihres Lebens hat sie ihre Großmutter immer sehr vermisst.

Ich lenke sie ab, indem ich von meinem Tag erzähle, von den Gesprächen, die ich geführt habe. Immer noch kommt es mir unwirklich vor, wie meine Mutter vollkommen unbeweglich vor mir im Bett liegt und noch nicht einmal ihren eigenen Körper sehen kann, geschweige denn fühlen. Ob man sich da jemals dran gewöhnt?

Mama sagt, dass ihre Zähne nicht anständig geputzt würden. »Ich muss schnell wieder die Arme benutzen lernen, sonst gehen mir die Zähne kaputt.« Sie lächelt. »Erinnerst du dich noch an *Das Sandmännchen?* Du hattest immer schreckliche Angst, dass es nicht zu dir kommt, wenn du dir die Zähne nicht richtig putzt.« Ihr Grinsen wird noch breiter. »Ich glaube, den Floh hab ich dir damals ins Ohr gesetzt.«

Eine Antwort bleibt mir im Hals stecken. Sie will sich die Zähne putzen können? Das kann ich nachvollziehen. Dennoch ist mir zum Heulen zumute.

Ich biete Mama an, das mit dem Zähneputzen bei ihr ebenfalls einmal zu versuchen. Verkehrte Welt: Vor mehr als fünfundzwanzig Jahren hat sie das bei mir gemacht. Es gelingt mir so einigermaßen, und immerhin schlägt sie vor, morgen weiterzuüben. Ich wasche ihr das Gesicht, creme es ein. Und obwohl sie es nicht leiden kann, wenn andere das tun, glaube ich, dass sie es mag, meine Finger auf ihrer Haut zu spüren.

Für ihre Ruhe und Geduld bewundere ich vor allem die Krankenpfleger. Ich bin ihnen so dankbar. Schwester Karin hat mir ein Zimmer im Schwesternwohnheim organisiert. Ich habe eine Unterkunft mit Bad, Küche und Balkon, nur drei Minuten von der Klinik entfernt. So kann ich Mama oft besuchen und habe gleichzeitig einen Rückzugsort.

Obwohl mich das Ganze schon ein wenig ängstigt. Wie lange werde ich hierbleiben müssen? Ich kann meine Mutter ja schlecht allein in Chemnitz lassen … Andererseits habe ich ein eigenes Leben, und das findet nicht hier statt. Für ein paar Wochen wird es gehen, klar. Aber das ist ja kein Dauerzustand. Oder?

Gleich, als mir der Gedanke kommt, werde ich von meinem schlechten Gewissen gepackt. Wie kann ich nur so egoistisch sein und darüber nachdenken, wann ich endlich wieder nach Hause fahren kann? Meine Mutter kann nicht einmal mehr selbst darüber entscheiden, wann sie wohin *gehen* will.

Ich liege im Bett und starre an die Decke. Es ist Donnerstagmorgen, der Unfall hat vor drei Tagen stattgefunden. Als ich gerade eben aufgewacht bin, gab es wieder diese wenigen Sekunden, bevor mir einfiel, was passiert ist. Ein neuer Tag, an dem mir bewusst wird, dass alles anders ist. Ich habe Angst, was mich erwartet – heute, morgen und die kommenden Wochen, Monate und Jahre.

Ich fange an, meine Gedanken in einem Notizbuch festzuhalten. Das Schreiben hilft, lässt die Gedanken, die ich habe, nicht im Nirwana oder einer Spirale im Kopf enden, sondern bündelt sie auf Papier. Vielleicht, so denke ich, helfen meine Zeilen irgendwann jemandem, wenn er sie liest.

Ich bin nicht die einzige Betroffene. Bei tausendachthundert Querschnittslähmungen in Deutschland jährlich bin ich nur eine von vielen. Wie kann, darf ich, soll ich damit umgehen? So viele Freunde waren in den letzten Tagen für mich da und haben mir geholfen, wenn auch nur am Telefon. Ich weiß, dass das Leben weitergeht, und das ist auch gut so. Aber alles, was bisher zählte, wird nun anders bewertet.

Dennoch, ich will kein Mitleid, will nicht in einer Schleife aus Angst, Selbstmitleid und Fremdmitleid gefangen sein. Ich brauche nun Menschen, die mir konkret helfen können, mit Rat und Tat, wie Simon. Der für mich da ist, auf eine sachliche Art und Weise. Auch die anderen sind wichtig, die mir helfen bei Recherchen, die mich auffangen und darauf achten, dass ich mich auch um mich kümmere.

Heute Mittag wird meine Mutter ein zweites Mal operiert. Die Halswirbelsäule soll, wie geplant, auch von vorn stabilisiert werden. Ich recherchiere während der Operation wie eine Wahnsinnige über vier Stunden im Internet, suche nach Heilungschancen, stoße auf *Wetten, dass..?*, den Unfall von Samuel Koch, Reha-Zentren, Querschnittslähmung, Kliniken und vieles mehr. Ich kann nicht aufhören, selbst als ich nur noch auf schon bekannte Informationen stoße.

Als ich sie am Nachmittag besuche, sieht sie schlecht aus. Aufgrund des Intubationsschlauchs, der sie während der OP beatmet hat, kann sie kaum schlucken, so gereizt ist ihr Hals. Insgeheim habe ich mir gewünscht, die Operation heute würde sie befreien … Ob ich gehofft habe, dass sie stirbt? Nein, natürlich nicht. Keine Tochter wünscht sich das. Doch ich habe gebetet, dass sie von ihrem Elend erlöst wird, entweder durch Heilung oder den Tod. Dass etwas passiert, das ihr die Qual und mir den Kummer nimmt. Es war nur ein kurzer Gedanke – und er war furchtbar. Denn natürlich will ich sie nicht verlieren. Aber noch viel weniger wünsche ich ihr, dass sie leidet – und genau das ist der Fall.

Ich streichle ihre Hände und Arme, auch wenn ich weiß, dass sie es nicht spüren kann. Meine Tränen muss ich unterdrücken, den Kloß im Hals schlucke ich mit aller Macht hinunter. Mama spürt meine Berührung an der Schulter, aber unterhalb, an den Oberarmen, leider nicht.

»Mach das noch mal!«, flüstert sie mit belegter Stimme.

Ich berühre sie erneut an der rechten Hand.

»Das habe ich gefühlt«, sagt sie leise. »Es kribbelt. Wie wenn die Füße eingeschlafen sind.«

Das Kribbeln im rechten Daumen, wo ich sie gerade berühre, macht Hoffnung. Wunder passieren immer wieder. Das zumindest möchten wir glauben.

Aber wie viele Wunder braucht es hierfür?

Ich werde lernen, damit umzugehen – ich kann mich ja auch davon distanzieren. Für mich wird es ein Leben daneben geben, für meine Mutter nicht. Sie wird jeden Morgen aufs Neue mit ihrer Situation konfrontiert werden. Sie wird jeden Tag ihre Beine und Arme sehen, die nicht das tun, was sie will. Die gar nichts mehr tun.

Sie wird nun immer, wenn sie wach wird, bei allem, was sie tun möchte und muss, damit konfrontiert werden. Die Vorstellung ist grausam.

Gestern sagte sie: »Wenn ich aufwache, denke ich immer noch, ich wäre bei Oma. Dann plötzlich ist alles anders. Maschinen überwachen meine Werte, die Schmerzmittel, der Tropf, die Nährlösungen – ich kann nichts selbst machen. Ich werde gewaschen und gedreht, kann nur daliegen. So habe ich mir das Leben nicht vorgestellt … Keiner stellt sich so das Leben vor.«

Wo fängt ein Leben an, und wo hört es auf? Das Leben ist doch ein ständiges Voranschreiten – aber doch nicht nur im Geiste? Wenn der Körper nicht mehr selbstständig überleben kann, ist das dann noch ein Leben? Wird meine Mutter jemals wieder selbstständig essen können? Sich das Gesicht eincremen und die Zähne putzen? Ich wünsche es ihr so sehr.

Was aber, wenn nicht? Natürlich habe ich Angst, sie zu verlieren, auch wenn sie immer in meinem Herzen sein wird. Ich bin ein Teil von ihr, somit wird sie auch immer Teil meines Lebens sein. Ich habe weniger Angst, sie gehen zu lassen, in eine andere Welt oder in ein anderes neues Leben, an das wir glauben. Ich fürchte mich mehr davor, dass sie verbittert sein wird und den Rest ihres Lebens leidet. Ich sorge mich, dass sie keine Freude mehr empfinden kann und nur noch auf das Ende hofft. Und wartet. Wartet, bis der Tod kommt.

Nein, so ein Leben darf sie nicht haben. Ich unterstütze sie bei allem, was ihr Wunsch ist, und hoffe dennoch, dass sie wieder Freude und Lebensmut findet.

Ich überlege, was *mir* helfen würde in ihrer Situation. Vermutlich nichts. Nur die Hoffnung auf eine schnelle Besserung, auf eine zügige Verlegung in die Reha, damit sie arbeiten kann, eine Aufgabe und Perspektive hat. Ich hoffe es, und doch ahne ich, dass noch ein langer, beschwerlicher Weg mit ungewissem Ende vor uns liegt.

Kapitel 4

Frank ist gekommen. Endlich. Seine bloße Anwesenheit beruhigt mich.

Ich gebe ihm die Tagebucheinträge der letzten zwei Tage, die er liest. Er versteht mich. Er sagt, er habe sich diese Gedanken auch schon gemacht – dass es für meine Mutter vielleicht einfacher gewesen wäre, wenn sie den Unfall nicht überlebt hätte.

Für sie wäre es einfacher, ja. Aber für mich?

Während wir uns unterhalten, gehen wir spazieren, reden ununterbrochen, weinen, umarmen uns. Es tut gut, *er* tut gut. Mein Freund Frank, der mich seit über zwölf Jahren durch Hochs und Tiefs begleitet. Endlich ist er da, und ich fühle mich gleich viel weniger elend. Wir haben schon viel zusammen erlebt, viel Schönes und einige unerfreuliche Dinge. Unsere Beziehung stand hier und da auch schon auf der Kippe. Aber wir kamen immer wieder zu der Erkenntnis, dass wir uns nicht aufgeben wollen, dass uns etwas verbindet, das wir nicht so einfach beiseiteschieben können.

Als wir uns kennenlernten, wollte ich gerade gar keine Beziehung. Auf einer Party, bei einem Freund, tauchte Frank auf. Anfangs fiel er mir eher negativ auf. Einer dieser Schnösel mit schickem Sportwagen, dachte ich – überhaupt nicht mein Fall. Noch dazu so viel älter als ich. Neun Jahre. Mit gerade mal neunzehn ist das eine ganze Ewigkeit.

Doch irgendwann saß er neben mir. Na ja, vielleicht ist er ja wenigstens nett, dachte ich, und wir kamen ins Gespräch. Mich interessiert, was Menschen beruflich und in ihrer Freizeit machen. So fragte ich ihn viel, und er mich auch. Seine aufmerksame Art und sein Interesse an meiner Person begeisterten mich, zu meiner eigenen Überraschung. Er war seit langer Zeit der erste Mann, mit dem man reden konnte. Richtig reden, nicht nur smalltalken. Und so war ich schließlich ziemlich froh, auf einer Feier, auf der ich nur zwei andere Personen kannte, gleich jemanden zu treffen, der weder abgehoben noch mundfaul wirkte. Auch wenn er eigentlich überhaupt nicht mein Typ war.

Wir redeten den ganzen Abend. Seine Kumpels durchschauten unsere offensichtliche Sympathie und animierten uns zum Tanzen. Kaum verwunderlich, dass langsame Kuschelsongs gespielt wurden, sobald wir die Tanzfläche erobert hatten. Dass er gerade mal so groß wie ich ist, störte mich nicht sonderlich. Mit einer Körpergröße von eins achtzig sind die meisten Männer kaum größer als ich. Ich hatte damals gerade meine Abiturprüfungen und eine kurze Liaison mit einem Siebzehnjährigen hinter mir, der sich aber wie ein Vierzehnjähriger verhalten hatte. Dass Frank schon achtundzwanzig war, schreckte mich letztlich nicht ab. Im Gegenteil. Außerdem wusste ich ja, dass ich nur ein bisschen Spaß haben wollte. Eine Beziehung kam für mich nicht infrage.

Von wegen.

Zwölf Jahre später ist er zu mir nach Chemnitz gekommen und kann nicht fassen, was passiert ist. Er ist über sechs Stunden und sechshundert Kilometer weit durch ein Meer von Gefühlen gefahren und erzählt mir, wie sich alles in ihm gegen diese Fahrt nach Chemnitz gesträubt und sich alles verkrampft habe, je näher er der Stadt und damit der Realität gekommen sei. Nur der Gedanke, mir zu helfen, für mich da zu sein, habe ihn die nötige Kraft aufbringen lassen, die Reise überhaupt zu überstehen und unterwegs nicht umzukehren.

Als wir uns nach diesen vierzehn Tagen der Trennung begegnen, schauen wir uns nur an, können die Angst und Verzweiflung des anderen in den Augen sehen. Es sind nur vierzehn Tage, die wir uns nicht gesehen haben, und doch ist nun alles anders.

Wir halten uns lange fest, bevor wir überhaupt etwas sagen können. Das erste Mal seit dem unheilbringenden Anruf im Zug umarmt mich jemand, und ich merke, wie schwach ich eigentlich bin. Ich brauche ihn, seine Nähe. Die seit Tagen aufgebaute innere Anspannung lässt etwas nach …

»Möchtest du Mama sehen?«, frage ich, als er sich von mir löst.

Er zögert.

»Wir können auch erst morgen hin«, sage ich schnell. »Ich frage sie später, ob es ihr überhaupt recht ist, wenn du sie so siehst. In ihrem Zustand, meine ich.«

Frank nickt.

»Ich könnte ihr Hugo mitbringen. Dann ist sie nicht so allein, wenn wir nicht bei ihr sind.« Hugo ist Franks und mein Plüsch-Elch.

Ich denke, dass es die beste Lösung ist, wenn Frank und meine Mutter noch einen Tag Aufschub bekommen, bevor sie sich wiedersehen. So können sie sich auf ihr Treffen vorbereiten. Meine Mutter hat außer mir und dem Krankenhauspersonal niemanden seit dem Unfall gesehen oder gesprochen. Frank ist also der Erste aus ihrem alten Leben, dem sie begegnen wird. Ich glaube, es wäre besser, wenn er dann gefasster wäre als jetzt. Denn seine Reaktion wird meiner Mutter nicht verborgen bleiben, selbst wenn er sich zusammenreißt. Dafür kennt sie ihn schon zu lange.

Am Abend gehe ich zu Mama. Frank wartet in meinem Zimmer.

Draußen ist es schön. Es ist absurd, dass vor der Haustür

so herrliches Augustwetter sein kann, wenn eine Welt in Trümmern liegt.

Wie die letzten Tage schon, kümmere ich mich um meine Mutter, putze ihr die Zähne, wasche ihr das Gesicht und creme es ein. Körperpflege ist ihr schon immer wichtig gewesen, sie achtet sehr auf ihr Äußeres. Seit dem Unfall, seitdem Kopf und Hals die einzigen Teile ihres Körpers sind, die sie überhaupt noch als zu sich zugehörig wahrnimmt, ist ihr die Pflege noch wichtiger geworden. Alles andere, von den Schultern abwärts, fühlt sich fremd an.

Zähneputzen im Liegen stellt eine besondere Herausforderung dar – noch dazu, wenn man es nicht selbst tun kann, sondern sich von einer anderen Person helfen lassen muss.

Anfangs putze ich Mama die Zähne, wie ich es bei mir selbst tun würde: innen, außen, auf den Kauleisten, überall und flächendeckend, aber keinem bestimmten Plan folgend. Nach einer halben Minute verzieht meine Mutter das Gesicht – das geht bei ihr erstaunlich gut und eigentlich in jeder Situation, in der es Grund zur Beschwerde gibt.

»Wie putzt du denn die Zähne?«, will sie entrüstet wissen, als ich sie die Zahnpasta habe ausspucken lassen. »Du musst oben anfangen!«

»Hauptsache, es ist später alles sauber«, entgegne ich und will mich wieder über ihr Gesicht beugen.

Sie sieht ernsthaft entsetzt aus. »Du willst mir doch nicht weismachen, dass du dir *so* die Zähne putzt?« Dabei betont sie das »so« ganz besonders. Es verleiht dem kleinen Wort eine gewichtige Bedeutung und sagt so vieles, was meine Mutter gar nicht aussprechen muss.

Ich verkneife mir einen Kommentar und beginne noch einmal von vorne. Ich versuche, den richtigen Druck mit der Bürste zu finden, was viel schwieriger ist, als man denkt. Denn man fühlt nicht, wie fest man drückt und wie nah man am Zahnfleisch ist. Einzig Mamas verzogenes Gesicht, das Bände spricht, hilft mir, mich mit der Bürste in ihrem Mund zurechtzufinden. So entwickelt sich bei der täglichen Zahnpflege allmählich ein Try-and-Error-Prinzip, das mich manchmal zur Verzweiflung treibt. Erschwerend kommt hinzu, dass meine Mutter, wenn sie wütend oder frustriert ist, nicht mehr in der Lage scheint, verständlich zu erklären, was sie eigentlich will oder wo das Problem liegt. Mir ist natürlich klar, dass es nicht primär die fremdbestimmte Zahnpflege ist, die sie stört, sondern die gesamte Situation. Aber auch ich bin betroffen und leide unter dem, was Mama zugestoßen ist. Das könnte sie manchmal etwas stärker berücksichtigen.

Trotzdem, es erfüllt mich mit Zufriedenheit, ihr von Zeit zu Zeit etwas Gutes tun zu können. Und irgendwie bin ich auch stolz darauf, dass sie mich so vertrauensvoll ihre Gesichts- und Zahnpflege übernehmen lässt. Wir entwickeln eine Routine, die uns guttut – sie ist ein Anker, ein kleiner wiederkehrender Moment in einer Zeit, in der alles aus den Fugen geraten ist. Umso bemerkenswerter, dass es sich dabei ausgerechnet um die Gesichtspflege handelt. Denn meine Mutter hat es noch nie leiden können, wenn ein anderer in ihrem Gesicht »herumfuhrwerkt«, wie sie sich manchmal ausdrückte, Make-up und Kosmetika sind ihr ein Graus. Sie ist mit ihren dreiundsechzig Jahren mit einer schönen straffen Haut gesegnet, die viel jünger aussieht, als sie in Wahrheit ist. Meine Mutter hat sich nie geschminkt, von etwas Wimperntusche und Puder mal abgesehen, selbst bei ihrer Suche nach dem Traummann war sie immer ungeschminkt. Und genauso ungeschminkt sagt sie mir jetzt, was sie von meinen Eincreme-Versuchen hält.

»Nicht von außen nach innen! Sag mal, cremst du dir die Augen etwa auch so ein?«

Da haben wir es wieder, dieses leicht verächtliche »so«. Sie erntet einen fragenden Blick von mir.

»Du musst die Augen von innen nach außen cremen, nicht umgekehrt. Und bloß nicht reiben! Am besten tupfen.«

Meine Güte, ich wusste gar nicht, dass man daraus so eine Wissenschaft machen kann. Na ja, wenn meine Mutter sich besser fühlt, werde ich ihr den Gefallen natürlich tun.

Als ich ihr an diesem Abend mit dem feuchten Waschlappen über das Gesicht fahre, sehe ich plötzlich, wie ihr Kinn zittert.

»Ich kriege keine Luft«, japst sie.

Hastig drücke ich den Notfallschalter, um jemanden zu holen, und obwohl Panik in mir aufkeimt, versuche ich ruhig zu bleiben. Aus eigener leidvoller Erfahrung als Asthmatikerin weiß ich, dass Aufregung das Ganze nur noch schlimmer macht. Also berühre ich die Schulter meiner Mutter in dem Wissen, dass sie meine Berührung spürt, und sage mit ruhiger Stimme: »Tief ein- und ausatmen. Und wieder ein … und aus. Finde deinen Rhythmus.«

»Ich kriege keine … Luft!«, wiederholt sie mit schreckgeweiteten Augen.

»Nicht reden, nur atmen. Schließe die Augen und folge deinem Atem, wie er ein- und wieder ausfließt. Einatmen und tief ausatmen, um Platz für neue Luft zu schaffen.«

Ich stehe neben Mamas Bett und atme demonstrativ ein und aus, um sie zu beruhigen.

Dr. Brunner kommt. Ich erkläre ihm die Situation, doch meine Mutter hat sich durch das gemeinsame Atmen tatsächlich etwas beruhigt und kriegt wieder besser Luft. Trotzdem will ich wissen, woher die immer wieder auftretenden Atemprobleme kommen.

»Das hängt mit der Operation zusammen«, erklärt er. »Postoperativ kann es schon mal zu Schwierigkeiten bei der Atmung kommen. Zudem atmet Ihre Mutter ja nur mit dem Zwerchfell, da die Atemhilfsmuskulatur aufgrund der Lähmung nicht aktiv ist.«

»Aha?!« Mein Gesicht scheint Bände zu sprechen, denn Dr. Brunner fährt mit seiner Erklärung fort.

»Sehen Sie, unterhalb der Halswirbel C4 und C5 – das sind die Wirbel, die bei dem Unfall Ihrer Mutter in Mitleidenschaft gezogen wurden – laufen die Nervenbahnen entlang, welche die Brustatmung steuern. Da sie im Falle Ihrer Mutter von der Lähmung betroffen sind, kann sie nur eingeschränkt atmen.« Er tritt näher an das Bett heran, in dem meine Mutter liegt und ihn mit großen Augen ansieht. »Sobald die Nachwirkungen der Operation verklungen sind, beginnen wir mit einigen Inhalationsübungen. Haben Sie sonst noch Fragen?«

»Ja«, sagt meine Mutter. »Wie lief denn die zweite OP? Das hat mir noch gar keiner gesagt.«

»Es ging alles gut. Die defekte Bandscheibe wurde entfernt und durch eine künstliche ersetzt.«

»Was?«, mische ich mich in das Gespräch ein. »Ich dachte, da soll nur so eine Platte von vorn auf die Wirbelsäule geschraubt werden, um das Ganze stabiler zu machen.«

Dr. Brunner lächelt, offenbar habe ich mich sehr laienhaft ausgedrückt. »Das ist richtig. Aber bei der Gelegenheit ersetzt man in der Regel auch die Bandscheibe, weil die fast immer in Mitleidenschaft gezogen wurde. Das ist ganz normal. Durch die Verschiebung der Wirbel ist die Bandscheibe gerissen, daher musste sie ersetzt werden.«

Klingt logisch – aber warum erfahren wir erst jetzt davon?

»Ist der Nervenkanal denn durchtrennt?«, will meine Mutter wissen.

»Nein. Stark gequetscht, aber nicht durchtrennt, genau wie wir es nach dem MRT vermutet haben.«

»Und … ist das gut?«, frage ich.

»Das kann man so nicht sagen. Bei einer Quetschung schwillt das Gewebe rund um die Verletzung an, wie bei einer Prellung. Der Nervenkanal ist zwar noch intakt, lässt aber keine Impulse mehr durch.«

»Bleibt das so?« Meine Mutter will die ganze Wahrheit wissen.

Dr. Brunner zuckt mit den Schultern. »Das kann man nicht sagen. Optisch ist der Nervenkanal da, aber ob und wann was wieder geht, lässt sich nicht sagen.«

Mama wirkt gefasst und hat keine weiteren Fragen. Dr. Brunner testet noch ein paar Reflexe und ihre Empfindungen, und sie meint sogar, eine leichte Besserung an den Armen zu spüren. Er kritzelt einige Notizen in die Krankenakte, die an Mamas Bett hängt, und geht.

Auch ich verabschiede mich von meiner Mutter und gehe mit Frank, der in die Eingangshalle des Krankenhauses gekommen ist, etwas essen. Wir sitzen in der milden Augustnacht auf der Terrasse eines italienischen Restaurants und lassen uns Pizza und Pasta schmecken. Er ist geradezu unwirklich schön, dieser Abend. Uns umweht die laue Sommerluft, der Himmel spannt sich weit über unseren Köpfen, und nach drei Tagen unentwegtem Stress komme ich für ein paar Augenblicke etwas zur Ruhe.

Am nächsten Morgen klingelt früh das Telefon. Es ist Frau Neidel vom Sozialdienst, die mich auf den neuesten Stand bringen will. Denn wir haben immer noch keinen Platz für die Reha, in die meine Mutter nach der Versorgung im Krankenhaus kommen soll. Ich hoffe, dass es möglich ist, sie irgendwie in die Nähe von Konstanz zu bringen. Ich bin zwar erst seit vier Tagen in Chemnitz, sehne mich aber schon wie verrückt nach unserem Zuhause.

»Ist der Antrag auf Verlegung in ein Reha-Zentrum in der Nähe des Bodensees fertig?«, frage ich.

»Ja, ich schicke ihn heute noch an die Kasse. In dem Formular habe ich als Erstwunsch Ihrer Mutter Allensbach am Bodensee, als Zweitwunsch Karlsruhe und ansonsten Heidelberg angegeben, wie wir es besprochen haben. Ich warte nur noch auf den Befund des Arztes, aber den hat er mir für heute versprochen.«

Endlich geht etwas voran! Es wäre schön, wenn wir nächste Woche schon die Bestätigung bekommen würden, dass meine Mutter in Heimatnähe weiterbehandelt werden wird. Frau Neidel will abklären, ob die Schmieder-Kliniken am Bodensee als Erst-Reha infrage kommen. Meine Internetrecherche ergab zwar, dass die Schmieder-Kliniken in Allensbach auch Querschnittspatienten haben, insgesamt aber eher auf Lähmungen spezialisiert sind, die durch einen Hirnschlag, ein Schädel-Hirn-Trauma oder Ähnliches verursacht wurden. Oder ist meine Mutter in einem Querschnittszentrum, das Klinik und Reha-Einrichtung in einem ist, vielleicht doch besser aufgehoben? Wir werden sehen. Frau Neidel will sich mit den Ärzten besprechen. Immer ein Schritt nach dem anderen – wie beim Laufenlernen.

Gegen halb zehn komme ich auf die Intensivstation, um Mama die guten Nachrichten zu überbringen. Aber sie sieht heute sehr schlecht aus, ihre Augen sind ganz klein, das Gesicht fahl. Ich erschrecke, als ich sie erblicke, und versuche es mir nicht anmerken zu lassen.

»Ich will nicht noch mal so eine Nacht«, stöhnt sie. »Ich will gar nicht mehr so! Ich hatte andauernd Atemnot und habe ununterbrochen nach Hilfe gerufen. Aber es war niemand da, der mich hören konnte. Niemand ist gekommen, als ich gerufen habe!«

Ich sehe ihr an, wie schlimm es gewesen sein muss, die Angst zu ersticken, die Panik, einfach so zu sterben … Zum Glück bekommt sie noch am selben Tag eine Notrufklingel, die sie mit dem Kinn aktivieren kann. Das gibt ihr Sicherheit und beruhigt sie etwas.

Dennoch sind die Strapazen der Nacht nicht vergessen. Meine Mutter fühlt sich gefangen in ihrem Körper – sie ist frustriert und verzweifelt. Heute ist kein guter Tag, dabei ist er gerade erst ein paar Stunden alt. Ich streichle ihre Schulter, versichere ihr, dass ich sie verstehe. Sie versucht zu husten, bringt aber nur ein Würgen hervor. Das Atmen fällt ihr sichtlich schwer. Sie leidet, und ich frage mich, ob das sein muss.

Am späten Vormittag kommt die Physiotherapeutin und lockert mithilfe der Kribbelhände Mamas Brustmuskulatur, damit sie freier atmen kann. Wir sagen Kribbelhände, weil die Therapeutin Handschuhe anhat, die an ein Gerät angeschlossen sind. Dieses Gerät erzeugt kleine und schnelle Bewegungen, die über den Handschuh auf den Körper übertragen werden. Berührt die Physiotherapeutin damit Mamas Brustkorb, fängt dieser ganz leicht zu vibrieren an, was den Schleim löst und das Atmen erleichtern soll.

Danach bewegt die Therapeutin alle Gelenke, damit sie nicht versteifen. Dies ist die größte Gefahr, wenn sich ein Körper nicht mehr bewegt, habe ich gelernt, deshalb müssen Arme und Beine jeden Tag bewegt und massiert werden. Ich schaue bei der Behandlung zu, sauge jedes Detail auf, denn ich will mich endlich nützlich machen. Das Durchbewegen der Gelenke könnte genau die richtige Aufgabe für mich sein – zum einen kann ich dabei nicht noch mehr kaputtmachen, zum anderen interessiere ich mich seit jeher für die Funktionen und Bewegungsabläufe des Körpers.

Früher, in der Pubertät, war ich selbst häufig in krankengymnastischer Behandlung, da ich unter erheblichem Übergewicht litt und mein Rücken schwer an den überflüssigen Pfunden zu tragen hatte. Später dann ging ich wegen meiner Knie hin, die ständig wehtaten, obwohl ich zu diesem Zeitpunkt schon schlanker war. Dank meiner Körpergröße hatte ich ständig irgendwelche muskulären Dysbalancen, trotz regelmäßigem und meist auch gesundem Sport. Eine Zeitlang spielte ich mit dem Gedanken, selbst Physiotherapeutin zu werden. Das war aber schon gegen Ende meines Studiums der Wirtschaftspädagogik, einer Mischung aus Volks- und Betriebswirtschaftslehre sowie Pädagogik. Und weil ich es schon immer blöd fand, wenn Leute nach einer abgeschlossenen Ausbildung gleich etwas anderes machen, ohne in dem Beruf zu arbeiten, den sie eigentlich gelernt haben, ließ ich die fixe Idee mit der Physiotherapie bleiben und widmete mich stattdessen dem Marketing.

Nach dem Mittagessen fahre ich mit Frank zu dem Hof, auf dem das Abschleppunternehmen die verunglückten Wagen abstellt, bis sie von ihren Besitzern abgeholt werden. Ich fürchte mich vor dem Termin.

Als wir hinter einem der Mitarbeiter über den Hof zu der Halle laufen, in der die Unfallwagen parken, wird mir zunehmend übel. Bei jeder Biegung erwarte ich, den silbernen Ford zu entdecken. Doch der Mann, der uns begleitet, quasselt ununterbrochen, sodass ich mich kaum auf meine Sorge konzentrieren kann.

»... und der Wagen wurde auch schon begutachtet. Sobald Sie die persönlichen Sachen geholt haben, können wir das Auto zum Ausschlachten bringen. Ach, da sind wir ja schon.« Er bleibt vor dem kleinen Fiesta stehen, der in einer dunklen Ecke der Halle abgestellt ist.

Seltsam, denke ich und umrunde den Wagen auf der Suche nach sichtbaren Schäden. Die linke vordere Ecke mit dem eingequetschten Kotflügel und der zerdrückte Scheinwerfer lassen zwar auf eine Kollision schließen, aber auf eine eher harmlose, einen Auffahrunfall vielleicht – keinen

Zusammenstoß, aufgrund dessen der Fahrer des Fahrzeugs plötzlich vom Hals ab querschnittsgelähmt ist. Ich verstehe die Welt nicht mehr. Wie kann das sein?

»Ich kapiere das nicht«, sage ich in Franks Richtung, aber auch er hat die Augenbrauen zusammengezogen und scheint sich nicht vorstellen zu können, wie ein derart lapidarer Blechschaden zu einer so entsetzlichen Verletzung führen kann.

Vor meinem inneren Auge steigt ein Bild auf: Ich sehe meine Mutter, wie sie nach dem Aufprall auf dem Fahrersitz hängt, ihr Kopf sinkt aufs Lenkrad, sie rutscht immer tiefer in den Sitz, unfähig, sich zu rühren. Sie weiß nicht, was los ist, aber sie spürt ihre Arme und Beine nicht mehr. Und es ist keiner da, der mit ihr redet. Es dauert eine halbe Ewigkeit, bis Polizei und Notarzt kommen, jedenfalls fühlt es sich für sie so an – in Wahrheit lagen nur ein paar Minuten zwischen dem Notruf und dem Eintreffen der Einsatzfahrzeuge. Dennoch, sie ist allein, und sie versteht nicht, was passiert, sie weiß nur mit absoluter Sicherheit, dass etwas ganz und gar nicht in Ordnung ist, denn sie spürt, dass sie vom Hals ab nichts mehr spürt …

Ich muss die schrecklichen Gedanken mit aller Macht beiseiteschieben, bevor sie mich erdrücken. Jetzt ist nicht die Zeit, um mich in meinen Horrorszenarien zu verlieren.

Wir machen uns an die Arbeit, räumen den Wagen aus. Mamas Gepäck, mein Laptop, Geschenke und Einkäufe. Es ist alles ganz, nichts ist zerbrochen. Sie kann nicht schnell gewesen sein beim Zusammenstoß.

Als ich meine Verwunderung darüber äußere, sagt der Mann, der uns hierhergeführt hat: »Ich hatte Dienst an dem Tag, habe den Wagen Ihrer Mutter abgeschleppt nach dem Unfall. Und ich fand es auch komisch. Ich meine, als ich dort ankam und den eher geringen Schaden an beiden Autos sah, habe ich mich schon gefragt, warum Ihre Mutter nicht einfach ausgestiegen ist. So schlimm war der Aufprall ja nicht.« Er zeigt mit der Hand auf die Motorhaube, die im Vergleich zu anderen Fahrzeugen auf dem Gelände nur ein wenig eingedrückt ist.

Trotzdem ist der Wagen Schrott. Die B-Säule ist herausgeschnitten worden und liegt quer im Auto. Der Fahrersitz wurde nach hinten geklappt, vermutlich von den Ersthelfern, um meine Mutter zu stabilisieren. Ich finde Verpackungen von medizinischem Material und stelle mir vor, wie die Sanitäter Mama liegend fixiert und medizinisch versorgt haben, bevor sie sie aus dem Wagen heben konnten. Das Bild in meinem Kopf von Männern in orangefarbenen Jacken erscheint wieder, einer hinten, der ihren Hals vorsichtig stabilisiert, einer von der Seite, der sie stützt, und einer von draußen, der mit ihr redet, während die Feuerwehr das Auto auseinandersägt.

Um mich abzulenken, gehe ich Mamas Sachen durch. Wird sie irgendetwas davon noch gebrauchen können? Frank trägt nach und nach alles in sein Auto. Immer wieder bleibe ich vor dem Fiesta stehen, werfe fragende Blicke durch die Frontscheibe. Es will sich mir einfach nicht erschließen, warum sich meine Mutter bei diesem Unfall so schwer verletzt hat.

»Ist alles okay mit dir?« Frank steht neben mir, schaut ebenfalls durch die Scheibe ins Wageninnere.

»Das Auto sieht so ganz aus, als wäre nichts passiert«, sage ich nachdenklich.

Frank nickt. »Das verstehe ich auch nicht. Schau mal, der Airbag wurde gar nicht ausgelöst.«

Ich blicke auf das unversehrte Lenkrad. »Merkwürdig. Aber gehen die nicht erst bei höheren Geschwindigkeiten los? Vielleicht war Mama zum Zeitpunkt des Aufpralls nur noch vierzig oder fünfzig Stundenkilometer schnell?«

Wir blicken uns an, und ich weiß in diesem Moment,

dass es nichts änderte, wenn wir die Antwort kennen würden. Es ist so passiert, wie es passiert ist.

Dann fahren wir wieder zur Klinik. Meine Mutter ist im Bett etwas aufgerichtet worden. Sie sieht elend aus. Mithilfe der Schwester hat sie versucht, etwas zu essen. Aber sie ist sehr schwach. Ihre Herzfrequenz ist über hundertvierzig. Ich mache mir ernsthafte Sorgen um sie.

Immerhin, sie möchte Frank sehen. Die Angst vor dem Wiedersehen ist ihr anzusehen. Und auch Frank steht die Unsicherheit ins Gesicht geschrieben.

Er betritt das Zimmer, das für mich schon zum Alltag geworden ist.

Als sich ihre Blicke treffen, sind ihre Augen glasig. Ich kenne beide sehr gut und weiß, es kostet jeden Kraft, sich so zu beherrschen. Frank gibt meiner Mutter einen Kuss auf die Wange, richtet ihr die besten Genesungswünsche von seinen Eltern und Geschwistern aus. Während sie sich leise unterhalten, versucht meine Mutter immer wieder zu husten, schafft es aber nicht, weil ein Großteil der Muskulatur, die man zum Husten braucht, von der Lähmung betroffen ist.

Frank verabschiedet sich bald wieder, damit Mama ruhiger wird und sich auf ihre Atmung konzentrieren kann. Irgendwann kommt die Ergotherapeutin, um mit ihr Schluckübungen zu machen – zum ersten Mal bin ich froh, dass ich gehen kann. Ich bin erschöpft. Langsam schlendere ich in das Schwesternwohnheim, in das ich mittlerweile umgezogen bin und wo Frank auf mich wartet. Wir essen eine Kleinigkeit und fallen mitten am Tag todmüde ins Bett.

Als wir wieder wach werden, ist es viel später als geplant. Wir wollen heute noch zu Oma nach Tschechien fahren, ich möchte ihr persönlich erklären, was mit Mama passiert ist. Wir telefonieren zwar jeden Tag, aber das reicht nicht. Sie ist verwirrt und hat Angst, und ich kann es ihr nicht verübeln.

Bevor wir losfahren, möchte ich mich aber noch von meiner Mutter verabschieden. Als ich ihr Zimmer betrete, trifft mich fast der Schlag. Meine Mutter liegt da, röchelt mehr, als dass sie atmet. Hugo der Elch liegt auf ihrem Bauch, ihre Hand ruht auf ihm. Vermutlich hat die Ergotherapeutin, die vorhin da war, ihn so hingelegt. Mamas Augen sind traurig und leer.

Ich stelle mich neben ihr Bett, sodass sie mich sehen kann.

»Ist alles in Ordnung, Mama?«

»Es ist so heiß! Meine Arme liegen verwurschtelt auf meinem Bauch. Es ist so schrecklich«, stöhnt sie. »Wieso hört das nicht auf? Ich weiß nicht, was ich tun soll. So stehe ich keine weitere Nacht durch …«

Ich berühre ihre Schulter und ihre Arme, spreche mit leiser und hoffentlich beruhigender Stimme auf sie ein, sage ihr, dass sie langsam ein- und ausatmen solle. Weil ihr heiß ist, lege ich ihr ein kühles Tuch auf die Stirn.

Während sich meine Mutter ausruht, erkundige ich mich bei Dr. Brunner, der glücklicherweise Dienst hat, wie er die anhaltende Atemnot einschätze. Mama hängt seit ein paar Tagen an einem Gerät, das die Sauerstoffsättigung im Blut überwacht und Alarm auslöst, falls diese unter ein kritisches Niveau sinkt.

»Man könnte einen Luftröhrenschnitt machen, damit sie mehr Sauerstoff aufnehmen kann. Zudem würde man so die Gefahr des Verschluckens bannen«, erklärt er.

Ich weiß, dass sich meine Mutter beim Essen oder Trinken verschlucken könnte und dann zu wenig Kraft hätte, um es hochzuhusten.

»Über den Luftröhrenschnitt könnte man die Lunge absaugen und somit auch einer Lungenentzündung vorbeugen.«

»Aber wir können ihr doch nicht das Wenige, das sie noch selbstständig tun kann, auch noch nehmen! Dann würde sie gleich nach dem Gnadenschuss verlangen. Kann man denn nichts machen, damit sie sich beruhigt?«, frage ich Dr. Brunner.

Er zuckt mit den Schultern.

»Jedes Medikament schadet«, sagt er. »Wir wollen ihr nicht noch mehr geben. Heute Nacht kann sie ein Schlafmittel haben.« Dann seufzt er einmal und bittet mich, ihm in eines der Arztzimmer zu folgen. »Ehrlich gesagt ist das aber nicht unser größtes Problem«, sagt er, als wir uns einander gegenüber hingesetzt haben. »Ihre Mutter hat seit Tagen nichts gegessen. Es kann sein, dass wir eine Magensonde setzen müssen.«

Was? Oh nein. Das ist nicht gut. Das wird meine Mutter ganz sicher nicht wollen. Ich erinnere mich an die Videoaufzeichnung, die ich erst vor ein paar Tagen mit meinem Handy gemacht habe. Da hat sie ganz klar gesagt, dass sie keine lebensverlängernden Maßnahmen wünscht, wenn sie von Dauer sind. Maximal solche für den kurzfristigen Einsatz.

»Könnte man damit noch den nächsten Tag abwarten und schauen, ob das Schlucken besser wird?«, frage ich.

Er nickt. »Ja, da könnte man. Aber …« Dr. Brunner zögert. »Was ist Ihr Gefühl? Wie sehen Sie die Situation?«

»Ich verstehe die Frage nicht.«

»Frau Gräfe …«, setzt er an, nimmt dann aber noch einmal Anlauf. »Wie, denken Sie, wird sich die Beeinträchtigung Ihrer Mutter weiterentwickeln? Wie sieht ihre Zukunft aus?«

Ich überlege, finde aber keine Antwort, obwohl ich mich seit Tagen dasselbe frage.

»Ich weiß es nicht«, entgegne ich schließlich. »Ich dachte, wir machen einen Schritt nach dem anderen. Jetzt erst mal Reha, danach hoffen wir auf Besserung.«

Dr. Brunner sieht mich nachdenklich an und zeigt mir dann die MRT-Aufnahmen von Mamas Wirbelsäule. Er misst ab, wie breit der Wirbelkanal an der betroffenen Stelle ist, wo die Wirbel verschoben sind.

»Nicht mal mehr halb so breit wie normalerweise.«

Ich traue mich nicht zu fragen, was das seiner Meinung nach bedeutet. Zu viele Prognosen habe ich die letzten Tage vernommen, zu viele Informationen sind auf mich eingeprasselt, die ich nicht verarbeiten konnte. Ich weiß nicht mehr, wem und an was ich glauben soll. Die einen sagen, ich dürfe die Hoffnung nicht aufgeben – zugegeben, es ist vor allem mein privates Umfeld. Frank, Oma, Julian, all die Freunde, mit denen ich tagtäglich telefoniere. Doch diejenigen, die im medizinischen Bereich arbeiten, sind nicht ganz so hoffnungsvoll. Simon ist so ein Beispiel. Der hat mir klipp und klar gesagt, dass Mama zeit ihres Lebens ein Pflegefall bleiben werde. Es ist erst ein paar Tage her, aber ich habe es nicht glauben wollen. Mittlerweile kommt es mir so vor, als wäre Simons Prognose sogar optimistisch gewesen. Immerhin kämpfen wir gerade mit akuter Atemnot und diskutieren über eine Magensonde, damit meine Mutter nicht verhungert.

»Wissen Sie«, setzt Dr. Brunner erneut an, »es sind schon besonders tragische Umstände, die zu dem Unfall Ihrer Mutter geführt haben. Ohne den Morbus Bechterew wäre das alles sicherlich viel glimpflicher ausgegangen.«

Morbus was? »Ich verstehe nicht …«

»Ihre Mutter leidet doch unter Morbus Bechterew.« Dr. Brunner sieht mich an, und erst als er begreift, dass ich keine Ahnung habe, wovon er spricht, fährt er fort. »Ich dachte, Sie wüssten das.«

»Ich weiß gar nichts von einem Morbus Bechterew. Meine Mutter sicher auch nichts, sonst hätte sie es mir bestimmt erzählt.«

»Ach so.« Er seufzt. »Also, Morbus Bechterew ist eine rheumatische Erkrankung, bei der die Gelenke nach und nach versteifen, vorwiegend im Lenden- und Brustwirbelbereich. Die Krankheit muss bei Ihrer Mutter schon länger vorliegen.«

Er zeigt mir Aufnahmen von den Halswirbeln.

»Die sind bei ihr schon verknöchert. Sie muss unter einer erheblichen Unbeweglichkeit gelitten haben.« Dr. Brunner tippt auf das Röntgenbild der Halswirbelsäule. »Diese Wülste, die Sie hier sehen, sind sogenannte Wirbelbrücken – genau genommen verknöcherte Sehnenansätze. Sie führen zu einer Versteifung der Wirbelsäule, die dann zu unflexibel ist, um bei Bewegungen nachzugeben. Wie ein trockener Ast brechen die Wirbel durch, anstatt nachzugeben.«

Ich lasse die Information sacken. »Ich wusste, dass meine Mutter einen steifen Nacken hat. Sie war deswegen auch beim Arzt, aber eine solche Diagnose ist mir neu. Wir sind von muskulären Verspannungen ausgegangen. Mama hatte auch nie Schmerzen.«

Die Erkenntnis, was bei dem Unfall tatsächlich passiert ist, tröpfelt langsam in mein Bewusstsein, und nach und nach verstehe ich die Zusammenhänge. Das Auto mit den viel zu kleinen Dellen für eine solche Verletzung … Und dann die Diagnose, mit der ich gerade konfrontiert wurde.

Später werde ich herausfinden, dass die Autoimmunerkrankung Morbus Bechterew nicht heilbar ist. Außer Sport und gesunder Ernährung bleibt den Betroffenen nichts, was sie gegen die Verknöcherung der Wirbel ausrichten können. Also hätte auch das Wissen über die Erkrankung Mama nichts gebracht. Vielleicht, dass sie gefährliche Situationen gemieden hätte. Aber hätte eine Autofahrt dazugehört?

Sicher hätte sich meine Mutter nicht darauf eingelassen. Denn dann wären auch Skifahren und alle Sportarten, bei denen man Gefahr läuft, unkontrollierte Kopfbewegungen zu machen, tabu gewesen. Und das hätte Mama sowieso nicht mitgemacht.

Dr. Brunner reißt mich aus den Gedanken, als er eine weitere Röntgenaufnahme auf den Tisch legt. Dort, wo die Verletzung ist, schimmert der Nervenkanal weiß.

»Dies ist der Bereich, der durch den Unfall geschädigt wurde«, sagt er und deutet auf den weißen Bereich. »Und so sieht im Vergleich ein nicht geschädigter Bereich aus.« Er zeigt auf den darüberliegenden dunklen Bereich. »Das macht wenig Hoffnung. Es hat sich seit vier Tagen rein gar nichts getan. Im Gegenteil, die Atmung wird schlechter, und die Kraft beim Schlucken lässt auch immer mehr nach. Anfangs konnte Ihre Mutter noch essen und trinken, jetzt kaum noch selbstständig atmen. Ich vermute, dass sich die Nervenschädigung nach oben hin ausbreiten wird.«

Ich bin entsetzt, da ich in keiner Sekunde der vergangenen grauenhaften Tage davon ausgegangen bin, dass es noch schlimmer werden könnte.

»Meine Mutter will nicht, dass ihr Körper um jeden Preis am Leben erhalten wird. Solange es Hoffnung gibt, sind Maschinen okay, langfristig aber nicht«, sage ich ruhig, obwohl in meinem Inneren ein Sturm aufzieht. »Sie leidet so sehr unter der Situation. Wenn sie jetzt erfährt, dass sich ihr Zustand noch weiter verschlechtern wird …«

»Gibt es denn eine Patientenverfügung?«

Ich schüttle den Kopf, dann berichte ich ihm von der mündlichen Stellungnahme, die ich gefilmt habe.

»Das reicht nicht. Da reißt uns jeder Richter den Kopf ab«, gibt er zu bedenken. »Aber Ihre Mutter könnte eine Vollmacht an Sie übergeben, quasi als Ersatz für eine Patientenverfügung. Dann wären Sie die Bevollmächtigte und könnten im Sinne Ihrer Mutter entscheiden, wenn sie es selbst nicht mehr kann. Ich fungiere als Zeuge, wenn Sie das wünschen.«

Ich nicke. Er fühlt sich an, als wäre nichts als Watte in meinem Kopf. »Es ist mir wichtig, dass meine Mutter so wenig wie möglich leiden muss«, sage ich tonlos.

»Im Moment versuchen wir, die Gesundheit Ihrer Mutter zu erhalten, so gut es geht. Noch ist nichts verloren.« Er seufzt. Die Sache scheint ihn nicht kaltzulassen. »Ich bin ja auch nicht allwissend, es kann alles anders kommen, als ich es gerade prognostiziert habe. Ich schätze die Chancen aber eher schlecht ein, dass Ihre Mutter sich wieder erholen wird.«

»So etwas sagen Sie hoffentlich nicht zu ihr?«

»Nein! Natürlich nicht. Ich wollte nur, dass Sie wissen, wie es meiner Einschätzung nach um Ihre Mutter steht.«

Paralysiert lasse ich mich von Dr. Brunner wieder zurück zu Mama begleiten.

»Und, was habt ihr besprochen?«, will sie wissen.

Ich komme schnell zum Wesentlichen, der Vollmacht, die anstelle einer Patientenverfügung fungieren soll. Ich erkläre Mama das Vorgehen mit der Vollmacht, während Dr. Brunner eine Schwester als zusätzliche Zeugin holt. Dann liest er die Vollmacht vor, und meine Mutter stimmt vor drei Zeugen zu, dass ich in medizinischen Belangen über sie entscheiden darf, sofern sie dazu nicht mehr in der Lage ist.

Ich mache ihr klar, dass sie, solange sie den Ärzten sagen kann, was sie will, selbst bestimmt. »Die Vollmacht ist nur für den Fall, dass du aus irgendeinem Grund nicht mehr kommunizieren kannst.«

Sie nickt und wirkt zum ersten Mal seit Tagen zufrieden. Offenbar vergisst sie darüber, mich noch einmal nach dem Gespräch mit Dr. Brunner zu fragen. Stattdessen lasse ich mir von ihr erzählen, was die Ergotherapeutin mit ihr geübt hat. Anscheinend konnte sie Mama mit der Atmung und bei dem Problem, dass sich ihre Arme immer anders anfühlen, als sie in Wahrheit liegen, etwas helfen. Sie erzählt, sie habe den Auftrag bekommen, vor dem inneren Auge eine liegende Acht nachzufahren. Das könne gegen das Engegefühl in der Brust und ihre Fehlwahrnehmung helfen.

Für den Moment bin ich etwas beruhigt. Es scheint ihr nicht mehr so schlechtzugehen wie noch am Morgen. Also verabschiede ich mich von ihr, da wir ja noch zu Oma fahren möchten, und gehe zu Frank, der im Foyer auf mich wartet. Während wir zum Auto laufen, das in der Nähe auf dem Parkplatz steht, berichte ich ihm von dem Gespräch mit Dr. Brunner.

»Irgendwie bin ich froh, dass er gesagt hat, was er wirklich denkt. Seit dem Unfall drücken sich alle im Krankenhaus so vage und unsicher aus. Keiner will uns Hoffnung machen, gleichzeitig rückt niemand mit der Sprache raus.«

Frank hört mir zu, den Blick auf den Weg vor uns gerichtet. Die Steinchen knirschen unter unseren Sohlen.

»Ich bin froh, dass Dr. Brunner nun weiß, wie wir über die ganze Angelegenheit denken. Wie Mama zum Leben steht. Dass es nämlich nicht ein Leben um jeden Preis sein muss. Dass Leben für Mama aus Bewegung besteht. Mit der Vollmacht kann ich im Fall, dass sie nicht mehr dazu in der Lage ist, ihren Willen äußern und Einfluss auf die medizinischen Entscheidungen nehmen. Ich möchte ihr unter allen Umständen zu viel Leid ersparen.«

Das Abschalten von medizinisch notwendigen Maschinen, das Ablehnen einer Magensonde oder das Entfernen eines Beatmungsschlauchs ist das eine. Wie weit bin ich aber bereit zu gehen? Kann ich meine Mutter im schlimmsten Fall wirklich in den Freitod begleiten? Ihr diese Tür aufhalten, den Notausgang, wie sie es nennt? Der begleitete

Suizid, wie er in der Schweiz heißt, ist dort straffrei. Wie aber ist das in Deutschland? Bisher war das Thema so weit weg für mich, ich habe schlicht und ergreifend keine Ahnung, ob der Suizid in der Schweiz auch für Deutsche so problemlos ist, wie es gern in den Medien vermittelt wird. Es heißt ja so oft, dass Hunderte von Deutschen jedes Jahr in die Alpenrepublik fahren, um dort zu sterben.

Ich gehe sehr sachlich vor, doch in meinem Inneren herrscht das Chaos. Ich weiß nicht mehr, was ich hoffen darf und soll. Es wird nie mehr so sein, wie es mal war, noch nicht einmal annähernd. Ein selbstbestimmtes Leben, wie meine Mutter und ich es definieren, ist in scheinbar unerreichbare Ferne gerückt.

Aber was habe ich eigentlich erwartet? Ich weiß es nicht. Vermutlich habe ich gehofft, dass meine Mutter sich so weit erholt, dass sie in der Lage ist, einen halbwegs selbstbestimmten Alltag zu bestreiten – notfalls mit Behinderung. Ich habe keine Ahnung, wie das Leben eines Querschnittsgelähmten aussieht. In meiner bisherigen Vorstellung konnten die Betroffenen mehr oder weniger autonom sein, hatten moderne Rollstühle, perfekt ausgestattete Wohnungen und gut gelaunte Pfleger, die sie rund um die Uhr betreuen. Sie verfügten über gewisse Freiräume, erlangten nach und nach ihre Selbstständigkeit wieder, konnten sich allein fortbewegen, dem Leben, diesem zweiten und anderen Leben, das sie jetzt notgedrungen führten, etwas abgewinnen. Dieser Hoffnung wurde heute wieder einmal ein Dämpfer verpasst. Mama wird wohl nie mehr auch nur in die Nähe eines Lebens kommen, das man mit dem vergleichen kann, was wir bislang als normal erachteten.

Meine Mutter ist von einem Tag auf den anderen zu einem Intensivpatienten geworden. Sie ist ein Pflegefall, der ohne die Hilfe anderer Menschen nicht mehr leben kann. Ohne *meine* Hilfe. Sie ist vom Hals abwärts gelähmt. Sie wird nie wieder gehen, tanzen oder rennen können. Nie wieder Sport machen. Nie wieder Fallschirm springen. Fahrrad fahren. Pilates machen. Ski fahren. All die Dinge tun, die sie früher ausgemacht haben.

Diese Erkenntnis raubt mir den Atem.

Kapitel 5

Auf der etwa zweieinhalbstündigen Fahrt nach Varnsdorf informiere ich mich weiter über die rheumatische Krankheit Morbus Bechterew, von deren Existenz ich noch vor wenigen Stunden keine Ahnung hatte. Sie ist wohl erblich bedingt. Auch grüner und grauer Star können als Symptome dazukommen, und Gicht – wie bei Oma. Der mögliche Verlauf klingt ziemlich übel. Ich finde Bilder von Betroffenen im Internet, die von der Krankheit, wie es scheint, an unsichtbaren Fäden vornüber gezogen werden und deren Wirbelsäule wie eine Sinuskurve nach oben geschwungen ist, bevor sich der Oberkörper weit nach vorn beugt. Ein Teil von mir ist froh, dass die Krankheit bei meiner Mutter noch nicht weiter fortgeschritten war.

Andererseits: Ist ihre derzeitige Situation wirklich besser?

»Vielleicht wäre es besser gewesen, wenn Mama schon am Unfallort gestorben wäre.«

Ich habe den Satz ausgesprochen, bevor ich darüber nachdenken konnte, ob ich ihn wirklich sagen will. Sagen, nicht nur denken … Aussprechen, was wir alle schon gedacht haben, meine Mutter, Frank und ich. Aber jetzt ist es zu spät. Jetzt habe ich es gesagt, und jetzt kann ich es nicht mehr zurücknehmen.

»Vielleicht«, erwidert Frank nachdenklich. »Aber dann hättest du nicht so viel erfahren. Über die Krankheit, den Unfall, dein Leben. Ihr hättet nicht mehr reden können, wärt ohne Abschied auseinandergegangen, ohne die Chance, euch noch einmal alles zu sagen, was euch wichtig ist.«

Irgendwie hat er Recht. »Und das ganze Leid, das sie ertragen muss? Die Ungewissheit, wie es weitergeht?«

Frank legt eine Hand auf meine und schweigt. Er hat keine Antwort auf meine Fragen. Niemand hat sie.

Wir halten vor dem alten Haus mit dem riesigen Garten. Oma kommt heraus und begrüßt uns. Ich mag ihre ruhige, bedächtige Art. Sie war nie aufbrausend oder euphorisch, ich kenne sie nur besonnen und unauffällig. Das passt gar nicht so richtig zu uns – sowohl meine Mutter als auch ich sind ausgesprochen emotionale Menschen, die sich hervorragend in Sachen hineinsteigern können und auch mal laut werden, wenn es sein muss. Oma ist da ganz anders. Und mit ihren eins sechzig passt sie auch so gar nicht ins Erscheinungsbild der restlichen Familie.

Dass Mama eins dreiundachtzig geworden ist, kann nur daran liegen, dass ihr Vater ein Riese war. Sie hat ihn nur einmal in ihrem Leben gesehen. Mama fand es lange Zeit ganz normal, dass der einzige Mann im Haus, ihr eigener Opa, für sie der Vater war. Gern erzählt sie die Geschichte von einem Vater- und Großvatertag in der Schule: Sie nannte zweimal denselben Namen. Dass es einen Unterschied geben musste, verstand sie erst später, es störte sie aber nicht sonderlich.

Ihrem echten Vater begegnete sie mit vierzehn Jahren. Sie hat mir einmal erzählt, dass es ein merkwürdiges Treffen mit einem ihr unbekannten Mann gewesen sei, der unsicher im Raum auf und ab gegangen, irgendwann zu ihr gekommen sei und gesagt habe: »To jsem já.« *Das bin ich.* Ihr verdutztes Gesicht hätte ich gern gesehen. Denn sie konnte mit dieser Aussage nichts anfangen. Ihre Großeltern erklärten ihr dann, was der Mann, der sich in der Zwischenzeit wieder verdünnisiert hatte, damit meinte. Für meine Mutter war diese Begegnung offenbar nicht sonderlich bedeutsam.

Sie vermisste ihren Vater nicht, da sie ja ihren Opa als Vatersatz hatte …

Oma freut sich, uns zu sehen, und umarmt uns herzlich.

Frank nimmt unser Gepäck und trägt es die alten Steintreppen hinauf in den ersten Stock, wo Oma lebt. Sie hat sogar schon unsere Betten gemacht, etwas zu essen gekocht und Getränke kaltgestellt. Normalerweise ist sie nicht so vorausschauend, aber diesmal war sie vermutlich froh über jede Form der Beschäftigung.

Wir sitzen in der kleinen Küche, dem Raum, in dem sich seit Jahrzehnten alles abspielt.

»Wie geht es ihr?«, will Oma wissen. Sie wirkt traurig und glücklich zugleich. Glücklich, weil wir endlich da sind, traurig, weil Mama fehlt.

»Leider unverändert. Sie kann nicht schnell gewesen sein, als sie auf das andere Auto auffuhr, das quer auf der Straße stand. Der Fiesta sieht nicht schlimm aus. Ach ja, und der Arzt sagt, Mama habe so eine Autoimmunerkrankung.«

»Was für eine Krankheit?«

Ich erkläre ihr, was mir Dr. Brunner über Morbus Bechterew gesagt hat. Da fällt mir etwas ein, das ich schon vor längerer Zeit an Mama beobachtet habe. Gerade beim Auffahren auf die Autobahn fiel mir immer wieder auf, dass meine Mutter ganz gern auf den Schulterblick verzichtete. Als ich sie einmal darauf ansprach, sagte sie nur: »Ich hab ein bisschen Schmerzen im Nacken, aber ich bin deswegen schon in der Physiotherapie. Der Arzt sagt, das geht von allein wieder weg.«

Oma nickt geistesabwesend, als ich sie frage, ob sie selbst auch schon Probleme mit steifen Gelenken, einem unbeweglichen Nacken oder den Augen gehabt habe. In Gedanken, das weiß ich, ist sie ganz woanders. Vermutlich macht sie sich immer noch Vorwürfe, immerhin war meine Mutter auf dem Rückweg von Varnsdorf. Sie hat sich das nicht verziehen, dass der Unfall ausgerechnet auf der Heimreise nach dem Besuch bei ihr stattgefunden hat.

Plötzlich sagt sie: »Im Leben ist alles vorherbestimmt.«

Sie führt nicht weiter aus, was sie damit meint. Will sie sagen, dass der Unfall Mama passieren *musste?* Ich muss an den Abend vor etwa einer Woche denken, an dem Oma, Mama und ich schon einmal über Vorbestimmung gesprochen haben. Es war einen Tag vor unserer Abreise. Ich habe damals Mama und Oma widersprochen, die immerzu vom Schicksal sprachen, weil mir die Vorstellung zu fremdbestimmt vorkam, so als würde man dem Menschen jegliches Recht auf die Gestaltung des eigenen Lebens absprechen.

Und heute? Wie sehe ich es heute? War der Unfall vorherbestimmt? War es Schicksal? Wenn ja, kann man es beeinflussen? Dann ist es doch aber kein Schicksal mehr. Ich würde gern an einen übergeordneten Sinn, einen Weltenplan glauben, weil das alles dann nicht so sinnlos wäre. Ich will nicht, dass meine Mutter umsonst leidet. Das hatte sie in ihrem Leben schon genug.

Wir sitzen da, schweigen. Oma fängt an, von früher zu erzählen. Das macht sie immer, aber jetzt noch ausführlicher als sonst. Sie erzählt von Reisen, die sie mit meiner Mutter unternommen hat, von ihrer Kindheit und Mama als Baby. »Schon kurz nach der Geburt hat sie ihr Köpfchen gehoben und aufmerksam im Raum umhergeschaut. Ein starker Nacken liegt in der Familie«, meint sie, und ich zucke unwillkürlich zusammen.

Aber Oma kommt gerade erst richtig in Fahrt.

»Jana hat früher in einem Kinderbett geschlafen. Wenn sie nachts unruhig wurde, habe ich sie aufs Töpfchen gesetzt. Irgendwann bin ich aufgestanden und habe gesehen, wie sie selbst über die Gitterstäbe geklettert ist. Die waren mindestens einen Meter hoch!«

Oma sieht sehr stolz aus, als sie das erzählt. »Sie war immer so stark. Und so mutig.« Ihr Blick bleibt einen Moment an der Tapete hängen, verliert sich im Nichts.

Auch ich versinke in Gedanken, während Oma weiter Geschichten erzählt, die ich schon auswendig mitsprechen kann. Ich sehe meine Mutter vor meinem geistigen Auge und Oma und mich, wie wir vor einer Woche im Wohnzimmer saßen. Wie wir den letzten Geburtstag meiner Großmutter feierten und die Verwandtschaft vorbeikam, um ihr zu gratulieren. Mamas Lachen und ihre gesellige Art, die in tschechischer Runde besonders hervorkommt. Ihre Jugendfreundin Jara war auch dabei. Die zwei haben sich köstlich amüsiert.

Die Woche mit Mama bei Oma war sehr schön. In dieser Art, so ahne ich, wird es das letzte Mal gewesen sein. Vermutlich wird vieles das letzte Mal gewesen sein.

Frank, der offenbar Gedanken lesen kann, drückt mich an sich und sagt mir, wie toll er mich finde, wie stark ich sei und dass meine Mutter das jetzt brauche.

»Es ist das Einzige, was ich tun kann«, entgegne ich tonlos.

Mein Telefon klingelt. Es ist Hanka, Mamas beste Freundin aus Konstanz. Sie hat jetzt erst meine Mail gelesen, die ich ihr vor ein paar Tagen geschickt habe, da ich keine Nummer von ihr hatte. Sie fragt, was passiert sei. Ich ringe wie üblich nach Worten, wenn ich von Mamas Leid erzähle. Immer noch fällt es mir schwer, darüber zu reden.

Auch sie ist entsetzt über die Nachricht.

Hanka und meine Mutter kennen sich seit fast zwanzig Jahren. Die hochschwangere Hanka spazierte eines Tages mit ihren beiden Söhnen im Gepäck in den Supermarkt, wo Mama an der Kasse arbeitete, und machte ihren wöchentlichen Großeinkauf. Ich erinnere mich genau an die

Worte, die meine Mutter benutzt, wenn sie die Geschichte erzählt.

»Hanka war wieder da: Dass sie die Nächste ist, erkennt man schon früh immer daran, dass das Band dann halbleer und ewig lang nur mit wenigen Lebensmitteln gefüllt ist. Ihre Einkäufe müssen im Wagen wie auf dem Band ganz genau sortiert sein! Hanka geht dabei so bedächtig vor, dass ich 'nen Kaffee in der Zeit trinken gehen könnte. Sie hält immer den ganzen Laden auf mit ihrer Ordnungsliebe.«

Glücklicherweise ist Hanka Tschechin, weshalb ihr Mama, bei der es immer ruck, zuck gehen musste, die Ruhe und Sorgfalt, mit der sie ihre Einkäufe trotz großem Ansturm an der Kasse immer erledigte, nie so wirklich krummnahm. Richtig kennenlernten sie sich wohl, als meine Mutter ein paar tschechische Sätze aufschnappte, die Hanka ihren Söhnen zuwarf, und sie daraufhin in ihrer Muttersprache begrüßte. Sprache scheint ohnehin eine sinnstiftende Funktion zu haben. Mama ist ganz anders, wenn sie Tschechisch spricht, sie blüht dann richtig auf und sieht über Dinge hinweg, die für sie eigentlich ein Unding sind. Zum Beispiel falsch befüllte Kassenbänder oder viel zu langsames Einräumen in den Einkaufswagen.

Wobei, wer kam bei dem Tempo, das die Kassiererinnen früher vorgelegt haben, schon mit, als sie noch alles per Hand eintippten? Ich stand immer mit großen Augen an der Kasse und konnte es nicht glauben. Die Belegschaft aus Mamas Filiale hat sich manchmal interne Wettkämpfe geliefert, wer die Schnellste ist. Mama lag meist ganz weit vorn. Sie hat ein tolles Gedächtnis und richtig flinke Finger.

Und nun tut sich in den Händen rein gar nichts mehr.

Ich liege im Bett und kann nicht schlafen. Obwohl ich todmüde bin, denke ich an meine Mutter. Durch meinen Kopf rasen Bilder – was wir in der letzten Woche vor ihrem Unfall noch alles getan, gesagt haben. Wie gut wir es hatten … Mittlerweile kommt es mir wie Ironie des Schicksals vor, dass wir in den letzten Tagen, bevor alles anders wurde, so unzertrennlich waren.

Mir kommen Franks Worte wieder in den Sinn: *Wenn sie am Unfallort gestorben wäre, hättet ihr nicht mehr reden können, wärt ohne Abschied auseinandergegangen, ohne die Chance, euch noch einmal alles zu sagen, was euch wichtig ist.* Ich überlege, was ich ihr gern sagen würde. Eigentlich, so stelle ich mit leiser Überraschung fest, muss gerade gar nichts mehr gesagt werden. Die letzten Tage haben wir uns ohne Worte mehr gesagt als sonst. Ich glaube, wir wissen, wie sehr wir einander lieben und schätzen und wie dankbar wir sind, den anderen zu haben.

Von der anderen Seite der Matratze dringt ein Rascheln zu mir herüber.

»Kannst du immer noch nicht schlafen?«, fragt Frank flüsternd.

»Nein. Ich muss die ganze Zeit an Mama denken.« Ich atme tief durch. »Vielleicht wäre es das Beste … wenn sie stirbt. Vor ihrem Tod habe ich seltsamerweise keine Angst. Aber vor ihrem Leiden.«

Weil ich immer noch nicht schlafen kann, googele ich nach den Schlagwörtern »Heilungschancen« und »Querschnittslähmung« und finde interessante Berichte, die Mut machen. Ich erfahre, dass spontane Selbstheilung eine starke Kraft im Geist benötigt. Bei Spontangeheilten bewege sich immer etwas, sofern die Gefühlswelt bereit für die Heilung von innen sei. Mama hat schon immer an Übernatürliches geglaubt, an Energien, die mit bloßem Auge nicht zu sehen sind. Auch ich möchte gern daran glauben, selbst wenn ich noch nicht gänzlich überzeugt bin. Obwohl ich der Überzeugung bin, dass der Mensch Geist und Körper zugleich ist und es eine Wechselwirkung gibt. Schaden kann es sicher nicht. Und an sich selbst glauben, sich seiner mentalen Fähigkeiten bewusst zu sein, war noch nie das Schlechteste.

Auf der Rückreise von Varnsdorf fahren wir dieselbe Strecke, die Mama am Montag auch genommen hat. Montag – es ist gerade einmal eine Woche her, dass meine Mutter verunglückt ist. Und doch scheinen Jahre seitdem vergangen zu sein.

Je näher wir dem Unfallort kommen, desto nervöser werde ich. Ich fange an zu schwitzen und werde immer unsicherer, ob wir ausgerechnet an dieser Stelle vorbeifahren sollten, an der meine Mutter den Unfall hatte. Doch ich möchte verstehen, wie es dazu kam, dass ein Auto mit Anhänger quer auf der Autobahn zum Stehen kam und meine Mutter die Kollision nicht verhindern konnte.

Wir nähern uns Kilometer 75. Das Schicksal bekommt gerade eine ganz neue Bedeutung, zumindest für mich. Vielleicht war es mein Glück, dass ich ausgestiegen bin. Vielleicht wäre auch ich schwerstverletzt worden bei dem Unfall. Vielleicht wäre ich gestorben. Und Mama hätte überlebt.

Kurz bevor wir an die Unfallstelle kommen, knickt die Autobahn zu einer langgezogenen Kurve ab. Von rechts nähert sich zudem ein Zubringer von der Bundesstraße, der gleichzeitig auch Autobahnausfahrt ist und ebenfalls eine Kurve beschreibt, allerdings nach links. Aus der Vogelperspektive sieht es bestimmt so aus, als wenn sich zwei Kreise an einer bestimmten Stelle überschneiden – die vierspurige Strecke ist nicht mehr als zwei Kilometer lang und Beschleunigungs- und Verzögerungsstreifen zugleich.

Und dann passiert es. Wir fahren auf der rechten Spur der Autobahn, neben uns haben sich gerade die zwei Fahrbahnen des Zubringers an die Straße angeschlossen, da zwingt uns ein von rechts kommendes Auto, das nach links auf unsere Fahrbahn rüberziehen will, zum Runterbremsen auf achtzig Stundenkilometer. Obwohl dem Fahrer fast zwei Kilometer Beschleunigungsstreifen zur Verfügung stehen, wird er immer langsamer.

Frank starrt an mir vorbei nach rechts, er wartet darauf, dass sich der Wagen zurückfallen lässt und hinter uns einschert oder eben beschleunigt und sich vor uns setzt. Stattdessen hält sich der Typ konstant auf gleicher Höhe mit uns. So etwas haben weder Frank noch ich jemals auf der Autobahn erlebt. Er gibt dem anderen Fahrer zu verstehen, dass er ihn reinlässt, lässt sich sogar noch mehr zurückfallen, doch der andere Wagen wird immer langsamer. Erst als das Ende der zwei Kilometer fast erreicht ist, drückt Frank fluchend das Gaspedal durch. Der Audi macht einen Satz nach vorn, und wir rasen davon. Nur eine Sekunde später zieht der Fahrer des anderen Wagens nach links auf unsere Spur.

»Das war aber knapp«, meint Frank, dem der Stress anzusehen ist. »Und die Autobahn ist komplett leer. Wenn es schon bei solch idealen Bedingungen zu derart heftigen Missverständnissen kommt, was meinst du, was hier los ist, wenn mal mehr Verkehr herrscht?«

Ich stimme ihm zu. »Oder wenn ein Fahrer mal nicht richtig aufpasst. Wie schnell passiert es wohl, dass man hier jemanden im toten Winkel übersieht?«

»Ich glaube, ich weiß langsam, wie der Unfall passiert ist«, sagt Frank. »Wenn der Wagen mit Anhänger vielleicht ähnlich unbeholfen war wie wir gerade, ist es doch fast zu erwarten, dass er ins Schleudern geraten ist und mitten auf der Autobahn zum Stehen kam. So ein Anhänger verkeilt sich ja dann auch leicht mit dem Zugfahrzeug. Jana konnte das Gespann bestimmt erst kurz vorher sehen. Sie war zwar nicht schnell unterwegs, aber die Bremsen des Fiesta sind sicher nicht die eines Rennwagens.«

Noch immer klammern sich meine Finger um den Sitz. Ich nicke. Auch ich habe mittlerweile Bilder vor Augen, wie der Unfall vonstattengegangen sein muss.

»Es ist schön, dass du da bist«, sagt meine Mutter, als ich am Abend nach unserer Rückkehr wieder zu ihr ins Zimmer komme. Von Frank habe ich mich gerade verabschiedet, er hat noch sechshundert Kilometer Heimreise vor sich. »Kannst du nicht auch nachts da sein?«

Lachend sage ich: »Das geht doch nicht, das ist eine Intensivstation. Außerdem muss ich ja auch schlafen.«

»Aber mir geht's nur gut, wenn du da bist.«

Sie zaubert ein Lächeln auf mein Gesicht. »Das liegt sicher an den Übungen, die wir immer zusammen machen.«

Mama nickt. »Das kann gut sein. Morgens habe ich oft Atemnot und Angst, ich könnte ersticken.«

»Vermutlich sammelt sich über Nacht Schleim in der Lunge an.«

Auch wenn ich es mir nicht anmerken lasse, mache ich mir große Sorgen um sie, denn ich kenne das Gefühl, wenn einem die Luft knapp wird, nur allzu gut. Die Panik, zu ersticken, gräbt sich bis in die letzte Zelle – man kann buchstäblich mit jeder Faser des Körpers spüren, dass einem bei lebendigem Leib die Luft ausgeht. Grauenhaft!

Ich versuche sie und mich auf andere Gedanken zu bringen und frage sie nach dem Hörbuch, das ich ihr am Nachmittag zuvor noch in den CD-Player gelegt habe. Es handelt von Spontanheilung, und eigentlich hatte ich die Hoffnung, dass es Mama gefällt, wo sie doch ein Faible für derlei Themen hat.

»Konntest du das Hörbuch gestern hören? Hat es dir gefallen?«

Sie grummelt: »Ich habe es teilweise gehört, aber leider hat das mit der Spontanheilung nicht funktioniert. Ich bin nicht aus dem Bett gesprungen, wie du siehst.«

Ich muss schmunzeln über ihre Erwartungen – und über meine. Eigentlich sollte ich meine Mutter besser kennen. Sie will ja immer gleich eine Lösung. Kein Wunder, dass sie Spontanheilung falsch verstanden hat.

»Der Begriff meint nicht ›sofort‹, sondern Heilung entgegen jedweder Vorhersage. Also unvorhergesehene Heilung. Der Patient, dessen Fall in dem Hörbuch geschildert wird, musste ja auch Jahre auf seine Heilung warten.«

»So lange liege ich hier sicher nicht rum!«, entgegnet sie empört.

Eine Schwester kommt herein und beendet unsere Diskussion. Sie zeigt mir, welche Atemübungen ich mit Mama machen kann: ihren Arm nach oben führen, während meine Mutter einatmet. Wenn der Arm oben ist, hat der Brustraum mehr Platz, und das Einatmen mit der eingeschränkten Atemmuskulatur fällt ihr etwas leichter. Beim Ausatmen solle ich den Arm gleichmäßig wieder bis vor die Brust führen. Es scheint Mama tatsächlich zu helfen, da sie ruhiger und gleichmäßiger Luft holt. Ich bin überzeugt: Selbst wenn es keine Spontanheilung gibt, so darf ich doch an die Spontanverbesserung glauben.

Ich greife nach Mamas rechtem Arm und sage: »Durch die Nase einatmen und durch den Mund tief aus.« Währenddessen hebe und senke ich den Arm im Rhythmus ihres Atems.

Aber dieses Mal klappt es nicht. Meine Mutter ist unzufrieden.

»Meine Arme! Ich spüre sie ganz verknotet auf meinem Bauch liegen.«

Mama versucht auf ihren Bauch zu schauen, was aus der Horizontalen aber nicht möglich ist. Ihr Gesicht verzieht sich, ich erkenne Ekel und Abstoßung in ihrem Blick. Sie fühlt sich fremd in ihrem Körper, den sie nicht mehr wahrnimmt.

»Darf ich etwas ausprobieren?«, frage ich sie.

»Wenn es hilft.«

»Versprechen kann ich nichts, aber probieren wir es doch. Ich möchte gerne mit dir versuchen, ob wir deine Arme gemeinsam in eine angenehme Position bringen können. Du musst aber mitmachen, damit es funktioniert.«

Sie nickt. Ich nehme ihren rechten Arm und lege ihn auf den Bauch. Danach den linken.

»Wir starten da, wo du sie spürst. Wie spürst du deine Arme genau? Sind sie in sich verschlungen?«

Sie versucht zu beschreiben, wie sie ihre Phantom-Arme spürt. »Vor meinem Körper, auf dem Bauch, in sich verknotet. Es ist schrecklich und so heiß!«

Ich hole tief Luft und hoffe, dass ihr das, was ich vorhabe, hilft. Dann versuche ich, die Arme so hinzulegen, wie sie es beschrieben hat.

»Deine Arme liegen jetzt genau so, wie du sie spürst. Kannst du sie im Augenwinkel sehen?«

»Nicht richtig.«

»Okay, dann stelle ich die Matratze etwas auf. Sag mir, wenn es zu steil ist.«

Mit einem Druck auf den Knopf des Schalters hebt sich das Rückenteil und bringt meine Mutter in eine etwas aufrechtere Position. Ich lege die Bedienung wieder zur Seite und umfasse nun ihre beiden Hände.

»Konzentriere dich auf deine Hände. Im Moment liegen sie verknotet da. Wir werden nun gemeinsam die Hände und Arme bewegen.« Millimeter für Millimeter bewege ich im Sekundentakt ihre Hände auseinander. »Deine Hände heben sich nun ganz langsam aus dieser Position. Versuch es im Geist mitzuverfolgen.«

Wir lassen uns viel Zeit, und ich versuche jedes kleine Detail in Worte zu fassen, um all ihre Sinne anzusprechen. Immer wieder müssen wir von Neuem beginnen, weil sie mental wieder in die Ursprungsposition zurückfällt. Es dauert sicher eine halbe Stunde, bis wir den Knoten gelöst haben.

»So, und nun wandern die Arme an die Seite. Immer weiter auseinander, bis sie seitlich neben deinem Körper liegen.«

Mama atmet tief durch und nickt. Es scheint ihr geholfen zu haben. Mentaltraining, ich habe viel darüber gelesen und bin der Überzeugung, dass man nur Dinge schafft, die man im Kopf für möglich erachtet. Ist im Kopf schon drin: Das schaff ich nicht!, dann gelingt es vermutlich auch nicht.

Ich dachte immer: Ich schaffe es! So habe ich als Kind schon früh Dinge hingekriegt, die andere meines Alters nicht leisten konnten. Weil sie es nicht mussten oder sich nicht zutrauten. Ich denke an Lösungen und Möglichkeiten, nicht an Probleme und Unmöglichkeiten. Du hast ein Problem? Dann gibt es auch eine Lösung. Wenn mir Freundinnen früher von ihrem Liebeskummer erzählten, mussten sie immer davon ausgehen, dass ich mit konstruktiven Ratschlägen um die Ecke kam. Einfach nur zuhören und mitleidig mitjammern, das kam für mich nicht infrage. Half ja auch niemandem.

Nachdem ich Mama entknotet habe, putze ich ihr wie jeden Abend die Zähne, wasche ihr Gesicht und creme sie ein.

»Ich habe Angst, dass die Arme später wieder verknotet sind«, sagt sie mit leiser Stimme.

»Dann lenke dich von dem Gedanken ab. Denk an etwas anderes! Es ist wie mit dem rosaroten Elefanten. Wenn ich dir sage, denke nicht an einen rosaroten Elefanten, woran denkst du dann?«

»An dich«, kichert sie.

»Denk an die liegende Acht«, sage ich, ohne auf ihren Versuch einzugehen, mich aus der Spur zu bringen. »Wie es dir die Therapeutin erklärt hat. Fahre vor dem inneren Auge die liegende Acht nach. So kannst du deine Gedanken steuern.«

»Okay.« Mama wirkt zufrieden – ein seltener Moment. »Danke für alles. Und schlaf gut.«

Sie sieht mir nach, als ich aus dem Raum gehe, und es tut mir weh, sie allein lassen zu müssen. Ich ahne, dass ihre Gedanken noch lange um ihre Lage kreisen werden. Dass sie weinen wird und Angst hat vor dem Aufwachen, wie jeden Abend. Ich weiß das, weil sie es immer wieder zum Ausdruck bringt. Und ich fühle mich so hilflos, weil ich nichts tun kann, außer da zu sein. Das erste Mal in meinem Leben kann ich nichts an dem ändern, was meiner Mutter so unermessliches Leid zufügt.

Im Moment bin ich stark, habe nur ab und zu Tiefs, in denen ich die Tränen nicht mehr zurückhalten kann. Solange ich für meine Mutter da sein kann und sehe, wie gut ihr tut, dass ich mich um sie kümmere, mit ihr übe, sie streichle, mit ihr rede, solange ist das mein Antrieb. Natürlich muss auch ich verarbeiten und trauern, aber alles zu seiner Zeit. Es hilft mir sehr, meine Gedanken niederzuschreiben. Es hat mir schon immer geholfen, Gefühle in Worte und Sätze zu verpacken. Wenn man etwas beim Namen nennt, macht es gleich weniger Angst.

Später am Abend telefoniere ich mit meinem langjährigen Freund Daniel. Er ist Diplompsychologe, und ich schätze seine Meinung sehr, weil er nicht nur einfühlsam reagiert, sondern seine Einschätzungen auch fachlich Hand und Fuß haben. Daniel war vor zehn Jahren im Ju-Jutsu mein Lieblingskampfpartner. Mit ihm konnte man immer Spaß haben und auch im Training herumalbern. Ich mag Menschen, die über sich selbst lachen können. Die tun mir gut, denn allzu oft nehme ich mich selbst viel zu ernst. Wenn mir andere aber mit Leichtigkeit begegnen, lege ich meinen Ernst ab. Und das fühlt sich gut an.

Daniel und ich sind enge Freunde. Wir können uns monatelang nicht hören oder sehen und sind doch immer miteinander verbunden. Ich schätze es, mit ihm über die Welt, das Leben und die Eigenarten mancher Menschen zu philosophieren. Sein psychologisches Hintergrundwissen hat mir schon oft geholfen, eigene Denkmuster zu erkennen und mich weiterzuentwickeln. Er reibt es mir aber nie unter die Nase, ich muss immer selbst draufkommen. Und eines habe ich bei ihm gelernt: Die Antwort steckt in einem drin. Man muss nur den richtigen Weg nehmen und das richtige Törchen öffnen!

Ich erzähle Daniel alles, was passiert ist. Vor allem berichte ich ihm, dass ich überraschend ruhig sei und doch Angst hätte, irgendwann durchzudrehen.

Er gibt Entwarnung. »Das wirst du nicht.«

So?

»Dass du ruhig bist, ist eine Schutzfunktion deines Körpers. Eine Art Schock, der verhindert, dass du zu stark reagierst, zumindest körperlich. Er hält sich selbst unten, um rational agieren zu können.«

Ich wusste gar nicht, dass mein Körper so clever ist. Ich bin beeindruckt, was der alles kann. Hoffentlich weiß er das morgen auch noch.

»Und was ist in ein paar Tagen?«, höre ich mich ins Telefon sagen. »Breche ich dann zusammen?«

»Keine Sorge, das passiert nicht. Solange du deine Emotionen nicht unterdrückst, sondern alles durchs Schreiben und Reden verarbeitest, wirst du nicht zusammenklappen.«

Mir hilft es zu wissen, warum etwas so ist und nicht anders. Dinge verstehen macht es leichter, sie zu akzeptieren. Und genau dafür schätze ich Daniel, für sein ungeheures Wissen und sein Talent, immer genau das zu sagen, was mich weiterbringt.

»Danke, du hilfst mir sehr.« Ich verabschiede mich und schlafe erschöpft ein.

Kapitel 6

Ich wache auf und lasse den Blick durch mein kleines Reich schweifen, über das Bett, den Schrank und den kleinen Fernseher. Wie fast jeden Morgen komme ich nur mühsam aus den Federn. Die Ungewissheit, was mich in der Klinik erwartet, lastet schwer auf meinen Schultern, drückt mich geradezu in die Matratze zurück. Wie hat Mama wohl geschlafen? Wie geht es ihr? Wie ist ihre Laune heute Morgen? Bin ich stark, kann ich mit allem umgehen. Bin ich schwach, überfordert es mich schnell. Kein Tag ist wie der andere. Ich weiß nur, ich muss funktionieren.

Gegen halb zehn komme ich nach einem starken Kaffee auf die Station und betrete den Raum, in dem unzählige Schwestern und Pfleger eng beieinander stehen. Mit weit aufgerissenen Augen sehe ich meine Mutter auf der Bettkante sitzen, gehalten von fünf Personen. Sie schaut nach draußen, sieht das erste Mal auch die Wiese vor dem Krankenhaus, dahinter den Wald.

»Guten Morgen! Was ist denn hier los?«, frage ich, und meine Laune bessert sich direkt.

»Wir haben deine Mutter aufgerichtet. Das ist gut für die Rumpfmuskulatur und den Kreislauf«, höre ich eine helle Stimme sagen.

Das ist Kerstin, die Ergotherapeutin. Sie verschwindet, weil sie so klein und zierlich ist, hinter den stattlichen Pflegern beinahe komplett, hat aber Energie wie drei von ihnen.

Mama wirkt etwas benommen. »Mein Kreislauf …«, stöhnt sie.

Sie legen sie wieder hin. Meine Mutter sieht erschöpft, aber zufrieden aus.

Kerstin zeigt mir, wie ich Mamas Arme und Beine massieren kann. »Beschreibe immer, was du tust, damit sie deine Bewegung nachvollziehen kann.«

Unter der Anleitung Kerstins streiche ich Mama von den Schultern, die sie spürt, langsam den Oberarm hinab und dokumentiere dabei jeden Zentimeter. Die Massage soll ihre Sensibilität trainieren.

»Ich beginne an der Schulter. Spürst du das? Jetzt streiche ich ganz langsam über die Außenseite deines Oberarmes hinab.« Meine Hände umschließen ihren Oberarm und üben einen leichten Druck aus. »Jetzt bin ich ungefähr bei der Mitte des Oberarmes. Nun geht es weiter abwärts … bis kurz vor den Ellenbogen. Ich halte hier an, umfasse das Gelenk mit beiden Händen und vibriere ein klein wenig.« Im Grunde lasse ich meine Hände zittern, die diese kleinen Vibrationen auf den Ellenbogen übertragen. Kerstin erklärt, dass dies ganz besonders gut für die Empfindsamkeit sei.

»Als Nächstes wandere ich weiter, immer weiter am Unterarm entlang bis kurz vor das Handgelenk.« Ich umschließe das Handgelenk und streiche über die Handinnen- und Handaußenflächen. »Jetzt nehme ich den Daumen zwischen meinen Zeigefinger und Daumen und streiche vom Ansatz bis zur Spitze.«

So verfahre ich mit jedem Finger, wobei auch hier alles zentimetergenau von mir kommentiert wird. Es soll helfen, dass sich meine Mutter die Gefühle besser vorstellen und sie verorten kann. Sie ist heute sehr müde und kann sich nur schlecht konzentrieren. Immer wieder nickt sie ein.

Auch den Rest des Vormittags verbringe ich bei Mama. Nach der langen und unfreiwilligen Fastenzeit, die meine Mutter hinter sich gebracht hat, versuchen wir es erstmals mit etwas Nahrung. Sie muss essen, ansonsten kommt sie um die Magensonde nicht mehr herum. Eine Woche ist der Unfall jetzt her, seitdem hat sie so gut wie nichts runtergekriegt. Und das Letzte, was meine Mutter jetzt brauchen kann, ist es, noch schwächer zu werden, als sie ohnehin schon ist.

Das Mittagessen kommt, es besteht aus Kartoffeln, Brokkoli und Putenbrust – klingt super, aber leider ist alles in den Mixer gesteckt und in eine hellbraune Pampe verwandelt worden, damit Mama es leichter runterkriegt. Na lecker! Das findet auch meine Mutter, die nur zweifelnd ihr Gesicht verzieht, als ich den Deckel über dem Teller anhebe. Wir wenden uns schnell dem Apfel-Mango-Mark zu, das ich in der Stadt gekauft habe. Das hat zwar eine ähnliche Konsistenz wie der Gemüsebrei, sieht aber wesentlich appetitlicher aus und duftet verführerisch.

»Also los geht's«, sage ich und lasse den Löffel in das Mus gleiten. Ich probiere. »Hm, das schmeckt gut.« Dann halte ich ihr die erste Portion vors Gesicht.

Mama öffnet die Lippen, und ich schiebe vorsichtig den Löffel hinein.

»Stimmt. Das ist lecker«, sagt sie, als sie geschluckt hat, und öffnet den Mund erneut. Löffelchen für Löffelchen isst sie das halbe Gläschen leer. Das Schlucken fällt ihr merklich schwer, und ich muss um jeden Happen kämpfen, damit sie nicht aufgibt. Aber besser so als die Magensonde, denke ich mir ein ums andere Mal und versuche mir meine aufgesetzte Heiterkeit nicht anmerken zu lassen. »Mjam-mjam, und noch ein Löffelchen«, albere ich herum, obwohl ich es eigentlich gar nicht lustig finde, dass meine Mutter wie ein kleines Kind gefüttert werden muss.

Zum Fruchtkompott gibt es angedicktes Wasser mit Granatapfelgeschmack. Angedickt, weil es meiner Mutter extrem schwerfällt, Flüssigkeiten zu schlucken. Löffel für Löffel essen wir tapfer weiter, bis plötzlich eine Frau im bunt bedruckten Sommerkleid den Raum betritt. Eine süßliche Parfümwolke weht ihr voraus.

»Guten Tag!«, trällert die hochgewachsene Blondine. »Ich bin Frau Meier vom psychologischen Dienst.«

Ich muss innerlich laut lachen, denn ich weiß, was nun kommt. Mal davon abgesehen, dass meine Mutter von Psychologen so viel hält wie von Hämorrhoiden, bringt sie übertriebener Parfümgeruch so richtig in Fahrt.

Und ich behalte Recht, die Show beginnt nur Sekunden nachdem die Psychologin zu uns gestoßen ist. Mama sagt: »Ich esse gerade. Und ihr Parfüm … Nun ja, es riecht sehr intensiv. Vielleicht können Sie später wiederkommen?«

Ich bin überrascht, wie höflich meine Mutter auf einmal ist.

Aber die Dame macht keine Anstalten zu gehen. »Ich bin gleich weg, nur ganz kurz«, sagt sie mit einem breiten Lächeln und geht über Mamas Einwand einfach hinweg. »Wie geht es Ihnen? Sicher schlimm nach so einem Unfall.«

»Nein, mir geht's prima«, antwortet meine Mutter und verdreht die Augen, was aber nur ich sehe.

Die Dame kritzelt eine Notiz auf ihren Block und spult weiter ihre Routine ab.

»Welche Schulbildung haben Sie? Hatten Sie schon mal mit einem Psychologen zu tun? Hatten Sie schon mal Depressionen?«

Mama schüttelt den Kopf. »Was sind denn das für Fragen? Lassen Sie uns in Ruhe essen, und gehen Sie weg mit Ihrem Parfümgestank! Das hier ist ein Krankenhaus und kein Schickimicki-Lokal.«

Die Dame guckt jetzt verdutzt. Geschieht ihr recht. Ein Einfühlungsvermögen wie ein Trampeltier, dabei geht so eine Befragung bestimmt auch rücksichtsvoller.

»Aber ich bin doch nur gekommen, um zu prüfen, ob Sie vielleicht Medikamente für die Psyche brauchen«, sagt sie matt. Selbst ihr scheint langsam aufzugehen, dass sie hier nicht willkommen ist.

»So was brauche ich nicht! Ich brauche meine Arme und Beine wieder, sonst nichts«, giftet meine Mutter sie an.

Die Dame schnappt nach Luft, dann sucht sie endlich das Weite.

»Können wir jetzt weiteressen?«, fordert mich Mama genervt auf.

»Ach, Mama«, sage ich. »War das wirklich notwendig? Sie macht doch nur ihren Job.«

Meine Mutter zieht die Augenbrauen hoch und öffnet den Mund, um etwas zu sagen.

Ich beeile mich, einen Löffel mit Fruchtkompott hineinzuschieben.

Am Abend bekomme ich eine SMS von Julian, meinem Hamburger Segelfreund. »Wie geht es dir? Mache mir Sorgen. Können wir telefonieren?«, fragt er.

Ich war mir lange unsicher, ob ich mit ihm über all das sprechen möchte. Doch jetzt rufe ich an. Er hört mir zu, stellt Fragen, erzählt von seiner Oma, die halbseitig gelähmt war und irgendwann nicht mehr sprechen konnte. Wir reden darüber, was für uns lebenswert ist, wie weit wir selbst bei der medizinischen Versorgung gehen würden – was Lebensqualität für uns persönlich bedeuten würde. Für mich ist Lebensglück etwas sehr Individuelles, das jeder für sich selbst definieren muss.

»Jetzt hast du mich neugierig gemacht«, sagt Julian. »Was ist denn dein persönliches Glück? Das, was dein Leben ausmacht?«

Ich denke nach. Was liebe ich am Leben? Ab welchem Punkt würde ich vielleicht nicht mehr leben wollen? Eine sehr schwierige Frage, weil sie hypothetischer Natur ist. Was wäre wenn … Ich habe zu oft in meinem Leben die

Erfahrung gemacht, dass man im Vorfeld immer anders über Dinge denkt, als wenn man wirklich in der Situation steckt.

»Ich liebe am Leben die Vielfalt, das Miteinander, den Austausch mit anderen, gemeinsame Erlebnisse. Menschen sind mir sehr wichtig. Auch die Natur.«

»Hm«, meint er. »Und worauf könntest du verzichten?«

Eine schwierige Frage. Mit welcher Einschränkung könnte ich leben? Kann ich das aus der Perspektive eines gesunden jungen Körpers überhaupt beurteilen? Mir kommt ein Querschnittsgelähmter aus Konstanz in den Sinn. Er ist mit achtzehn aus dem Fenster gefallen und sitzt seither im Rollstuhl. Ein Ausnahme-Rollstuhlfahrer, da er aktiv am gesellschaftlichen Leben teilnimmt. Keine Party ohne ihn.

»Ich glaube, ich könnte damit leben, im Rollstuhl zu sitzen«, erwidere ich. »Aber ich glaube, es fiele mir enorm schwer, mich auf so viel Pflege einzulassen, die ja selbst bei ab der Hüfte Querschnittsgelähmten schon enorm ist. Die ganze Organisation und Planung, die ganzen sekundären Krankheiten wie Versteifungen, Druckstellen, Infekte und so weiter. Vor dem Unfall meiner Mutter habe ich mir darüber gar keine Gedanken gemacht. Jetzt begreife ich, wie belastend das alles sein muss. Für mich wäre es sicher lebensnotwendig, dass ich Menschen um mich herum habe, mit denen ich mich austauschen kann. Ich finde, Erlebnisse sind viel schöner, wenn man sie mit jemandem teilen kann. Das ist für mich Leben.«

Ich versinke in meinen Gedanken, sehe mich auf dem Snowboard, beim Segeln, Klettern, Wandern. Könnte ich ohne all das leben? Irgendetwas bräuchte ich. Mir kommen die Paralympischen Spiele in den Sinn. Zugegeben, es gibt ja auch für Menschen mit Handicap viele Möglichkeiten, aber eben nur bis zu einem gewissen Grad der Behinderung. Wenn man nichts bewegen kann, wie Mama, dann geht eben auch nichts. Ein furchtbarer Gedanke – ich will es mir gar nicht weiter ausmalen.

»Ob ich komplett ohne körperliche Aktivität leben könnte, kann ich nicht beurteilen. Klar ist, dass ich auch andere Dinge am Leben liebe als nur den Sport. Im Gegensatz zu Mama. Sie definiert sich über Bewegung.«

Früher, als Kind, war sie ständig draußen. Sie ist so hoch geschaukelt, dass sie sich einmal beinahe überschlagen hätte, und auf der Stange der Schaukel ist sie sogar balanciert. Sie hatte keine Angst, vor niemandem, vor allem nicht vor den Nachbarsjungen. Mit denen hat sie sich immer gerauft oder sie zum Basketball-Duell aufgefordert. Natürlich hat sie immer gewonnen, so groß und beweglich, wie sie war.

Ich frage Julian: »Und für dich? Was ist für dich lebenswert?«

Ihm sind ganz andere Dinge als mir wichtig. Der Rückhalt seiner Familie und Partnerin zum Beispiel. Wir stellen fest, dass jeder Mensch einen eigenen Sinn im Leben finden muss. Jeder darf und kann für sich entscheiden, was für ihn persönlich von Bedeutung ist. Es gibt sehr kranke Menschen, wie beispielsweise den unter ALS leidenden Physiker Stephen Hawking, die für sich entdeckt haben, dass ihnen ihr Geist die Erfüllung schenkt, die sie für ein lebenswertes Leben brauchen. Für andere ist es der Sport, ihr Beruf, eine Familie – keiner kann das von außen definieren.

Unweigerlich muss ich mich fragen, ob die Einstellung zum Leben nicht auch von der Situation abhängt, in der man sich gerade befindet. Verschiebt sich nicht ständig im Leben, was man für wichtig erachtet? Stephen Hawking waren in seiner Jugendzeit, als er noch kerngesund war, sicher andere Dinge wichtig als heute. Der Mensch wächst mit seinen Aufgaben, er verändert seine Einstellung zum Leben mit den Lebensumständen und den Möglichkeiten, die gegeben sind.

Was aber, wenn jemand gar keinen Sinn mehr für sich findet? Was ist, wenn er Todessehnsucht hat, obwohl er kämpft? Was dann? Dann lässt man ihn in Deutschland leiden, endlos dahinvegetieren und auf ein Ende warten. Das kann keine Perspektive sein. Und das ist nicht, was ich als menschenwürdig erachte.

Das Gespräch mit Julian tut gut, ich fühle mich aufgefangen und verstanden. Was ich zu diesem Zeitpunkt noch nicht weiß: Ich werde in den kommenden Monaten noch oft Menschen begegnen, die ihre Sorgen mit mir teilen. Ich werde lernen, dass es sehr viel mehr ähnliche Schicksale im Freundes- und Bekanntenkreis gibt, als ich es je zu ahnen wagte.

So gut der gestrige Tag geendet hat, so schlecht beginnt der nächste.

Als ich am Mittag hoch in die vierte Etage komme, wo sich die Neurochirurgie befindet, herrscht Ausnahmezustand. Ich darf nicht zu Mama rein, denn sie habe heute eine sehr schlechte Sauerstoffsättigung, höre ich aus dem Zimmer die Krankenschwester sagen. Schon in der Früh, als ich bei ihr war, konnte sie nur schwer atmen. Sie hatte zu viel Schleim in den Atemwegen. Die Physiotherapeutin mit den Kribbelhänden ist gekommen, um den Schleim mit dem vibrierenden Massagegerät zu lösen, den meine Mutter dann mit fremder Hilfe abhusten sollte, damit die Lunge frei wird. Anscheinend hat das nicht so geklappt, wie sie es sich erhofft hatten.

»Sie muss gedreht werden. So geht das nicht!«, höre ich drinnen jemanden hysterisch rufen. Schwestern und Pfleger laufen an mir vorbei, schieben Maschinen ins Zimmer.

»Wo ist Dr. Brunner? Er muss kommen!«, ruft die blonde Oberschwester, die ich bis jetzt immer als sehr kontrolliert und gelassen wahrgenommen habe.

Mein Atem wird schneller, ich lasse mich auf einen der Plastikstühle im Flur sinken und beobachte, was geschieht. Im Hintergrund geht der Alarm los. Der Arzt kommt mit langen Schritten angerannt und hastet ins Zimmer. Meinen Versuch, ihn anzusprechen, hat er mit einer nervösen Geste unterbunden.

Ich springe auf, als Andreas, der Pfleger, mit dem ich immer einige Worte wechsle, ins Zimmer laufen will, und stelle mich ihm in den Weg. »Kann ich bitte zu ihr? Vielleicht wird sie dann ruhiger und atmet besser?«

Ich weiß, dass sich meine Mutter schnell in eine Atemnot hineinsteigert. In der Vergangenheit konnte ich sie meist ganz gut beruhigen. Auf mich hört sie.

Andreas nickt. »Aber nur kurz.«

Ich renne ins Zimmer. Dr. Brunner steht mit einem großen Ambu-Beutel in der Hand hinter ihrem Kopf und beatmet sie. Mama liegt da, hat die Augen geöffnet, die Beatmungsmaske ist auf ihr Gesicht gedrückt. Das Bild brennt sich in mein Gedächtnis ein: Surreal wie im Film drückt Dr. Brunner diesen überdimensionalen Ball zusammen und pumpt so Sauerstoff in die Lungen meiner Mutter. Wie ein Blasebalg, zusammen und wieder auseinander.

Ich stelle mich links neben das Bett und streichle ihre Schulter. »Ich bin bei dir, Mama«, sage ich mit möglichst ruhiger Stimme. »Atme ganz ruhig ein und aus. Wie wir es immer gemacht haben. Es wird alles gut.«

Ich blicke in ihre Augen. Sie wirkt ruhig, trotz der Maske auf ihrem Gesicht, den piepsenden Tönen, die von allen Seiten erklingen, und den vielen Menschen, die um ihr Bett herumstehen.

Dr. Brunner sieht mich an. »Es tut mir leid, aber Sie müssen jetzt gehen.«

Ich warte vor der Tür. Höre, wie die Ärzte und Schwestern drinnen arbeiten und sich in gedämpftem Tonfall Aufforderungen zuwerfen. Anhand dessen, was gesagt wird, versuche ich zu begreifen, was drinnen vor sich geht. Sie intubieren sie. Oh verdammt! Das bedeutet, dass sie nicht mehr alleine atmen kann. Und dass der Luftröhrenschnitt und die Magensonde viel schneller Realität werden, als ich mir hätte träumen lassen.

Ich verfluche das Schicksal. Wieso kann es denn nicht einfach mal ein bisschen besser werden? Warum wird es stattdessen immer schlimmer? Haben wir immer noch nicht den Tiefpunkt erreicht?

Noch am Morgen habe ich mit Dr. Brunner gesprochen, welche Schritte notwendig seien, wenn die Atemnot noch schlimmer würde. Er erklärte mir alles zur Intubation. Heute früh war das alles noch blanke Theorie und ganz weit weg. Jetzt ist es nah und real. Ich bin froh, dass mir heute Morgen schon alles erklärt wurde. So bleibe ich jetzt erstaunlich ruhig und warte auf dem Flur, bis ich zu ihr darf.

Eine Schwester kommt und erklärt mir, dass man meiner Mutter einen Schlauch durch den Mund in die Atemröhre geschoben habe, damit man sie direkt mit Sauerstoff versorgen könne. Ihr Körper bekomme nun genug Sauerstoff und könne sich besser erholen.

»Offenbar hat sich Ihre Mutter eine Lungenentzündung eingefangen. Die kann von der eigeschränkten Atemtätigkeit herrühren.«

Ich lasse langsam die Luft aus den Backen weichen. Eine Lungenentzündung ist schon für einen gesunden Menschen schlimm. Dass meine Mutter nun beatmet wird, ist sicher das Beste für sie – dennoch fällt es schwer zu glauben, dass sich ihr Zustand noch einmal verschlechtert hat.

Ich gehe zu ihr. Sie ist nicht bei Bewusstsein, offenbar wurde sie in einen künstlichen Schlaf versetzt. Es ist hart, sie so zu sehen. Vor ein paar Tagen haben Frank und ich uns gefragt, womit die maschinelle Versorgung eigentlich losgeht. Welche Maßnahmen sind lebensnotwendig, welche »nur« lebensverlängernd? Was ist notwendig, was optional?

Und nun hängt sie an der Beatmung.

Dr. Brunner kommt in den Raum, sagt irgendwas von Tracheotomie – also Luftröhrenschnitt. Ich kann ihn nicht richtig verstehen, denn wieder einmal ist nichts als Watte in meinem Kopf.

»Reicht es denn nicht, dass sie intubiert ist?«, will ich wissen. »So kann sie sich doch von der Lungenentzündung erholen.«

»Ich glaube nicht, dass die Atemnot von der Lungenentzündung kommt. Ich glaube eher, dass der Atemmuskel ebenfalls von der Lähmung betroffen ist und sie deshalb immer wieder unterversorgt sein wird.«

Ich möchte so gern positiv denken, aber bei solchen Aussagen fällt das wirklich schwer. »Sind Sie sich sicher? Sie hat doch schon so tolle Fortschritte gemacht. Sie hat sogar gegessen!«

»Ich werde mich mit dem Oberarzt besprechen. Sind Sie morgen noch da?«

Ich nicke. Wo bitte soll ich sonst sein?

Es läuft alles anders als gedacht. Heute Morgen dachte ich noch, wir würden wieder ein Gläschen Fruchtkompott essen und das Atmen üben. Und jetzt liegt sie bewusstlos da und wird beatmet. Wen soll ich anrufen? Was will ich hören? Simon? Frank? Daniel? Wie geht es weiter? Wie viele Maschinen hängen irgendwann an ihr dran? Wie würde sie entscheiden?

Ich muss an das gestrige Telefonat mit Julian denken. Daran, was das Leben für uns lebenswert macht. Dass es keine pauschale Aussage dazu gibt. Dass das jeder anders sieht und sich die Einstellung dazu auch ändern kann. Was vor zwei Wochen noch wichtig war, hat jetzt keine Bedeutung mehr. Selbst das, was ich gestern Abend noch als wichtig erachtete, ist heute ganz weit weg.

Mein Blick fällt wieder auf Mama. Sie sieht friedlich aus. Sie schläft tief, man habe ihr etwas verabreicht, damit sie den Intubationsschlauch nicht spüre, hat mir Dr. Brunner gesagt. Ich bin froh, dass sie nichts von dem mitbekommen hat, was um sie herum passiert ist, und hoffe, dass sie etwas Schönes träumt.

Ich wünsche ihr so sehr, dass sich das Kämpfen lohnt, dass es ihr bald wieder besser geht. Ich versuche, etwas Gutes in alldem zu sehen – vielleicht dass sie sich von negativen Erinnerungen an ihre schwierige Ehe befreien und in eine bessere Zukunft blicken kann. Dieser furchtbare Unfall muss doch für irgendetwas gut sein.

Dr. Brunner reißt mich aus meinen Gedanken. »Wie geht es nun weiter, Frau Gräfe?«

Ich habe ganz vergessen, dass er noch da ist. »Was meinen Sie?«

»Der Luftröhrenschnitt. Die Magensonde.«

Ach ja … das. Ich seufze tief, bin unfähig, einen vernünftigen Gedanken zu fassen.

Ich rufe Simon an, der ja lange Zeit als Intensivpfleger in einem Querschnittszentrum gearbeitet hat. Irgendwie habe ich das Gefühl, meine Entscheidung von jemandem absegnen lassen zu müssen, der aus dem medizinischen Bereich kommt und mir trotzdem nahesteht.

Ich berichte ihm von den vergangenen drei Tagen. Als ich bei Mamas anhaltenden Atemproblemen und der Magensonde ankomme, seufzt er tief.

»Das klingt nicht gut. Aber solange Leber- und Nierenwerte okay sind, ist die Narkose sicher die bessere Wahl.«

»Das ist doch aber sicher keine langfristige Maßnahme, oder?«, will ich wissen.

»Ich denke, nicht. Vermutlich versuchen die Ärzte so, den Organismus deiner Mutter zu schützen. Weiß man denn, woher die Lungenentzündung kommt?«

»Keine Ahnung.«

»Ist sie vielleicht durch ein Verschlucken entstanden?«

Ich denke nach. »Nein. Eigentlich nicht. Die Ärzte führen die Lungenentzündung eher auf die Lähmung zurück. Sie meinen, dass die Atemhilfsmuskulatur auch von der Lähmung betroffen ist und die Lunge durch das Liegen und die eingeschränkte Atmung nicht ausreichend versorgt wurde.«

Simon schweigt einen Moment. »Aber sie ist intubiert?«

»Ja. Dr. Brunner hat mir einen Luftröhrenschnitt ans Herz gelegt – damit würde es wohl leichter fallen, sie zu beatmen.«

»Das ist richtig. Sobald sie aufwacht, wird sie den intubierten Schlauch spüren, das ist sehr unangenehm und führt normalerweise automatisch zum Würgreflex. Außerdem kann man über den Luftröhrenschnitt leichter den Schleim aus der Lunge saugen.« Er hält kurz inne, dann ergänzt er: »Du solltest aber wissen, dass sie dann nicht mehr sprechen kann, wenn ihr euch für den Schnitt entscheidet.«

Nicht mehr sprechen? Wieso das denn? Ich bin entsetzt.

»Na ja, die Luft muss ja über den Mund an den Stimmbändern vorbei, um Laute zu bilden. Wenn die Luft aber unterhalb der Stimmbänder direkt in die Luftröhre geleitet wird, geht das nicht.«

»Ach du lieber Himmel!« So ist das immer – eins führt zum anderen. Kaum meint man, eine Klippe umschifft zu haben, ragt die nächste vor einem auf. »Ist das dauerhaft?«

Simon beruhigt mich. »Nein. Und es gibt auch spezielle Kanülen, die man aufsetzen kann, mit denen ist es möglich, dass deine Mutter spricht. Es geht dann halt nicht immer, sondern nur dann, wenn die Sprechkanüle aufgesetzt ist.«

Das klingt nicht so, als würde meine Mutter darüber erfreut sein. Ich bin froh, gerade nicht mit einer Entscheidung zum Luftröhrenschnitt konfrontiert zu sein, sondern die Angelegenheit vertagt zu haben.

Nach dem Telefonat gehe ich noch mal zu Mama. Ich muss im Gang warten, da sie gerade für die Nacht fertiggemacht wird. Durch die halb geöffnete Tür kann ich einen Blick ins Innere werfen. Es piepst überall, die Pfleger wuseln umher, die Stimmung ist angespannt. Ich will meiner Mutter sagen, dass alle an sie denken, ihr Kraft schicken und dass ich sie liebe, sie mir fehlen würde, wenn sie nicht mehr da wäre, und dass sie gefälligst kämpfen soll. Langsam, aber sicher komme ich an meine Grenzen. Ich freue mich auf mein Zimmer, den Fernseher, der mich hoffentlich ablenkt. Ohne ihn kann ich nicht einschlafen. Er ist meine einzige Verbindung zur Normalität, bringt mich auf andere Gedanken und lässt mich mit Bildern einer bunten Welt in meine traumlosen Nächte abtauchen.

Endlich darf ich zu ihr. Ich sage ihr alles, was ich auf dem Herzen habe, und hoffe, sie hört oder spürt es. Ganz regungslos liegt sie da … Es bricht mir das Herz. Warum ausgerechnet sie? Sie hat ihr ganzes Leben nur gekämpft. Hoffentlich hat sie genug Kraft für das hier. Ich habe Angst davor, was in ein paar Tagen, Wochen, Monaten, Jahren sein wird. Wird meine Mutter dann noch da sein?

Als ich am nächsten Tag ins Krankenhaus komme, hält mir Dr. Brunner die Einverständniserklärung für den dilatativen Luftröhrenschnitt vor die Nase. Ich fühle mich in die Ecke gedrängt.

»Warum kann das nicht warten? Sie ist doch sowieso in der Narkose.«

Er wirkt genervt. »Das habe ich Ihnen doch schon erklärt.«

Ich fühle mich überrumpelt und muss mich zusammenreißen, um nicht in Tränen auszubrechen, aus Hilflosigkeit und Überforderung. Ich hole tief Luft, besinne mich auf das, was meine Mutter und ich beschlossen haben, und sage: »Wenn es nicht zwingend notwendig ist, entscheide ich gar nichts. Ich kann nur Entscheidungen treffen, wenn ich das Gefühl habe, ausreichend informiert zu sein.«

Und ganz sicher lasse ich mich nicht auf diese Art unter Druck setzen!

Dr. Brunner seufzt. »Aber ich möchte ja nur das Bürokratische erledigt haben.«

»Dazu muss ich aber verstehen, warum dieser Eingriff notwendig ist.«

»Okay, ich erkläre es Ihnen *noch einmal.*« Bald ist er am Ende seiner Geduld angekommen, das höre ich seiner Stimme an. »Es geht darum, dass Ihre Mutter nicht ewig im künstlichen Koma liegen kann. Jeder Tag *in* Narkose bedeutet auch eine längere Genesung und Erholung *von* der Narkose.«

Das will ich natürlich nicht. Außerdem ist es mein Ziel, dass sie möglichst schnell wieder für sich selbst entscheiden kann.

»Ohne Narkose«, führt Dr. Brunner fort, »duldet der Körper den Beatmungsschlauch nicht, der in ihrem Rachen und der Luftröhre steckt. Das heißt, wollen wir Ihre Mutter aus der Narkose holen, muss auch die Beatmung anders organisiert werden.«

Okay, das leuchtet ein. »Könnte man nicht einfach warten, bis die Lungenentzündung weg ist und sie wieder selbstständig atmen kann? Damit spart man sich doch den Eingriff.«

»Klar, man könnte den intubierten Schlauch einfach rausziehen und hoffen, dass die Spontanatmung stark genug ist. Aber das ist kritisch, und wenn es nicht funktioniert, stehen wir genau da, wo wir gestern auch standen. Nämlich vor einer akuten Atemnot, die ohne Beatmungsgerät zur Erstickung führen würde.«

Das sind ja tolle Aussichten.

»Was empfehlen Sie?«

Auch wenn ich es gerade nicht zeige, ich habe Vertrauen zu Dr. Brunner. Er war der Einzige bislang, der Tacheles mit mir geredet hat, der mich nicht behandelt hat, als wäre ich ein rohes Ei, sondern der mir seine ehrliche Meinung gesagt hat, auch auf die Gefahr hin, es sich mit mir zu verscherzen.

»Ich empfehle den temporären Luftröhrenschnitt. So bekommt Ihre Mutter deutlich mehr Sauerstoff ins Blut und wäre dann auch etwas fitter, weil ja zu wenig Sauerstoff auf den Kreislauf geht.« Er zögert. »Grundsätzlich sollten Sie mit Ihrer Mutter klären, welche konkreten lebensverlängernden Maßnahmen sie wünscht und welche nicht. Wissen Sie …« Er zieht mich ein wenig beiseite und senkt die Stimme. »Ihre Mutter hat in den letzten Tagen immer mal wieder fallen lassen, dass sie sich ein Leben unter diesen Umständen nicht vorstellen kann.«

Ich starre den Arzt fassungslos an. Ihre diesbezüglichen Gedanken hat sie mir gegenüber auch ein paar Mal erwähnt. Dass sie ihren Wunsch auch anderen gegenüber kommuniziert, gibt mir zu denken. Doch dann erinnere ich mich wieder an das, was sie gesagt hat, noch in der Nacht des Unfalls: Es wäre das Schlimmste für sie, wenn sie Monate oder Jahre dahinvegetieren würde, in diesem Stadium, ohne Aussicht auf Besserung.

In Deutschland ist Sterbehilfe verboten. Das Abstellen von lebensverlängernden Maßnahmen jedoch nicht, sofern es auf Wunsch des Patienten oder des Bevollmächtigten passiert. Es handelt sich also um eine rechtliche Grauzone. Für meine Mutter ist es eine Möglichkeit, ihrem Leiden selbstbestimmt ein Ende zu setzen, indem sie auf die Maßnahmen verzichtet.

»Was wäre ohne Luftröhrenschnitt? Ich habe Sie doch richtig verstanden: Solange sie intubiert ist, können wir sie nicht aufwecken. Deswegen empfehlen Sie den Luftröhrenschnitt. Was aber, wenn wir den Schlauch rausziehen und auf den Luftröhrenschnitt verzichten? Müsste meine Mutter dann jämmerlich ersticken? Oder gibt es eine Möglichkeit, dass sie nicht leidet – selbst wenn sie erstickt?«

»Man könnte ihr hochdosierte Schmerzmittel verabreichen, so viel, dass sie hoffentlich nichts spürt, wenn die Atmung schwerfälliger wird. Aber das weiß man eben nie«, erklärt er widerwillig.

»Verstehe ich Sie richtig? Es ist vielleicht die letzte Möglichkeit meiner Mutter, ihrem Leben unter diesen Umständen ein Ende zu bereiten? Selbstbestimmt?«

Er zuckt mit den Schultern. »Zumindest hierzulande. Natürlich ist es nicht unwahrscheinlich, dass sie auch zu einem späteren Zeitpunkt eine Lungenentzündung bekommt oder aufgrund von anderen Symptomen, die eine derartige Lähmung leider nach sich zieht, in einen lebensbedrohlichen Zustand kommt. Aber bis dahin …«

Hm. Ich bin immer noch nicht überzeugt.

»Außerdem könnten wir in dem Zuge auch gleich die Magensonde legen«, fährt Dr. Brunner fort.

»Muss das wirklich sein?«

Dr. Brunner nickt. »Ja. Ich bin nach wie vor der Meinung, dass sich der Zustand Ihrer Mutter nicht mehr oder nicht mehr gravierend verbessern wird. Dennoch kann und will ich mir zu diesem Zeitpunkt kein endgültiges Urteil bilden. Was wir brauchen, ist Zeit. Zeit, damit sich der Organismus Ihrer Mutter erholen kann.«

Ich gehe in mich. Wollen wir wirklich Zeit gewinnen? Will Mama mehr Zeit? Mehr Zeit bedeutet auch mehr Leid. Wäre es ihr nicht lieber, wenn sie einfach einschlummern dürfte, ohne noch mehr über sich ergehen lassen zu müssen? Aber warum muss ausgerechnet ich diejenige sein, die über Mamas Leben und ihren Tod entscheidet? Würde ich die Maschinen abstellen lassen oder die weitere Behandlung verweigern, wäre das indirekte Sterbehilfe. Rechtlich zwar zulässig, aber wäre das auch persönlich für mich zu ertragen? Kann ich ihr wirklich die Maßnahmen verweigern, die ihr Körper zum Leben braucht? Bin ich schon so weit, meine Mutter sterben zu lassen? Ich habe ihre Vollmacht. Wir haben besprochen, dass wir kurzzeitige Maßnahmen akzeptieren, langfristige verweigern. Aber wie kurz ist kurzzeitig? Wie lang ist langfristig?

In einem hat Dr. Brunner Recht: Ich brauche eindeutig mehr Zeit. Ich bin noch nicht bereit, meine Mutter einfach so gehen zu lassen. Erst wenn absehbar ist, dass sie langfristig an Maschinen hängen muss und keine Besserung zu erwarten ist, möchte sie nicht mehr künstlich am Leben gehalten werden. Aber das kann sie hoffentlich bald wieder selbst entscheiden.

Soll ich der Tracheotomie und der Magensonde zustimmen? Eigentlich würde ich ihr gern so viele Fähigkeiten wie möglich lassen, ansonsten laufen wir Gefahr, dass sie sich zu nichts mehr motivieren lässt.

Mir kommt eine Frage in den Sinn, an die ich in den letzten Tagen immer wieder gedacht habe: Was hat sie denn noch zu verlieren? Eine ganze Menge, weiß ich nun. Immerhin konnte sie bis gestern noch angedicktes breiiges Essen zu sich nehmen und selbstständig atmen. Sie konnte sprechen und sich mir und den Schwestern mitteilen. All das kann sie nicht mehr, seit sie im künstlichen Koma liegt.

Ich denke über die Worte Dr. Brunners nach, als ich später das Zimmer verlasse, um meine Mutter in die Hände der Pflegekraft zu übergeben. Mir fällt Franks Tante ein, die vor ein paar Jahren gestorben ist. Sie hatte Krebs im Endstadium und galt als »austherapiert«, was nichts anderes heißt, als dass sie zum Sterben nach Hause geschickt wurde. Auch sie lehnte die künstliche Ernährung und die Beatmungsmaschine ab. Ihr Sterben zog sich mehrere Wochen hin, denn es dauert viel länger, als man glaubt, bis ein Mensch verhungert. Damit sie nicht zu sehr litt, wurde sie mit Schmerzmitteln versorgt – auch eine Form der Sterbehilfe, nämlich eine indirekte, passive.

Eigentlich traurig. Jeden Hund, der sterbenskrank ist, schläfert man ein, damit er nicht leiden muss. Einen Menschen muss man in Deutschland verhungern oder ersticken lassen. Es ist bitter, dass es bei uns noch immer keine humane Begleitung der letzten Momente in diesem Leben gibt. Für mich wäre es schrecklich, meine Mutter ersticken zu sehen. Ich hoffe sehr, es kommt nicht so weit.

Ich seufze tief, aber meine Entscheidung ist eigentlich schon gefallen. Ich werde mich an Mamas Wunsch halten, als sie noch einigermaßen fit war. Ein kurzfristiger Maschineneinsatz ist in Ordnung, aber wenn nach Wochen absehbar ist, dass sie ohne die Maßnahmen nicht mehr leben kann, stellen wir sie ab. Ich hoffe, es kommt nicht dazu – ich möchte die Entscheidung nicht fällen müssen, sondern wünsche mir, dass meine Mutter im Fall des Falles für sich selbst entscheiden kann.

Ich liege vor dem Schwesternwohnheim auf der Wiese und beginne ein neues Tagebuch. Die Bäume rascheln mit den Blättern, die Grillen zirpen. Und drinnen liegt meine Mutter und kriegt nichts davon mit. Libellen fliegen um mich herum, riesengroße, hubschrauberähnliche, die blau schimmern. Ich würde mich gern auf den Rücken legen und in den Himmel schauen, aber ich kann nicht aufhören zu schreiben.

Der bewölkte Himmel spiegelt meine Seele wider. Meine Gedanken kreisen, und meine Gefühle sind der Dirigent.

Der Mensch ist ein Gewohnheitstier, kommt nach einer gewissen Zeit aber auch mit jeder neuen Situation zurecht. Er gewöhnt sich selbst an die schlimmsten Sachen und erduldet sie. Vermutlich aus einer Art Selbstschutz heraus. Womit der Mensch aber nicht oder nur schwer zurechtkommt, das ist die permanente unvorhersehbare Veränderung. Wenn man nie weiß, was als Nächstes passieren wird, wenn man nie weiß, womit man in der nächsten Situation konfrontiert sein wird, kommt man nie zur Ruhe. Ich bin dauerhaft angespannt, mein Körper ist voll mit Hormonen, die ihn möglichst schnell reagieren lassen. Mein Kopf tut weh. Im Hintergrund heult ein Krankenwagen – ich kann es nicht mehr hören. Das Geräusch erinnert mich an unser Elend. Die Grillen geben sich Mühe, die laute Sirene zu übertönen. Und ich liege auf der Decke zwischen den Bäumen und serviere den Mücken ihr Abendessen.

Obwohl ich mein Zuhause, meine Heimat und mein gewohntes Umfeld wie verrückt vermisse, habe ich beschlossen, erst einmal hierzubleiben. Bei der Vorstellung, ohne meine Mutter von hier wegzugehen, verkrampft sich mir der Magen. Ich werde bleiben, bis sie verlegt wird, in die Reha kommt – dann kann ich immer noch nach Hause fahren. Bis dahin muss Frank mich besuchen kommen, wenn es sein muss, jedes Wochenende.

Der Antrag für die Reha ist bereits gestellt, aber Mamas derzeitiger Gesundheitszustand würde es im Augenblick gar nicht zulassen, dass sie verlegt wird. Wer weiß, was morgen ist? Jeden Moment kann alles anders sein.

Das Handy klingelt, Hanka ist am Apparat. Mit ihr hat meine Mutter einige Jahre bei den Maltesern Ausflüge mit Behinderten betreut und allem Anschein nach öfter über das Thema Lebensqualität gesprochen. Auch über die Frage, was wäre wenn … Sie bestätigt mich in meiner Meinung, was den kurzfristigen Einsatz von Maschinen angeht.

»Solange noch nicht klar ist, wie es mit ihr weitergeht und ob eine Besserung zu erwarten ist, würde Jana den Luftröhrenschnitt und die Magensonde wollen. Vor allem müssen wir die Reha und die kommenden Monate abwarten.«

Ich bin beruhigt. Endlich ist da mal jemand, der meine Meinung teilt.

»Deine Mutter hätte das so gewollt, glaub mir. Wir haben oft darüber gesprochen.«

Ja, das haben sie. Sie haben sich auch über den Freitod unterhalten, erinnere ich mich nun wieder. Mama erzählte öfter von den Rollstuhlfahrern und den Ausflügen mit ihnen. Sie konnte sich so ein Leben für sich nie vorstellen. »Wenn mir mal so was passiert, dann will ich nicht mehr leben«, waren damals ihre Worte.

»Das mag sein, dass du das jetzt so siehst«, entgegnete ich damals. »Aber Meinungen ändern sich. Wenn man plötzlich selbst in so einer Situation ist, sieht man das meist anders.«

Wie wird sie es sehen, wenn es nicht besser wird?

»Jana braucht jetzt Ruhe, Sauerstoff und Energie, die nur über die Magensonde sichergestellt werden kann. Ich glaube an deine Mutter«, sagt Hanka, kurz bevor wir das Gespräch beenden.

Also steht es fest. Ich stimme dem Luftröhrenschnitt und der Magensonde zu, in der Hoffnung, dass sich meine Mutter bald erholt und selbst über alles entscheiden kann.

Die Tracheotomie solle am Freitag sein, die Magensonde komme dann wohl erst nach dem Wochenende dran, erklärt Dr. Brunner kurz darauf, der erleichtert aussieht, dass ich mich für die Maßnahmen entschieden habe.

Ich gehe noch einmal zu meiner Mutter und rede mit ihr, als gerade niemand im Raum ist. Ich erzähle ihr von den anstehenden Eingriffen, genau so, als könnte sie mich hören. Die Physiotherapeutin mit den Kribbelhänden hat gesagt, dass sich viele Komapatienten nach dem Erwachen an Dinge erinnerten, die während des Tiefschlafs passiert seien. Ich glaube daran, dass Mama mich wahrnimmt.

Ihre Augen bewegen sich, als würde sie träumen, und ihr Kopf bewegt sich leicht zur Seite. Vermutlich eine kurze Wachphase.

»Ich soll dich von Hanka grüßen. Sie ist sich sicher, dass die Schritte, die ich eingeleitet habe, in deinem Interesse sind.«

Hoffen wir, dass Hanka Recht behält.

Kapitel 7

Es kehrt etwas Ruhe ein. Seitdem die Entscheidung feststeht, die beiden Eingriffe vornehmen zu lassen, solange meine Mutter im künstlichen Koma liegt, fühle ich mich leichter. Obwohl sich ja faktisch nichts geändert hat, ist mit einem Mal so viel von mir abgefallen, dass ich es beinahe körperlich zu spüren meine.

Ich muss mal wieder vor dem Zimmer warten, weil meine Mutter drinnen gewaschen wird. Kerstin, die Ergotherapeutin, kommt vorbei und fragt, wie es mir gehe. Im ersten Moment bin ich überrascht und weiß nicht, wie ich reagieren soll. Dann freue ich mich, dass sich auch mal jemand nach meinem Befinden erkundigt.

»Was ich mich die ganze Zeit schon frage«, fährt Kerstin fort, »wie machst du das mit der Arbeit? Ist ja nicht selbstverständlich, dass Angehörige immer hier sein können.«

Sie hat Recht. Heute ist der 8. August. Seit dem Unfall sind mehr als zehn Tage vergangen. Fast zwei Wochen, in denen ich die Pausetaste gedrückt und mein bisheriges Leben in den Winterschlaf geschickt habe.

»Ich bin selbstständig und habe Projekte verschoben oder abgesagt«, erkläre ich ihr. »Ich werde erst mal hier in Chemnitz bleiben, da ich es mir derzeit nicht vorstellen kann, an einem anderen Ort zu sein.«

Wie lange der Zustand andauern wird, weiß ich ehrlich gesagt nicht. Ich lebe von Tag zu Tag. Manchmal sogar nur von Stunde zu Stunde. Die letzten zehn Tage fühlen sich eher an wie zehn Monate. Es ist schier unbegreiflich, wie viel an einem einzigen Tag passieren kann.

Mein Handy klingelt.

»Autobahnpolizei Chemnitz, Becker, hallo«, meldet sich eine Frauenstimme. »Frau Gräfe. Ich rufe wegen Ihrer Mutter, Jana Gräfe, an und wollte mich erkundigen, wie es ihr geht.«

Ich atme einmal tief durch. Aufgrund der Entwicklungen hier im Krankenhaus, der Verschlechterung des Gesundheitszustands von Mama und nicht zuletzt meiner eigenen permanenten Überbelastung habe ich total vergessen, dass immer noch nicht geklärt ist, wie der Unfall verursacht wurde.

»Nicht sehr gut. Meine Mutter liegt seit gestern im künstlichen Koma, weil sie beatmet werden muss.«

»Das tut mir sehr leid. Ich wünsche ihr nur das Beste.«

Ein kurzer Moment der Stille. Offenbar weiß die Polizistin nicht, was sie sonst noch sagen soll.

»Wie sieht es mit dem Unfallbericht aus? Ist der schon fertig?«, erlöse ich sie nach ein paar unangenehmen Sekunden.

Sie klingt erleichtert, als sie antwortet: »Der dritte Unfallbeteiligte, dem der Jeep-Fahrer angeblich auswich, ist bisher nicht aufgetaucht.«

Das wundert mich nicht. Von Anfang an fand ich die Aussage des Unfallverursachers komisch, es habe ein drittes Auto gegeben. Angeblich hat dieser dritte Wagen den Jeep beim Verlassen der Autobahn so geschnitten, dass er ins Schleudern geriet und deswegen quer in der Rechtskurve zum Stehen kam. Von diesem dritten Beteiligten fehlt bisher jedoch jede Spur, auch meine Mutter konnte sich an kein Auto erinnern, das sie auf der A4 an dieser Stelle überholt hätte oder vor ihr gefahren wäre. Ich zweifle langsam an der Aussage des Mannes, der mit seinem Anhänger quer stand, und daran, dass dieser unbekannte Dritte noch auftauchen wird.

»Es tut mir leid, Ihnen keine besseren Nachrichten übermitteln zu können. Wir suchen noch immer Zeugen.«

Das wurde mir vor acht Tagen auch schon gesagt. Anscheinend hat sich seither nichts getan.

Zwei Tage nach dem Unfall hat mich Frau Becker schon einmal angerufen, um mich nach dem Unfallhergang zu fragen. Ich gab damals das wieder, was mir Mama erzählt hatte, und meine Aussage deckte sich wohl mit dem, was die Polizei bereits von einem Zeugen wusste, der hinter meiner Mutter auf der Autobahn unterwegs war – aber auch der hat den ominösen dritten Wagen nicht bestätigen können.

»Frau Gräfe, haben Sie die Möglichkeit vorbeizukommen? Ich bräuchte ein paar Unterschriften von Ihnen.«

»Morgen kommt mein Freund, der kann mich bringen. Ich habe kein Auto hier.«

»Das passt. Haben Sie denn schon einen Anwalt? Es wäre gut, wenn Sie jemanden einschalten würden, der auf Verkehrsrecht spezialisiert ist.«

Das verwirrt mich. »Aber warum? Sie sagten doch, Mama hat keine Schuld.«

»Die hat sie vermutlich auch nicht, der Fahrer hinter ihr entlastet sie ja. Dennoch würde ich Ihnen dazu raten, damit Sie jemanden haben, der Sie vertritt und sich um alles kümmert.«

Ich setze mich also an den Laptop und suche nach einem Fachanwalt für Verkehrsrecht. Und wie immer bei einer solchen Suche sieht man vor lauter Bäumen den Wald nicht. Nach zehn Minuten gebe ich auf und beschließe, dass das kein sinnvoller Weg ist. Das Internet, so viel Informationen es auch enthält, ist momentan zu viel für mich. Wem ich mein Vertrauen schenken soll, erschließt sich mir nicht, also greife ich zum Telefon und wähle die Nummer eines befreundeten Anwalts. Eigentlich will ich ihn nur fragen, wen er mir empfehlen kann, doch er bietet mir an, dass seine Kanzlei den Fall übernimmt. Sie haben einen Verkehrsrechtler, der wohl sehr kompetent ist. Nun gut, ich bin froh, dass ich keinem Wildfremden die schlimmen Details erzählen muss.

»Ist die Schuldfrage schon geklärt?«, will Jörg wissen.

Ich erzähle ihm von dem Unfall und von dem, was mir die Frau von der Autobahnpolizei berichtet hat.

»Und sind die Kfz-Versicherungen informiert?«

»Ja, bei denen habe ich auf Anraten der Polizei gleich zwei Tage nach dem Unfall angerufen. Auch ein Gutachten zum Fahrzeug wurde schon erstellt.«

»Prima, dann muss im Moment nichts weiter gemacht werden. Ich rede mit meinem Kollegen, er wird sich bei dir melden. Und du kümmerst dich um deine Mutter.«

Wieder einmal sitze ich vor der Intensivstation und warte. Ich schwitze und habe starkes Kopfweh, es fühlt sich nach einer Erkältung an. Eigentlich sollte ich mich ins Bett legen und schlafen. Machen die wirklich ständig was bei Mama, oder komme ich einfach immer nur zu den blödesten Zeiten? Ich frage mich, ob die mich hier draußen vergessen haben. Ich kenne mittlerweile alle Karomuster der Stühle, die mir gegenüberstehen, auswendig.

Da geht die Tür auf, und die Schwester sagt, ich könne zu meiner Mutter. Dr. Brunner ist gerade bei ihr und schließt einen Beutel mit roter Flüssigkeit an.

»Das ist eine Bluttransfusion, damit Ihre Mutter morgen die OP besser verträgt. Ihr Blut hat zu wenig Sauerstoff. Und alles, was das Risiko minimiert, wird gemacht. Der Eingriff morgen ist für einen Patienten wie Ihre Mutter trotz aller Maßnahmen lebensgefährlich.«

Viel hat sie ja nun nicht mehr zu verlieren, denke ich resigniert. Hat das denn alles einen Sinn?

Ja, hat es. Zeit gewinnen, die Hoffnung nicht aufgeben.

Ihr die Chance geben, sich zu alldem zu äußern. Mama soll selbst über ihr Leben entscheiden können, nachdem so wenig geblieben ist. Schnell wische ich die Zweifel beiseite.

Als der Arzt weg ist, kümmere ich mich wie jeden Abend um die Katzenwäsche. Ich hole einen Waschlappen, tauche ihn in kühles Wasser und fahre behutsam über Mamas Augen. Um sie und mich etwas zu unterhalten, plappere ich einfach drauflos und erzähle ihr vom Tag. Ich weiß nicht, was ich ihr sagen soll – eine lustige Anekdote aus meiner Kindheit fällt mir leider nicht ein. Irgendwie habe ich früher wohl wenig angestellt.

Nicht so wie meine Mutter, die heimlich auf alte Schornsteine geklettert ist, die einzustürzen drohten. Diese Geschichte hat sie immer sehr gern erzählt. Während ich den Waschlappen noch einmal befeuchte und über Stirn, Wangen und Mund wische, sehe ich meine Mutter als junges Mädchen mit ihrer Freundin auf dem über fünfundzwanzig Meter hohen Schornstein aus Ziegeln hocken, der einen großartigen Blick über Varnsdorf bieten muss. Das alte Fabrikgebäude stand schon damals leer. So kamen Mama und ihre Freundin eines Tages auf die Idee, als Mutprobe dort hinaufzuklettern. Stufe um Stufe ging es im Inneren der baufälligen Ziegelesse nach oben Richtung Licht. Einige Stufen fehlten zwar, aber meine Mutter war damals sehr drahtig. Oben angekommen, erfreuten sich die beiden an der herrlichen Aussicht, Angst hatten sie zumindest in der Geschichte keine – höchstens vor ihrem Klassenlehrer, denn den Unterricht hatten sie geschwänzt, um zu ihrer kleinen Tour aufzubrechen.

»Was soll ich dir erzählen? Du weißt doch sicher schon alles«, sage ich. »Dass ich mal geraucht habe, weißt du, und das ist ja auch nicht sonderlich spannend.«

Ich wische ihr über das Kinn und den Hals, dann gehe ich ins Bad und hole die Nachtcreme, die ich vor ein paar

Tagen gekauft habe. »Weißt du, wir hatten eben nie Geheimnisse voreinander. Zumindest ich nicht vor dir.«

Das Reden hilft mir, sie lebendig zu halten. Wenn ich nichts sagen würde, käme es mir vor, als würde ich eine Leiche einbalsamieren. Sie liegt bewegungslos da, ihr Atem ist nicht zu hören, weil die Maschinen ihn übertönen. Unentwegt wird Luft in sie hinein- und wieder herausgepumpt. Neben dem Beatmungsgerät steht eine Apparatur, die im Minutentakt Medikamente an sie abgibt.

Ich kann mir ein Leben ohne meine Mutter nicht vorstellen und habe Angst vor der Zukunft, vor dem, was noch alles auf sie und mich zukommt. Alles ist ungewiss, das ist das Einzige, was sicher ist.

Als ich am nächsten Tag bei der Autobahnpolizei vorbeischaue, erklärt mir Frau Becker den vermuteten Unfallhergang: Demnach hatte Mama keine Chance auszuweichen, und es trifft sie wohl auch keine Schuld. Der angebliche Unfallverursacher, also das mysteriöse dritte Auto, das den Jeep-Fahrer geschnitten haben soll, ist bisher nicht aufgetaucht. Und die Chancen, dass das noch passiert, stehen eher schlecht.

»Wir warten jetzt noch auf die Aussage des Jeep-Fahrers, der ins Schleudern kam.«

»Wieso Aussage? Hat er die noch nicht gemacht? Der Unfall liegt doch fast zwei Wochen zurück!«

»Ja, er hat direkt nach dem Unfall seine Aussage zu Protokoll gegeben. Aber wir haben noch ergänzende Fragen.«

Ich hätte auch ein paar. Ob es den angeblichen Dritten, der ihn abgedrängt haben soll, überhaupt gibt. Oder warum er, nachdem er ins Schleudern gekommen ist, die Unfallstelle nicht abgesichert hat, sondern stattdessen wieder Fahrt aufnehmen wollte. Wohlgemerkt, der Anhänger hatte sich verkantet, das ganze Gespann hätte nicht mehr ordentlich gesteuert werden können.

Ich finde das alles sehr mysteriös. Auch weil sich der gute Mann noch kein einziges Mal nach meiner Mutter erkundigt hat. Das ist doch das Mindeste, was man in so einem Fall tut. Dass er komplett in der Versenkung verschwindet, statt sich einmal bei mir oder Mama zu melden, mache ich ihm zum Vorwurf. Zu klären, ob er tatsächlich schuld an dem tragischen Unfall ist oder nicht, wird vermutlich schwierig. Trotzdem stelle ich im Namen meiner Mutter einen Antrag auf strafrechtliche Verfolgung. Mir ist bewusst, dass das nichts rückgängig machen wird, aber ich will, dass der Verursacher zu seinem Fehler steht. Dass diese Anzeige im Sande verlaufen wird, ahne ich damals schon irgendwie.

Der Luftröhrenschnitt klappte wohl gut, die Operation dauerte nur eine halbe Stunde. Jetzt hat meine Mutter wenigstens den blöden Schlauch nicht mehr in Mund und Rachen.

Wir besuchen sie. Immer noch ist sie bewusstlos. Frank steht neben ihrem Bett, er zittert. Für ihn ist es sehr hart, wie sie so leblos daliegt – wie für mich am ersten Tag ihrer Narkose. Er schlägt sich aber tapfer und bleibt bei mir, während ich mich dem Durchbewegen der Gelenke widme.

Das Narkoseschlafmittel soll in den kommenden Stunden nach und nach heruntergefahren werden, sodass sie immer wacher wird. Ich fürchte mich schon etwas vor ihrer Reaktion, wenn sie merkt, dass sie keinen Ton herausbekommt, obwohl sie die Lippen bewegt, und künstlich beatmet wird. Ich kann nur hoffen, dass sie mich und meine Worte die letzten Tage über irgendwie wahrgenommen hat.

Mit Frank spreche ich über meine Angst vor dem Moment, an dem mich meine Mutter vermutlich vorwurfsvoll fragt, warum ich mich für die Intubation, die Tracheotomie und die Magensonde entschieden habe.

»Die Frage könnte kommen«, meint Frank nachdenklich. »Aber es war das einzig Richtige.«

»Ja, ich weiß. Ich könnte es ihr auch erklären. Ich weiß ja, dass ich richtig entschieden habe. Aber wenn sie es trotzdem gegen mich verwendet? Du weißt ja, wie sie sein kann, wenn sie gefrustet ist. Ich habe einfach Angst, mit ihrem Vorwurf dann nicht umgehen zu können.«

Am Nachmittag hat meine Mutter die Augen leicht geöffnet und blinzelt, als ich sie anspreche.

»Hallo, Mama, hast du Schmerzen?«

Mit kleinen müden Augen schaut sie mich an und dreht ganz leicht den Kopf zur Seite. Es kostet sie noch viel Kraft, das sehe ich.

»Das freut mich. Darf ich Frank reinholen?«

Ein fast unsichtbares Nicken. Sie ist noch immer sehr schwach, die Augen fallen ihr immer wieder zu.

Frank streichelt ihr zur Begrüßung über den Arm.

»Hast du mich die letzten Tage über gehört?«

Sie nickt wieder ganz langsam.

»Sie haben dich ins künstliche Koma versetzen müssen, weil deine Atmung kollabiert ist.«

Mama zieht die Augenbrauen leicht zusammen und sieht skeptisch aus.

»Du hast jetzt ein Tracheostoma und sollst am Montag eine Magensonde bekommen. Es gibt leider keine andere Möglichkeit, dich zu beatmen.«

Sie schaut traurig, und ich wechsle schnell das Thema.

»Deine Werte sind gut, und das Fieber, das du hattest, ist auch zurückgegangen.«

Meine Mutter guckt mich an und schließt einmal kurz die Augen, um sie dann wieder leicht zu öffnen. Sie wird immer müder. Ihre Augen sind wieder geschlossen, nur ihre Lider zucken manchmal.

Die Schwester kommt. »Schläft Ihre Mutter wieder?«, fragt sie.

Ich nicke. »War sie vorhin schon mal wach?«

»Ja.« Die Schwester nimmt mich zur Seite und flüstert in leisem Ton: »Vielleicht ist sie gerade etwas resigniert und möchte nicht reagieren. Das gehört dazu.«

Ich weiß nicht, wie ich mich verhalten soll. Ich möchte Mama ja nicht auf die Nerven gehen. Mir ist bewusst, dass sie wahnsinnig viel zu verarbeiten hat. Das kann ihr keiner abnehmen. Ihr fehlen vier Tage. Vier Tage, in denen sie vielleicht geträumt hat, von einer anderen, einer besseren Zeit, in der noch alles gut war. In der sie Sport gemacht hat und ihr Arme und Beine gehorchten. Ich möchte mir gar nicht ausmalen, wie die Zukunft für sie und mich aussieht. Denn klar ist: Ich lasse sie nicht allein. Ich werde, soweit es in meiner Kraft steht, für sie da sein und sie auf ihrem Weg unterstützen. Ich hoffe sehr, dass sie den Mut nicht verliert. Vor allem jetzt noch nicht.

Am Abend, Frank ist schon wieder auf dem Weg nach Hause, schaue ich noch einmal bei Mama vorbei. Sie ist schon deutlich wacher als noch am Nachmittag und redet ununterbrochen – aber es kommt kein Ton über ihre Lippen. Sie tut mir so unendlich leid, immer wieder versucht sie Worte zu bilden, aber sie bleibt stumm. Ich versuche mich im Lippenlesen, versage aber jämmerlich. Es ist schwer, sie so hilflos zu sehen. Wie ein Pantomime, nur ohne Hände und Füße.

Ich frage mich durch: »Ist dir kalt? Hast du Durst? Soll ich das Fenster öffnen?« Nur manchmal gelingt es mir, einzelne Wörter herauszulesen. Ihr ist heiß, sie will aufgedeckt werden. Ich lege ihr ein feuchtes Tuch auf die Stirn, hoffe, dass es ihr etwas Linderung bringt.

Aber sie redet weiter, ihre Lippen bewegen sich ununterbrochen. Ich erkläre ihr, warum sie momentan nicht reden kann und warum ich dem Tracheostoma zugestimmt habe. Dann komme ich zur Magensonde. Mamas Blick sehe ich an, was sie sagen will: Muss das wirklich sein?

Ich erzähle ihr alles, was ich darüber weiß. »Die Magensonde soll übergangsweise deine Ernährung sicherstellen. Da du im Moment nicht schlucken kannst, aber Energie brauchst, haben die Ärzte dazu geraten. Wenn die Magensonde nicht mehr gebraucht wird, dann wird sie einfach wieder rausgezogen.«

Mama scheint nicht einverstanden zu sein, sie bewegt die Lippen sehr schnell und sieht wirklich ärgerlich aus. Zum ersten Mal in meinem Leben nutze ich die Situation aus, dass sie mir nicht widersprechen kann, und fahre mit meiner Erklärung fort, ohne auf ihren stummen Protest einzugehen.

»Ich möchte, dass du selbst entscheiden kannst. Du kannst jederzeit das Tracheostoma und die Magensonde wieder entfernen lassen, wenn du das willst.«

Es ist wichtig, dass sie weiß, dass es bald wieder in ihrer Macht steht, über ihr Leben beziehungsweise das, was davon geblieben ist, zu entscheiden.

»Du musst jetzt aber noch kämpfen. Alles, was im Moment gemacht wird, hat das Ziel, Zeit zu gewinnen. Zeit, die dein Körper braucht. Denn erst im Laufe der nächsten Wochen und Monate können sich die Ärzte ein Urteil bilden.«

Ihre Augen werden kleiner, ob aus Müdigkeit oder weil sie mich nicht mehr hören will, kann ich nicht mit Sicherheit sagen.

Eine Schwester kommt herein, die ihr vor dem Schlafengehen noch einmal die Lunge absaugen will. An Mamas Hals gibt es über eine Kanüle einen Zugang in die Luftröhre. Mit einem kleinen Schlauch geht die Schwester vorsichtig in die Lunge hinein und saugt den Schleim ab. Meine Mutter verzieht das Gesicht. Es muss sehr unangenehm sein, wenn jemand bei vollem Bewusstsein in der Lunge herumstochert.

Erfreulicherweise lohnt sich die ganze Prozedur, denn das Fieber geht weiter zurück. Auch die Entzündungswerte sinken allmählich. Beides sind Zeichen dafür, dass die Lungenentzündung abklingt.

Wenig später sitze ich neben ihr und streichle ihren Arm. Sie hat die Augen geschlossen und scheint zu schlafen. Hin und wieder wechsle ich das Tuch auf ihrer Stirn und feuchte es an. Es ist schön, so neben ihr zu sitzen, einfach da zu sein. Ich habe das Gefühl, es tut ihr gut.

Gerade als ich dann gehen will, öffnet sie die Augen und wirkt mit einem Mal alles andere als friedlich. Sie will etwas, ihre Lippen bewegen sich hektisch. Ich versuche, über einfache Ja-Nein-Fragen einzugrenzen, was sie möchte. Es fällt schwer, das herauszufinden, weil sie ungeduldig weiterredet, weder nickt noch verneint. Hört sie mir überhaupt zu? Ich versuche ihr ruhig zu erklären, dass ich sie leider nicht verstehen und mich nur durchfragen könne. Dazu bräuchte ich aber eindeutige Zeichen von ihr. Sie seufzt, verdreht die Augen, dann aber nickt sie.

Ich beginne mit den Standardfragen. »Willst du, dass ich das Fenster öffne?«

Kopfschütteln.

»Möchtest du etwas trinken?«

Nein.

»Okay, dann anders. Willst du, dass ich hier im Raum etwas tue?«

Kopfnicken. Wir kommen der Sache näher.

»Willst du, dass ich etwas an dir tue?«

Wieder Kopfnicken.

»Soll ich die Bettposition ändern?«

Energisches Kopfschütteln.

»Willst du, dass ich an deinem Oberkörper etwas verändere?«

Keine Reaktion. Sie wirkt nachdenklich, fixiert dann meinen Blick und klappt den Kopf mehrfach nach oben. Sieht aus wie ein verkehrtes Nicken. Ich verstehe es nicht.

»Also ja?«

Sie schüttelt den Kopf. Jetzt sieht sie richtig genervt aus.

»Soll ich an deinem Oberkörper etwas verändern?«

Kopfschütteln.

»An deinem Kopf?«

Ah, ein Nicken. Sehr schön. Jetzt haben wir's sicher gleich.

»An den Augen? Dem Mund? Zähne haben wir ja schon geputzt.« Ich denke nach. Was könnte sie noch wollen? »Willst du ein frisches feuchtes Tuch?«

Kopfschütteln. Ich schaue mir ihr Gesicht genauer an und frage mich, was ich noch nicht erwähnt habe. Dann reibt sie ihren Kopf diffus hin und her, als ob sie mir etwas zeigen will. Nur was?

»Stören dich die Haare?«

Ihre Mimik verzieht sich frustriert. Also nein. So langsam gehen mir die Ideen aus. Ich schaue ein weiteres Mal hin. Mund, Hals, Nase, Ohren …

»Deine Ohren?«, frage ich ungläubig.

Sie nickt! Sie nickt? Was, um Himmels willen, will sie mit ihren Ohren? Hört sie jetzt auch noch schlecht? Die waren doch immer gut!

»Willst du, dass ich dir die Ohren putze?«

Tiefes Luftholen und Nicken.

»Und wie?«, will ich wissen, da Mama schon immer etwas gegen Q-tips hatte. Ich gehe ins Bad, schaue in ihrem Toilettenbeutel nach und finde tatsächlich welche. Dass meine Mutter so etwas besitzt? Wie oft musste ich mir anhören, wie schädlich die Dinger seien. Ich schnappe mir also zwei dieser schädlichen Dinger und wage mich an die Ohren meiner Mutter. Ich gehe ganz langsam rein, nur nicht zu tief, ganz leicht bloß. So, jetzt noch das andere Ohr. Okay, geschafft. »Fertig!«

Ihre Lippen bewegen sich wieder, sehr eindringlich. Ich verstehe nicht, was sie will, und muss raten. Mama wirkt aufgebracht. Ich rate weiter. Sie tut mir so leid. Nach einem ähnlichen Fragespiel wie vorhin komme ich darauf, dass ihr heiß ist. In Zukunft ist das eine der sechs Standardfragen: »Ist dir heiß? Ist dir kalt? Soll ich das Fenster öffnen? Soll ich dich aufrechter stellen? Soll ich das Bett flacher stellen? Willst du etwas trinken?«

Ich versichere ihr, dass sie nicht zugedeckt ist. Sie kann Arme und Beine eben nicht nur nicht mehr bewegen, sie spürt sie auch nicht mehr. Berührungen, aber auch Wärme und Kälte nimmt sie nicht mehr wahr. Das Gefühl für ihren Körper ist komplett gestört. Einzig die Schultern und der Kopf scheinen noch so wie vor dem Unfall zu sein. Sie spürt also nicht, ob eine Decke auf ihren Beinen liegt und wie warm ihr Körper ist.

Ich öffne für einige Minuten noch einmal alle Fenster und kühle Mamas Arme mit einem feuchten Lappen. Während ich ihr über die Arme streiche, verfinstert sich ihre Miene zusehends. Ich glaube, sie möchte allein sein. Nachdem ich ihr einen Kuss auf die Wange gegeben und mich von ihr verabschiedet habe, höre ich sie das erste Mal schluchzen. Ich will mich schon umdrehen und wieder zu ihr gehen, sie trösten und streicheln. Doch dann sage ich mir, dass ich ihr diesen Augenblick allein geben muss. Diesen Moment der Trauer, der absoluten Verzweiflung. Ihr und mir muss ich erlauben, dass wir schwach sind – und fast verrückt werden vor Schmerz. Auch wenn wir vorgeben, stark zu sein.

Kapitel 8

Der Wecker klingelt. Die Melodie erinnert an eine andere, an eine schönere Zeit. An eine Zeit, in der noch alles gut und meine Mutter gesund war, in der ich einen Alltag hatte. Aber schnell holt mich die Realität wieder ein. Innerhalb weniger Sekunden wird es mir bewusst: Es ist nun alles anders. Angst macht sich in mir breit, dass es nie mehr so sein wird wie vor dem Unfall.

Ich wälze mich im Bett herum und verschließe die Augen vor dem, was draußen auf mich wartet. Wie lange werde ich noch hierbleiben müssen? Wie oft werde ich noch in diesem Zimmer wach werden? Ich fühle mich allein und wünsche mir, ich wäre daheim, bei Frank. Meine Freunde rufen zwar an, aber zu telefonieren ist etwas anderes, als sich zu sehen.

So gern würde ich einfach fahren. Meine Sachen packen und abhauen. Doch bei dem Gedanken, dass Mama auf mich wartet und ich nicht komme, packt mich das schlechte Gewissen. Ich mag nicht länger hierbleiben. Aber ich kann meine Mutter noch viel weniger allein lassen. Deshalb bin ich darauf angewiesen, dass sie endlich verlegt wird. Nur wenn sie gut versorgt ist, kann auch ich nach Hause.

Ich schleppe mich aus meinem Zimmer nach draußen, laufe am Schwesternwohnheim vorbei Richtung Klinik. Was mich heute wohl erwartet? Die ganzen Entscheidungen, die auf mir lasten, lassen mich immer kleiner werden. Ich wäre so froh, wenn meine Mutter endlich in der Reha wäre, einen geregelten Tagesablauf hätte und von Therapeuten betreut würde. Ich habe schreckliche Angst, mich in der Spirale aus Intensivpflege, psychischer Betreuung, Reha-Organisation, Müdigkeit und permanentem Klinikgeruch zu verlieren.

Die Schwester kommt aus dem Zimmer, und ich spreche sie an. »Wie geht es Mama?«

»Psychisch nicht so gut.«

Meine letzte Kraft scheint sich in nichts aufzulösen.

»Wie sieht es denn mit der psychologischen Betreuung Ihrer Mutter aus?«, will die Schwester wissen.

Ich muss an die Szene mit der duftenden Dame denken. »Nun ja, da war mal eine da. Grundsätzlich wäre das ja 'ne tolle Sache, aber nach der Frau wird meine Mutter ihre Abneigung gegen alles, was mit Psychologie zu tun hat, noch mehr ausleben. Ich glaube, es wäre das Beste, wenn sie so schnell wie möglich wieder sprechen könnte.«

Die Schwester nickt. »Ich rede mit der Ergotherapeutin. Vielleicht können wir heute schon den Sprechaufsatz ausprobieren.«

Ich stehe vor Mamas Zimmer, hole tief Luft – und gehe rein.

Sobald meine Mutter mich sieht, versucht sie mir etwas zu sagen. Ich verstehe nicht, was sie will. Heute habe ich jedoch keine Energie für das Fragespiel, was im Grunde auch gar kein Spiel ist, sondern einem Stochern im Nebel gleicht.

»Mama, mir geht es heute nicht gut«, sage ich.

Vermutlich ist es das erste Mal, dass ich offen vor ihr zugebe, wie es mir geht. Bisher hatte ich nicht den Mut, meine eigenen Empfindungen zu äußern – denn auf welchem Niveau würde ich jammern? Aber heute kann ich nicht anders, und ich hoffe, dass sie Verständnis dafür aufbringt.

»Ich bin schlecht aus dem Bett gekommen und fühle mich total gerädert.«

Mamas Lippen bewegen sich weiter.

»Mama, bitte merk dir die Dinge, die du mir sagen willst, bis die Ergotherapeutin kommt und den Sprechaufsatz montiert.«

Meine Mutter sieht heute schlecht aus. Sie muss ein paar Mal würgen, offenbar hat sie permanenten Brechreiz wegen der Kanüle, die durch die Nase in die Speiseröhre führt und meine Mutter mit einer Nährstofflösung versorgt, bis endlich die Magensonde eingesetzt wird. Am Zäpfchen reizt das schmale Röhrchen vermutlich die ganze Zeit. Sie hat sich schon mehrfach übergeben.

Als die Schwester ins Zimmer kommt, frage ich sie, ob man denn nichts gegen die Übelkeit unternehmen könne.

»Man könnte die Sedierung wieder hochsetzen. Aber am besten erst, nachdem die Ergotherapeutin da war, damit sie zum Sprechen fit ist.«

»Was ist die Sedierung?«

»Eine Art Beruhigungsmittel, das Ihre Mutter entspannt.«

Ich nicke und wende mich dann wieder Mama zu. »Ich ruf gleich mal Frau Neidel vom Sozialdienst an, vielleicht weiß die schon mehr in Bezug auf die Reha. Bin gleich wieder da.«

Ich gehe nach draußen, ziehe mein Handy aus der Hosentasche. Frau Neidel geht gleich dran.

»Der Antrag auf Reha-Phase B läuft«, erwiderte sie auf meine Frage. Die Rehas werden ja je nach Grad der Pflegebedürftigkeit des Patienten in Phasen von A bis G eingeteilt. »Ich habe heute Morgen mit der Krankenkasse telefoniert und auch mit der Reha-Einrichtung. Es geht voran.«

Irgendwelche Telefonate zwischen den Ärzten und der Kasse sollen noch stattfinden, aber Frau Neidel ist guter Dinge, dass alles klappt und meine Mutter bald in die Nähe des Bodensees verlegt werden kann.

Dr. Brunner möchte meine Mutter gern Mitte der Woche entlassen, intensivmedizinisch sei sie versorgt, meint er. Jetzt brauche sie Reha.

Ich will Mama von den guten Neuigkeiten erzählen und gehe zurück zum Zimmer, von dem ich mich während des Telefonats ein paar Schritte entfernt habe. Die Tür steht offen, und ich marschiere direkt in den Raum. Aber Mama wird gerade versorgt.

Die Schwester schaut mich an. »Können Sie bitte draußen warten?«

Erst jetzt sehe ich, dass meine Mutter auf der Seite liegt, die Schwester steht hinter ihr und hält sie. Dank des Geruchs kann ich mir denken, was hier gerade vor sich geht.

»Äh, ja klar. Ich war grad in Gedanken. Entschuldigung.«

Ich haste aus dem Zimmer und warte vor der Tür. Mir ist natürlich klar, dass auch der Schließmuskel meiner Mutter von der Lähmung betroffen ist, und logischerweise habe ich schon ein paar Mal mitbekommen, dass meine Mutter auch in dem Bereich versorgt werden muss. Aber es ist etwas anderes, wenn man plötzlich dabei ist.

Für Mama muss es furchtbar sein, das alles über sich ergehen lassen zu müssen. Sie kann es ja selbst nicht mehr steuern. Also muss sie entweder Windeln tragen oder in regelmäßigen Abständen »ausgeräumt« werden, wie die Pflegekräfte es nennen. Wie erniedrigend muss das sein? Grausam, vor allem, weil sie ja weiß, dass ich fast alles mitbekomme.

Als ich das Zimmer wieder betrete, sitzt meine Mutter aufrecht im Bett. Kerstin, die Ergotherapeutin, kommt und erklärt uns, wie das Sprechen mit der besonderen Kanüle funktioniert.

»Zuerst werde ich den Schleim aus Lunge und Rachen absaugen. Dann nehme ich Sie von der Beatmungsmaschine, lasse den Sauerstoff aber noch laufen.«

Mama und ich nicken. Kerstin lässt sich Zeit und erklärt jeden Handgriff, den sie ausführt. Sie stellt die Beatmung ab, immer einen Blick auf Mama und den Apparat, der die Sauerstoffsättigung anzeigt.

»Die Spontanatmung geht gut«, sagt sie nach einigen Augenblicken des bangen Wartens. »Die Sauerstoffsättigung ist bei neunzig Prozent, das ist auch in Ordnung.«

Meine Mutter sieht erleichtert aus. Dass sie auch ohne das Beatmungsgerät genug Luft bekommt, ist eine Grundvoraussetzung, wenn man die Sprechkanüle aufsetzen will.

»So, jetzt möchte ich, dass Sie auf Kommando schlucken.«

Es fällt Mama schwer – sie röchelt, wegen des Schleims im Hals. Sie versucht zu husten, aber bis auf ein Krächzen passiert nichts.

Kerstin zeigt mir ein kleines Ventil, welches sich beim Einatmen öffnet, Luft in den Hals lässt und sich beim Ausatmen automatisch wieder schließt, sodass die Luft an den Stimmbändern vorbei in den Mund fließt. Sie schraubt das Ventil auf die Kanüle.

»Wir können es ja mal testen. Sagen Sie ›hallo‹, Frau Gräfe.«

Mama holt tief Luft, dann sehe ich, wie sich ihre Lippen bewegen und eine Begrüßung formulieren – aber es erklingt nur ein heiserer Ton, mehr nicht. Sie versucht es ein weiteres Mal, und Kerstin verstellt etwas an der Kanüle, damit es Mama leichter fällt. Ich bin ziemlich enttäuscht, da ich gehofft hatte, meine Mutter könnte endlich mitteilen, was ihr auf der Seele liegt. Auch meine Mutter ist am Ende ihrer Kräfte, es scheint sehr anstrengend für sie zu sein, so stark auszuatmen, damit ein Ton entsteht.

»Sollen wir aufhören?«

Mama nickt resigniert.

»Lasst es uns noch mal versuchen«, schlage ich vor.

Kerstin wendet sich an meine Mutter. »Frau Gräfe, was meinen Sie? Ich sauge noch einmal ab, und dann geben Sie noch mal alles, ja?«

Mama nickt. Sie braucht kurz, um den Schleim, der ihr im Hals sitzt, runterzuschlucken. Dann ertönt plötzlich ihre Stimme. Hurra! Endlich kann sie sich wieder mitteilen. Sie scheint genauso erleichtert wie ich, dass es endlich klappt. Sie spricht – zugegeben, sie hört sich nicht an wie normalerweise, denn sie muss sehr tief Luft holen, bevor sie ein paar wackelige Töne herauskriegt. Dennoch, nach einer Woche des Schweigens höre ich endlich wieder ihre Stimme. Das ist schon fast, als wenn jemand, der sein Leben lang stumm war, plötzlich redet.

Ich habe einmal in der Sonderschule als Klassenassistentin gearbeitet. Da war ein Mädchen, das nicht sprechen wollte. Medizinisch konnte sie es, aber von klein auf hatte sie sich geweigert. Sie kommunizierte nur durch Nicken und Kopfschütteln mit mir und den anderen. Ich glaube, für sie war es ein Sicherheitsanker. Denn sie wirkte immer ganz ausgeglichen – sie sprach eben einfach nicht. Einige Jahre später, nachdem ich schon lange aufgehört hatte, in der Schule zu arbeiten, traf ich wieder auf sie, und sie begrüßte mich mit den Worten: »Hallo, Frau Gräfe!« Ich freute mich so sehr, ihre Stimme zu hören, ich hätte schreien können vor Glück. Und genauso fühle ich mich auch jetzt, als meine Mutter wieder spricht.

Mama sieht das anscheinend ein wenig anders. Nachdem sie einmal tief eingeatmet hat, poltert sie heiser drauflos: »Das Ding hier kann doch nicht euer Ernst sein!«

Innerlich muss ich grinsen. Sie ist immer noch ganz die Alte. Nur dass sie mittlerweile ein wenig wie ein Traktor mit Motorschaden klingt.

Ich erkläre ihr, dass das Ventil nur eine Übergangslösung sei. »Die Wunde am Hals ist noch ganz frisch und gereizt.

Du hast auch noch 'ne kleine Lungenentzündung und den Schleim. Das soll weniger werden.«

Kerstin stimmt mir zu. »Sie werden bald kräftiger und deutlicher sprechen können.«

Mama nickt, dann sagt sie: »Kann ich das alles beenden …«, sie muss erneut tief Luft holen, bevor sie den Satz abschließen kann, »… wenn ich es will?«

Ich muss kurz schlucken, weiß aber, dass es mir in ihrer Situation genauso gehen würde. Ich würde wissen wollen, ob mein Leiden endlich ist.

Ich nicke. »Sowohl das Tracheostoma als auch die Magensonde, die heute Nachmittag gelegt wird, können jederzeit wieder entfernt werden. Du kannst selbst entscheiden, wie es mit dir weitergeht.«

Als ich am Nachmittag nach der Operation wieder zu Mama ins Zimmer komme, ist sie entgegen meiner Erwartung putzmunter. Die Verlegung der Magensonde lief wohl gut, und ich freue mich, dass ihr nun nicht mehr permanent übel ist, da der Schlauch aus Nase und Rachen raus ist und sie nicht mehr am Gaumen reizt.

Ich habe damit gerechnet, dass die Narkose noch ein wenig nachwirkt und meine Mutter müde oder verschlafen wäre. Aber das ist nicht der Fall. Sie versucht zu sprechen, kaum dass ich das Zimmer betreten habe. Ich frage eine Schwester, ob sie den Sprechaufsatz anbringen könne, aber irgendwie will es nicht klappen, Mama bringt keinen Ton heraus. Wir wissen nicht, woran es liegt, und ich schlage ihr vor zu warten, bis Kerstin wieder da ist. Mama will aber irgendwas von mir und scheint sich nicht gedulden zu können. Leider komme ich nicht drauf, was es ist. Die üblichen sechs Fragen habe ich schon durch. Ich soll offenbar nichts für sie tun; sie will wohl irgendetwas wissen, aber ich weiß einfach nicht, was es ist.

Sie ist heute extrem ungeduldig, das macht es nicht gerade leichter. Ihre Lippen bewegen sich, ich schaue sie an und sage: »Mama, ich kann keine Lippen lesen.«

Sie redet tonlos weiter, ohne auf meinen Hinweis einzugehen. Ich versuche ruhig zu bleiben. Wenn wir uns jetzt streiten, ist niemandem geholfen.

»Kerstin kommt nachher noch mal. Dann kannst du mir alles sagen«, sage ich schließlich und schaue demonstrativ woandershin. Jetzt kann sie so viel quatschen, wie sie will.

Immerhin einen Teilerfolg können wir verbuchen: Meine Mutter atmet komplett selbstständig, also ohne Maschine. Sie atmet zwar nicht durch den Mund, sondern durch die Öffnung der Kanüle in der Luftröhre, aber immerhin selbstständig. Dazu wird ihr mit Sauerstoff angereicherte Luft verabreicht.

Da klingelt mein Telefon. Es ist wieder Frau Neidel.

»Ich habe mit dem Arzt der Reha in Allensbach gesprochen. Er empfiehlt gerade am Anfang eine andere spezialisierte Einrichtung, ein Querschnittszentrum. So ein Zentrum gibt es zum Beispiel in Tübingen, Heidelberg oder Karlsbad-Langensteinbach bei Karlsruhe. Gegebenenfalls wäre eine spätere Verlegung an den Bodensee möglich, also für die weiteren Phasen, nachdem Ihre Mutter im Querschnittszentrum war.«

Es ist zum Mäusemelken! Ich frage mich, warum Frau Neidel diese Information nicht schon vor einer Woche hat erfragen können, dann hätten wir uns den Antrag und die Arbeit für die Reha dort sparen können und wären gleich in ein Querschnittszentrum gegangen.

»Bitte prüfen Sie die Kapazitäten in Tübingen und Karlsruhe«, schlage ich ihr vor, ohne sie merken zu lassen, wie kurz vorm Durchdrehen ich bin. Heidelberg, habe ich für den Moment beschlossen, ist einfach zu weit weg vom Bodensee. Da kann ich auch gleich in Chemnitz bleiben.

Irgendwie habe ich das Gefühl, dass alles noch viel komplizierter gemacht wird, als es ohnehin schon ist. Es kann doch nicht sein, dass wir hier über Wochen einen Reha-Platz organisieren, der dann gar nicht zu der Behandlungsphase passt, in der meine Mutter ist – denn zuerst einmal braucht sie Therapie. Ob sie diese in einem Querschnittszentrum bekommt oder in einer Reha, sollte doch keinen Unterschied machen. Es kann doch nicht so schwer sein, eine geeignete Einrichtung am Bodensee zu finden? Alle bestätigen, dass Heimatnähe wichtig ist, und wenn man dann versucht, in der Nähe zum Heimatort einen Platz zu bekommen, geht nichts voran.

»Ich gebe mein Bestes und versuche, bis Donnerstag alles unter Dach und Fach zu bringen«, verspricht mir Frau Neidel. »Aber ich warte leider immer noch auf das grundsätzliche Okay der Krankenkasse für die Reha und den beantragten Hubschraubertransport.«

Der Arzt sieht den Transport mit dem Hubschrauber als essenziell an, da ein so langer Liegendtransport aus medizinischer Sicht sehr kritisch sei.

»Meinen Sie, ich könnte beim Transport dabei sein?«, mache ich einen Vorstoß.

»Das kann ich abklären. Ich vermute aber, dass es aus versicherungstechnischen Gründen eher schlecht aussieht.«

Wir verabschieden uns.

Ich sehe mich eine weitere Woche in Chemnitz hocken. So langsam nervt es. Ich fühle mich wie eine Gefangene, deren Haftentlassung immer wieder verschoben wird – aus bürokratischen Gründen.

Als ich zurück ins Zimmer komme, ist Kerstin wieder da. Sie ist eine sehr freundliche Person, die besonders behutsam mit meiner Mutter umgeht. Gerade als ich mir einen Stuhl heranziehe, um mich in die Nähe des Bettes zu setzen, zeigt

Kerstin auf einen Teller, auf dem sie einen Apfel in kleine Stückchen geschnitten hat.

Meine Mutter und ich machen große Augen. Wie soll sie den Apfel essen mit der Kanüle im Hals?

Aber Kerstin ist ganz entspannt und hält Mama einen Apfelschnitz hin. Wider Erwarten beißt die nicht ab, sondern rubbelt mit den Schneidezähnen über die Schnittfläche. Wir müssen lachen – besonders, als meine Mutter dann so tut, als würde sie Kerstin in den Finger beißen wollen.

Nach der kleinen Stärkung setzt Kerstin wieder den Sprechaufsatz auf die Kanüle auf und macht Stimmübungen mit Mama.

»Wir fangen an mit I-O.«

Mama macht ein skeptisches Gesicht, aber so leicht lässt sich Kerstin nicht abwimmeln.

»Das löst den Schleim in den Bronchen. Also los: Iiiiihhh-ooohhhh …«, fängt sie an, und meine Mutter stimmt schließlich in die Übung ein. Klappt erstaunlich gut.

Auch das langgezogene »Eeeehhh« hilft, die Lunge zu befreien und die Atmung zu lösen. Meine Mutter muss immer wieder unterbrechen, weil sie so lachen muss. Sie war schon als Kind im Chor und hatte als junge Frau sogar Auftritte in einer Bar, wo sie tschechische Lieder zum Besten gab. Musikalität liegt bei uns in der Familie, hat aber vor mir haltgemacht. Ich treffe keinen geraden Ton. Wenn ich Leute vergraulen will, singe ich einfach. Wirkt schnell und effektiv. Mama hingegen ist sehr musikalisch. Deshalb übt sie nach dem E auch fleißig Tonleitern und erntet Applaus von allen Seiten. Schwestern und Pfleger machen vor dem Zimmer Halt angesichts so vieler schöner Tonleitern. Es ist ein richtiger kleiner Massenauflauf, den meine Mutter da verursacht hat, und sie genießt es sichtlich, mal wieder auf positive Art im Mittelpunkt zu stehen.

Mamas Zufriedenheit hält an, auch am Abend wirkt sie

noch zufrieden. Obwohl die Sprachkanüle wieder unten ist und sie sich nicht richtig verständigen kann, ist sie ruhig und gelassen, während ich ihr die Arme massiere und die Finger durchbewege, ihr das Gesicht wasche und sie kämme.

Die Empfindungen im Arm bessern sich. Noch vor einer Woche hat meine Mutter nur knapp unterhalb der Schulter, also am oberen Drittel des Oberarms, ein wahrnehmbares Druckempfinden gehabt. Und jetzt reicht es schon fast bis zum Ellenbogen. Man muss allerdings vorsichtig sein, dass man nicht zu große Hoffnung aus diesen wenigen Zentimetern Empfindung schöpft.

Am nächsten Morgen – ich habe wieder lange geschlafen, offenbar braucht mein Körper die vielen Stunden der Ruhe – habe ich einen Anruf auf der Mailbox, von Frau Neidel. Sie sagt, Karlsruhe sei zeitnah möglich. Was das genau heißt, erklärt sie nicht. Dennoch bin ich glücklich. Dr. Brunner, meint Frau Neidel weiter, werde heute noch mit dem dortigen Arzt telefonieren, um die Details zu besprechen.

Schnell ziehe ich mich an und eile auf die Intensivstation. Mama freut sich sehr über die Nachricht, und der Tag beginnt gleich viel freundlicher. Wir bringen die Pflege, das Frühstück und die Einheit Physiotherapie hinter uns, und meine Mutter scherzt mit den Schwestern und Pflegern, sodass jeder, der heute das Zimmer betritt, es mit einem Lächeln wieder verlässt.

Dass heute etwas anders ist, merkt auch Kerstin. »Hallo, Frau Gräfe. Wie geht es Ihnen?«

»Gut«, entgegnet meine Mutter. »Wenn ihr zwei bei mir seid, geht es mir immer am besten.«

»Prima«, freut sich Kerstin, »ich habe heute nämlich etwas vor.«

Mama und ich machen erstaunte Gesichter.

»Und was?«

»Der Plan ist, Sie heute aufzusetzen!«

Meine Mutter zieht die Augenbrauen zusammen. »Was? Aber wie soll das gehen? Das halte ich doch nicht durch.«

»Doch, dass schaffen Sie«, motiviert Kerstin sie sanft. »Es ist wichtig, um Ihren Kreislauf anzuregen, und auch für die Rumpfstabilität ist es essenziell.«

Mama nickt. Sie vertraut Kerstin, die noch Schwester Karin zur Verstärkung zu uns bittet.

Dann kippt sie vorsichtig den oberen Matratzenteil, sodass Mama etwas aufrechter sitzt. Danach wird das Fußstück nach unten abgeklappt.

»Das mit den Füßen ist noch nicht gut. Die hängen in der Luft«, sagt Kerstin, die wie ein Zirkusdirektor um uns herumhüpft und Anweisungen gibt. »Können Sie bitte aus der Physio so einen Würfel holen?«, fragt sie die Schwester.

Nach einigen Minuten kommt Karin mit zwei verschieden großen Würfeln zurück.

»Super, die nehmen wir. Bitte legen Sie die beiden Würfel aufeinander auf den Boden, unter die Füße.«

Es passt perfekt und hat zur Folge, dass die Füße nun einen Gegendruck haben. Kerstin bedient die elektrische Bettsteuerung, bis Mamas Oberkörper ganz aufrecht über ihrer Mittelachse ist. Sie taumelt etwas nach links und rechts, aber Kerstin hält sie sanft fest.

»Man merkt, dass Sie viel Sport gemacht haben«, lobt Kerstin. »Sie sind im Rumpf sehr stabil.«

Ich muss schlucken. Ja, meine Mutter hat dreimal pro Woche Kurse im Fitnessstudio besucht und konnte locker mit weit Jüngeren mithalten. Ich sehe sie vor mir, wie sie in bester Bodybuilder-Manier vor mir steht und die Muskeln spielen lässt. Arme rechts und links seitlich gebeugt, Bauch rein, Po angespannt. »Schau mal, wie groß meine Muckis sind! Ist das nicht toll? Das kommt alles vom Training. Da können die anderen kaum mithalten«, höre ich sie voller Stolz sagen.

Ich wünsche mir in diesem Moment, sie würde die Arme heben und die Muskeln spielen lassen. Wehmütig schaue ich sie an, wie sie da auf der Matratze hockt, gehalten von vier Händen, und hoffe, dass sie meine Gedanken nicht lesen kann. Aber sie beachtet mich gar nicht, sie ist vollends damit beschäftigt, den Kopf aufrecht zu halten, der immer wieder nach vorn kippen will. Sie wirkt wie ein Spielzeug aus Holz, das ich in meiner Kindheit einmal besessen habe: eine Giraffe auf einem kleinen Podest, und wenn man von unten gegen die Platte im Podestboden drückte, klappte die ganze Figur zusammen.

Wenigstens ihr Kreislauf macht gut mit. Für meine Mutter muss es komisch sein, ihren Körper, den sie nicht spürt, plötzlich zu sehen. Sie ist wirklich tapfer. Ich glaube manchmal, dass sie durch die ehrenamtliche Tätigkeit bei den Maltesern viel über Querschnittslähmung erfahren hat und ihr das gerade hilft. Sie ist sogar so mutig, ihr Gesicht und den Hals im Spiegel betrachten zu wollen. Sie will die Kanüle sehen und verstehen, wie sie funktioniert.

Kerstin erklärt es ihr in aller Ruhe, und Mama betrachtet das Loch in ihrem Hals mit großen Augen. »Verrückt, was es alles gibt.« Dann sieht sie in sitzender Position an sich hinunter und verzieht das Gesicht. »Ich habe ja einen total eingefallenen Brustkorb«, mault sie.

Kerstin fängt an zu grübeln. »Warten Sie, ich habe eine Idee.« Sie greift unterhalb der Oberarme um Mama herum und drückt die Brustwirbelsäule nach vorn. »Ist es so besser?«

»Ein wenig. Aber ich saß früher immer aufrechter, hatte nie einen Buckel.«

Die Ergotherapeutin drückt die Brustwirbelsäule noch mehr nach vorne.

»Ja, so ist es ganz gut!«, findet meine Mutter.

Kerstin schnauft. »So kann ich das nicht lange halten. Anett, könnten Sie sich mal hier hinstellen, ich will etwas ausprobieren.«

Ich stelle mich dorthin, wo Kerstin sagt, und stabilisiere meine Mutter, damit sie nicht seitlich wegkippt.

Kerstin hingegen zieht die Schuhe aus und klettert geschickt hinter Mama auf das Bett. »So, Frau Gräfe, jetzt werde ich unter Ihre Schultern greifen und mit meiner Hüfte Ihren Brustkorb nach vorn schieben.« Sie kniet sich hinter meiner Mutter auf die Matratze, schiebt ihre Arme von hinten unter Mamas Achseln hindurch und hakt sich ein. Dann zieht sie meine Mutter etwas mehr in die Aufrechte. Mit der Hüfte ist sie auf Höhe des oberen Rückens, der nun den Brustkorb nach vorne schiebt. »So, jetzt aber Brust raus, Frau Gräfe!«

Meine Mutter strahlt, blickt aus dem Fenster und genießt die neue Perspektive. »Ich könnte ewig so sitzen«, lacht meine Mutter nach einer Weile.

»Ich aber langsam nicht mehr«, stöhnt Kerstin, die offenbar Krämpfe bekommt, denn ihre Oberschenkel fangen an zu zucken.

»Ach, das ist ein gutes Training. Das tut Ihnen gut!« Mama kichert.

Nach weiteren zehn Minuten hat Kerstin genug. Sie arbeitet sich aus der Halteposition und streckt sich. Mit ihren geschätzten eins sechzig ist sie im Stehen kaum größer als meine Mutter im Sitzen. Die Schweißperlen tropfen ihr vom Gesicht.

»Ich muss langsam weiter. Die anderen Patienten warten.« Sie fährt das Bett ein wenig nach unten und krabbelt von der Matratze. »Sie können aber ruhig noch aufrecht sitzen bleiben, solange es der Kreislauf mitmacht. Anett ist ja bei Ihnen, die kann Sie dann runterfahren, wenn Sie wollen.«

Wir nicken zustimmend.

»Anett, wenn Sie noch weitertrainieren möchten, kann ich Ihnen gerne was zeigen. Wenn Ihre Mutter einatmet, dann entweder den Bauchnabel oder die seitlichen Flanken so in Vibration versetzen.« Sie setzt die Handflächen wie Schmetterlingsflügel nebeneinander und lässt sie zittern. »Die Vibration überträgt sich auf den Körper und hilft beim Luftholen. Auch an den Gelenken ist Vibrieren gut. Es überträgt sich und wird über die Muskeln transportiert. Das ist ein gutes Training für die Sensibilität.«

Ich folge ihren Anweisungen und mache es vor.

»Ja, genau«, lobt sie mich. »Die Hand noch etwas tiefer. Perfekt.« Dann verabschiedet sie sich von meiner Mutter. »Frau Gräfe, wir können natürlich immer noch keine Prognose abgeben, aber was ich sehe, schätze ich positiv ein. Sie sind auf einem guten Weg!«

Was Kerstin sagt, bestätigt mein Gefühl. Ich habe ebenfalls den Eindruck, dass vor allem in den Armen meiner Mutter eine gewisse Spannung ist, die vor ein paar Tagen noch nicht da war. Mama berichtet, dass sie immer wieder ein Kribbeln verspüre, vor allem, wenn man an ihren Armen und Händen etwas mache.

Später am Tag ruft mich Frau Neidel erneut an und berichtet mir von den guten Nachrichten: »Ihre Mutter hat am Montag einen Reha-Platz in Karlsruhe. Also vorbehaltlich der Zustimmung der Krankenkasse für den Hubschraubertransport. Ich werde da gleich morgen früh nachhaken, damit der Termin mit dem Helikopterunternehmen gemacht werden kann. Falls das Wetter schlecht sein sollte, kann es jedoch sein, dass nicht geflogen wird.«

Panik wallt in mir auf. »Was soll das heißen? Verliert meine Mutter dann den Reha-Platz?«

Wir hatten so einen schönen Tag! Die Stimmung war

zum ersten Mal seit Wochen wirklich gelöst, und zwar über Stunden. Ich mag mir gar nicht ausmalen, was passiert, wenn die Krankenkasse dem Flug nicht zustimmt …

Aber Frau Neidel beruhigt mich. »Nein, den Platz hat sie auf jeden Fall, auch wenn es ein oder zwei Tage später wird.«

Gott sei Dank! Mir fällt ein Stein vom Herzen.

Ich berichte Mama davon. Dass ich sie noch nach Karlsruhe begleite und die ersten Tage auch dableibe. Dann würde ich regelmäßig mit Freunden von ihr zu Besuch kommen. Sie freut sich einerseits, kann sich aber nicht vorstellen, wie es ist, wenn ich nicht jeden Tag da bin.

»Du lernst dort sicher nette Menschen kennen. Gleichgesinnte, Pfleger, Therapeuten … Und außerdem hast du dann eine regelmäßige Therapie und eine Aufgabe.«

Heute ist wirklich ein guter Tag, meine Mutter versucht es von der positiven Seite zu sehen.

Wenn wir erst mal in Karlsruhe sind, wird alles anders, vor allem für sie. Aber daran will ich jetzt noch nicht denken. Ein Schritt nach dem anderen – immer der Reihe nach.

Kapitel 9

Am nächsten Morgen hat Mama richtig Hunger, sie isst ein halbes Brötchen und Obstsalat und trinkt Kaffee. Ihr Appetit kehrt zurück, das ist ein gutes Zeichen! Sie ist gut drauf, hat viel Energie. Und auch bei mir kehren die Lebensgeister zurück, ich fühle mich viel fitter und glücklicher, seit ich weiß, dass meine Zeit als Vierundzwanzig-Stunden-Dauer-Betreuung bald ein Ende hat und ich in absehbarer Zeit wieder so was wie ein normales Leben führen kann.

Im Laufe des Tages erfahre ich von Frau Neidel, dass der medizinische Dienst der Krankenkassen, welcher die Krankenversicherungen berät beziehungsweise vermutlich eher deren Ausgaben kontrolliert, skeptisch bezüglich des vom Arzt als notwendig eingestuften Hubschraubertransports ist. Der MDK wolle erst mit dem Arzt sprechen und die Notwendigkeit prüfen, berichtet sie mir.

Ich kann es langsam nicht mehr hören. Die Bürokratie der Krankenkasse nervt! Und das ist noch lange nicht alles: Frau Neidel sagt, vor Montag werde da sicher nichts entschieden. Ich spüre die Galle in mir hochsteigen.

»Was bedeutet das für den Reha-Platz in Karlsruhe?«, frage ich ungehalten.

»Das wird dann wohl erst später klappen«, entgegnet mir Frau Neidel ungerührt.

Na großartig! Ich frage mich, ob man die grundsätzliche Zustimmung für den Hubschraubertransport nicht schon vor zwei Wochen hätte einholen können. Hier scheint man nur von einem Tag zum nächsten zu planen. Und ich habe mich doch so auf zu Hause gefreut … Mama auch. Dass sie durch die unfreiwillige Verlängerung in Chemnitz noch einmal Ergotherapie bei Kerstin hat, tröstet sie nur bedingt.

Auch für mich heißt es wieder umplanen – eigentlich hatte ich Frank versprochen, am Wochenende zu Hause zu sein. Das klappt jetzt natürlich nicht. Wieder zwei Tage ohne soziale Kontakte, wieder zwei Tage vor dem Fernseher. Ich kann aber auch Frank verstehen, dass er für zwei Tage nicht noch mal fast tausendzweihundert Kilometer quer durch Deutschland fahren möchte. Zumal ja absehbar ist, dass es Richtung Heimat geht.

Ist es das wirklich? Wenn es schon kurzfristig nicht klappt, hoffe ich wenigstens auf Mamas Verlegung Mitte nächster Woche. Wenn Montag die Zusage vom MDK kommt, könnte für Dienstag oder Mittwoch der Transport geordert werden. Das ist meine Hoffnung – eine allzu optimistische, wie ich befürchte.

Frank möchte am Wochenende zu seinen Eltern nach Freiburg, denen es derzeit auch nicht gutgeht. Er fragt mich, ob ich nicht für ein paar Tage heimkommen möchte. Ich überlege kurz, weiß aber, dass meine Mutter Mut und Kraft verlieren könnte, wenn sie plötzlich allein wäre. Ich beschließe, in Chemnitz zu bleiben, für sie da zu sein und mich erst mit der Reha zurückzuziehen.

Um mich abzulenken und nicht nur den Fernseher anzubeten, halte ich nach abendlichen Veranstaltungen in Chemnitz Ausschau. Am Samstagabend ist hier ein Jazzfestival. Das klingt doch nach einem Plan! Ich freue mich drauf.

Aber erst mal ist meine Mutter dran. Es ist Freitagabend, und ich gehe wie in den letzten sechzehn Tagen auch vor dem Schlafengehen zu ihr. Sie sieht nicht gut aus, an ihrem Arm hängt eine Bluttransfusion. Ihre Augen sind traurig, und ich versuche sie aufzumuntern. Sie lächelt, mir zuliebe. Sie ist erschöpft vom Kampf der letzten Tage, vom Kampf mit sich und ihrer Situation. Mir ist bewusst, dass sie den Unfall nicht verdrängen darf, dass sie verarbeiten muss, was geschehen ist und wie es ihr gerade geht.

Ich glaube, dass die Verarbeitung für eine Heilung notwendig ist, für eine Wunderheilung, wie ich sie erhoffe. Mama braucht Menschen um sich herum, die sie auffangen können, die sie verstehen, die vielleicht Ähnliches durchgemacht haben und sie dort abholen können, wo sie gerade ist: gefangen in einem Körper, der sich nicht mehr wie der eigene anfühlt.

Ich möchte mir das gar nicht ausmalen, wie das ist, in sich selbst gefangen zu sein. Meine Mutter ist hilfloser als ein kleines Kind, das kann wenigstens schreien, ohne dass die Luft wegzubleiben droht. Ich glaube, das ganze Ausmaß ihrer Verletzung wird mir und ihr erst jetzt langsam bewusst. Vor allem begreifen wir nach und nach, dass dies erst der Anfang eines langen, vielleicht sogar endlosen Kampfes wird. Was steht an dessen Ende? Erlösung? Heilung? Selbstaufgabe?

Keiner weiß, wie es weitergeht – wirklich keiner? Ist das ganze Gerede der Ärzte, sie solle sich mehr Zeit geben, um zu regenerieren, vielleicht nur als Aufmunterung gedacht, um meine Mutter bei Laune zu halten? Ja, die Ärzte wissen nicht alles, und es gibt immer wieder unerklärliche Wunderheilungen. Aber hat meine Mutter die Kraft, darauf zu warten?

Ich muss wieder daran denken, was Mama einige Tage vor dem Unfall sagte: dass sie sich wünsche, sich noch einmal richtig zu verlieben. Dass sie das letzte Mal verliebt war, liegt schon über fünfzehn Jahre zurück. Ich weiß nicht, warum mir ihr Wunsch immer wieder in den Sinn kommt. Vielleicht ist es meine Suche nach einem Grund für das alles?

Es ist beängstigend, wie aufmerksam wir beide plötzlich

die Dinge wahrnehmen. Wie Mama und mir klar wird, was wirklich zählt, worauf es ankommt: dass wir einander haben. Ich glaube, meine Mutter und ich waren uns seit meiner Kindheit nicht mehr so nahe wie in den letzten Tagen.

Am Abend spaziere ich durch Chemnitz. Es ist eine merkwürdige Stadt, mit breiten Straßen, an denen ich entlanglaufe, ohne dass ein einziges Autos an mir vorbeifährt. Mit Fußgängerwegen, so breit wie Landebahnen, ohne dass ich einem einzigen Fußgänger begegne. Niemals zuvor habe ich eine Stadt mit solchen Dimensionen erlebt, die so leblos erscheint. Man könnte meinen, in einem Zombie-Film zu sein. Die letzte Volkszählung war vor dem Mauerfall, vermute ich. Wo sind die ganzen Bewohner der über Zweihunderttausend-Einwohner-Stadt? Die wenigen Menschen, die ich beim Jazzfestival antreffe, sind mindestens doppelt so alt wie ich. Wo sind die Leute in meinem Alter?

Ich durchforste noch einmal das Internet nach Veranstaltungen. Jemanden fragen möchte ich nicht. Dann stoße ich auf das »Kunstfestival der Begegnungen« – vielversprechend. Denn begegnen möchte ich jemandem. Der Routenplaner spuckt den Weg aus, den ich nehmen muss, und ich lande in einem alternativen Viertel. Die Häuser sind alt, die Balkone begrünt, und überall stehen Fahrräder. Ich fühle mich wohl hier und laufe die Straße entlang. An fast jedem Eingang findet sich Kunst, manchmal groß und unübersehbar, manchmal klein und detailverliebt. Echter grüner Rasen als Fußmatte, Graffiti, Kunstobjekte im Vorgarten. Multikulti-Lebensart trifft auf Subkultur in alten Gemäuern der DDR. Hier riecht es nach dem Osten, dem Land meiner Geburt und frühen Kindheit.

Ich stoße auf ein altes Kino, in dessen Foyer eine Band spielt. An der Bar hole ich mir ein Bier und setze mich in eine Ecke des Raums. Die Beats dröhnen in meinem Kopf, der Rhythmus vibriert in meiner Brust. Ich hole mein Tagebuch heraus und notiere meine Eindrücke. Immer wieder blicke ich auf und lasse die Umgebung auf mich wirken, sauge alles förmlich auf, die Menschen, das Miteinander, obwohl ich außen vor bin, weil ich niemanden kenne. Selbst wenn ich nur Beobachterin bin, tut es gut, in Gesellschaft zu sein.

Die Reise in das Alternativ-Viertel von Chemnitz ist auch eine Reise in meine Kindheit. Ich lande später noch in einer Bar, die im DDR-Stil der Siebziger eingerichtet ist: plüschige Sofas in gedeckten Farben, Lampen mit Troddeln an den Schirmen, Sessel aus Oma-Zeiten. Ich lausche der gediegenen Musik und versinke in der Atmosphäre, die in keinem krasseren Kontrast zum sterilen Krankenhausalltag stehen könnte.

Ohne dass ich mich dagegen zur Wehr setzen kann, wandern meine Gedanken in meine Vergangenheit. Ich stoße auf eine Kiste, in der ich meine Erinnerungen an meine Kindheit im Osten tief vergraben habe. Nur selten wage ich mich an diese Kiste, zu sehr schmerzte es mich bisher, mich an das zu erinnern, was ich früher erlebt habe.

Ich hatte es nie leicht, weder in Zittau, wo ich aufgewachsen bin, noch später am Bodensee. Überall war ich fremd – entweder die Tschechin oder die aus dem Osten. Immerhin, direkt angemerkt hat man mir meine Herkunft nicht, denn ich hatte nie einen tschechischen Akzent – wie auch, wir sprachen die Sprache ja nicht daheim – oder gar sächsischen Dialekt. Wie in dem kleinen Dorf in Gallien wird auch in Zittau und Umgebung kein Sächsisch gesprochen. Zu meinem späteren Glück, denn mit dem Kloß im Hals hätte ich noch mehr Hänseleien ertragen müssen. Ich fühlte mich früher oft allein – so wie heute.

Was zählt im Leben wirklich? Worauf kommt es an? Dass es jemanden gibt, auf den man sich verlassen kann. Dass, egal was kommt, diese Person für einen da ist und umgekehrt. Dass es Menschen gibt, die einem vertrauen und für die man wertvoll ist. Bei allen Fragen und Gedanken komme ich zu einer Erkenntnis: Ein Mensch kann nur durch andere Menschen sein, die um ihn herum sind und seinem Leben Bedeutung schenken, ihn zu etwas Besonderem machen.

Ich kann es meinen Freunden nicht verübeln, dass sie im Grunde nicht verstehen, was ich hier durchmache. Ja, sie rufen an, sie kümmern sich. Aber keiner, der je auch nur annähernd in dieser Situation war, kann das nachvollziehen, was in mir vorgeht, wie viel Stärke es verlangt, tagtäglich da zu sein. Die Hoffnung nicht aufzugeben. Weiterzumachen. Meine Familie ist so klitzeklein, eigentlich sind es nur meine Mutter, meine Großmutter und ich. Da Oma mehr oder weniger komplett überfordert ist mit allem, stehe ich de facto alleine da. Kann sich das einer meiner Freunde vorstellen? Nein.

Gegen ein Uhr breche ich auf. Als ich die leeren Straßenzüge von Chemnitz passiere, fühle ich mich noch einsamer als zuvor. Niemand weiß, wie es mir wirklich geht, nicht einmal Frank. Oder zeige ich es nicht? Aber ich sage es doch immerzu, dass ich am Limit bin und die Einsamkeit mich manchmal erdrückt. Würde es jemand merken, wenn ich heute Nacht einfach verschwände?

Ja, es würde jemanden geben, der mich vermisst, in wenigen Stunden schon: Mama. Ihretwegen marschiere ich weiter, bis ich wieder an dem Ort bin, der seit drei schrecklichen Wochen mein Zuhause ist.

Der andere Morgen kommt viel zu schnell. Ich bin platt, es war ein langer Abend gestern. Erst um zwei Uhr bin ich ins Bett gekommen.

Mama ist bei meinem Besuch super drauf, auch ihr Appetit ist wieder da. Zusammen mit zwei Schwestern will ich sie in einen Liegestuhl setzen, dessen Rückenlehne man so weit aufrichten kann, dass meine Mutter aus dem Fenster gucken kann. Natürlich geht das nicht einfach so, sondern bedarf einer gewissen Vorbereitung. Mama wird erst mit den Beinen und dann mit dem Oberkörper vom Bett auf den Liegestuhl gerollt, den wir neben dem Bett positioniert haben. Sie meckert zwar etwas herum, wenn wir beherzt zugreifen, aber im Großen und Ganzen klappt das Umbetten mit drei Mann ganz gut.

Doch irgendwie scheint meine Mutter viel zu lang für den Stuhl. »Kann man die Fußstütze verschieben?«, will ich wissen und fummele an den Hebeln herum, bis es klappt. Dann geht's langsam in eine Sitzposition.

Und plötzlich passiert es – einfach so. Gerade noch hat meine Mutter gut gelaunt mit uns geredet, und eine Sekunde später verdreht sie die Augen und reagiert nicht mehr auf Ansprache. Ihr Mund verzieht sich, ihr Gesicht ist zu einer Fratze geworden. Mama sieht furchtbar aus. Ich bin total entsetzt, versuche aber ruhig zu bleiben, da die Schwestern auch nicht in Panik verfallen.

»Das ist ein Krampfanfall«, erklärt die Schwester, aber ich kann mit der Erklärung nichts anfangen. Was soll das heißen, ein Krampfanfall? Hat sie das öfter? Ist das gefährlich? Kann sie dabei ihre Zunge verschlucken oder sich verletzen, so wie man es von Epileptikern kennt? Was passiert, wenn sie krampft, und keiner ist da, um sie festzuhalten?

Während ich es immer mehr mit der Angst zu tun bekomme, bringen die Schwestern meine Mutter wieder in die Horizontale und messen ihren Blutdruck. Er ist viel zu niedrig, das ist das Letzte, was ich mitbekomme, bevor ich mich aus dem Geschehen zurückziehe, um nicht in Panik zu verfallen und alles noch schlimmer zu machen.

Und tatsächlich, sobald meine Mutter liegt, reagiert sie wieder. Ich habe natürlich keine Ahnung von den Vorgängen, aber ich vermute, dass ihr Kreislauf abgeschmiert ist. Es war wirklich schlimm, sie so zu sehen. Auch wenn ich glaube, dass sie von dem Anfall gar nichts mitbekommen hat, denn sie sieht jetzt sehr entspannt aus.

Beim zweiten Versuch, sie aufzurichten, bleibt der Kreislauf stabil. Meine Mutter genießt den Ausblick aus dem Fenster auf den angrenzenden Wald und will gar nicht mehr ins Bett zurück. Erst mit einem Eis, das ich ihr in Aussicht stelle, und dem Versprechen, mit ihr doppelt so lang wie normalerweise zu trainieren, kriegen wir sie wieder ins Bett.

Bei den täglichen Sensibilitätsübungen, die ich mit ihr mache, ist mir aufgefallen, dass Mamas Beine bei Berührungen immer wieder unkontrolliert zu zucken anfangen. Manchmal ist sogar der Oberkörper betroffen. Das Zucken hat immer einen Zusammenhang mit einer Bewegung oder Berührung, die ich ausführe. Manchmal scheint es, als würden sich der Oberkörper oder das Bein automatisch in die Richtung drehen, die ich als Nächstes anvisiere. Sind das bewusste Bewegungen? Mama meint, sie tue nichts dazu. Aber vielleicht funktioniert die Steuerung der Beine ja anders, und sie meint nur, nichts zu tun? In Wirklichkeit löst sie aber Kontraktionen aus? Das können doch nicht nur unwillkürliche Muskelzuckungen sein, oder? Irgendwie stelle ich mir die anders vor, losgelöst von direkten Reizen. Ich halte mich meiner Mutter gegenüber aber zurück mit meiner Theorie, ich will keine Hoffnung aufkeimen lassen, die keine solide Basis hat.

Das Wochenende vergeht dann ohne besondere Vorkommnisse – wieder zwei Striche mehr, die ich am liebsten in meinen Bettpfosten schnitzen würde, um die Tage mitzuzählen, die meine Haft hier dauert. Doch als ich am Montagmorgen auf die Intensivstation komme, ist meine Mutter ganz aufgeregt. Sie berichtet, dass die Reha-Einrichtung angerufen habe, um zu fragen, wann sie denn heute komme. Ich gehe zur diensthabenden Schwester und frage sie, ob sie weiß, was das zu bedeuten habe.

»Ich habe vorhin mitbekommen, dass Frau Neidel nach Ihnen gesucht hat. Wenn ich es richtig verstanden habe, wurden sowohl der Hubschrauber- als auch der Intensivtransport im Krankenwagen vom MDK abgelehnt.«

Für einen kurzen Moment bin ich außerstande, auf die schreckliche Nachricht zu reagieren. »W-w-was soll das heißen?«, stottere ich fassungslos.

Die Schwester zuckt mit den Schultern. »Ich weiß es nicht. Aber Dr. Brunner hat mit Frau Neidel gesprochen, der müsste mehr wissen.«

Ich stürme in das Büro des Arztes, der sichtlich genervt von meinem impulsiven Eindringen ist.

»Was hat der MDK gesagt? Warum wird der Transport abgelehnt?«, keuche ich. Auf eine Begrüßung können wir beide wohl verzichten.

»Nun, der MDK schlägt vor, Ihre Mutter nach Graischa zu verlegen, hier direkt ums Eck.«

»Was?« Mir fehlen die Worte. Gleichzeitig spüre ich, wie eine unbändige Wut in mir hochkocht, die ich kaum beherrschen kann. »Spielen psychologische Faktoren denn keine Rolle?«

»Der MDK entscheidet nach rein wirtschaftlichen Gesichtspunkten.« Immerhin sieht Dr. Brunner reichlich resigniert aus, das halte ich ihm zugute.

Ich schüttle entsetzt den Kopf. Tränen treten in meine Augen. Oh Gott, denke ich die ganze Zeit, oh Gott. Ich werde nie mehr nach Hause kommen …

Dr. Brunner merkt, dass ich kurz davor bin, die Fassung zu verlieren, und beeilt sich zu sagen: »Ich werde natürlich Einspruch einlegen und die Nähe zum Heimatort medizinisch begründen.«

Nachdem ich mich vom ersten Schock erholt habe, setze ich mich an meinen Laptop und versuche, etwas über die Entscheidungen des MDK herauszufinden, um meine Argumentation besser aufbauen zu können. Ich muss eine Lösung für mein Problem finden, einen Präzedenzfall – und tatsächlich, ich stoße auf einen Fall, der vor Gericht kam. Weil ich nur die Hälfte der Paragraphen und des langen schriftlichen Urteils, das im Internet einsehbar ist, verstehe, rufe ich kurzerhand unseren Anwalt an, der uns auch in der Sache des Autounfalls berät. Ich lese ihm Teile des Urteilstextes vor, die er für mich übersetzt.

»Das heißt nichts anderes, als dass die Einbeziehung der Familie als sinnvoll und notwendig erachtet wird. Passiert dies nicht, ist mit einer Gefährdung der Rehabilitationsmaßnahmen zu rechnen. Heimatnähe und persönliche Umstände haben also einen erheblichen Einfluss auf den Rehabilitationserfolg.«

Aha, will ich schon jubeln. So ist das also.

»Aber warum lehnt der MDK unseren Antrag dann ab? Das begreife ich nicht.«

Unser Anwalt klingt ehrlich bedauernd. »Es ist mittlerweile fast normal, dass das passiert, zumindest im ersten Anlauf. Was das soll … Na ja, das sind Mutmaßungen. Ich klemme mich aber dahinter und werde sowohl bei der Krankenkasse als auch beim MDK Druck machen.«

Das ist doch schon mal was. Endlich fühle ich mich nicht mehr, als würde ich allein auf dem Schlachtfeld stehen. Oder umgeben von kampfmüden Gefolgsleuten.

»Kann ich auch irgendwas machen? Ich komme mir so untätig vor.«

»Ja, das können Sie in der Tat. Bitte schreiben Sie einen persönlichen Brief, in dem Sie dem MDK Ihre Situation in Chemnitz schildern. Das wird sicher helfen, die Sache zu beschleunigen.«

Da ich schon am Rechner sitze, mache ich mich sofort an die Arbeit. Ich muss mir gar keine Gedanken darüber machen, was ich schreiben will, die Worte sprudeln nur so aus mir heraus. Die Hilflosigkeit der vergangenen Wochen, mein Kampf gegen Windmühlen, was die Verlegung von Mama angeht, meine Wut über die Entscheidung des MDK, aber auch die so langsamen Prozesse der Behörden – all das sorgt dafür, dass ich viel schneller tippe als sonst. Meine Finger fliegen nur so über die Tastatur, als ich meine Bitte an die im Dunkeln bleibenden »sehr geehrten Damen und Herren des MDK« richte. Ich beschreibe meine Situation als einziges Kind und nahestehende Verwandte einer Tetraplegikerin in einer mir absolut unbekannten Stadt ohne nennenswerte Sozialkontakte.

Tetraplegie. Lange Zeit habe ich den Begriff nicht in den Mund genommen, ja nicht einmal denken wollen, denn er hat so etwas Endgültiges. Er klingt wie eine Diagnose, die ich nie hören wollte: alle vier Extremitäten, also Arme und Beine, sind gelähmt.

Ich schildere dem MDK den Unfall, den meine Mutter unverschuldet erlitten hat, und die Schwere der Verletzung. Und ich schrecke auch nicht davor zurück, all die Dinge aufzuzählen, die meine Mutter seit dem Montag vor drei Wochen nicht mehr selbstständig tun kann: essen, trinken, auf die Toilette gehen, sich am Kinn kratzen, Sport treiben – nichts! Dann appelliere ich an den Medizinischen Dienst, stelle die Frage, wie meine Mutter von ihren Freunden besucht werden soll, wenn Konstanz über neun Stunden einfache Fahrt von Graischa entfernt ist. Dass sie den Mut verliert, jeden Tag, an dem sie fern der Heimat in einer Situation gefangen ist, in der nichts mehr ist, wie es einmal war. Zuletzt flehe ich die mir unbekannte Person, die meinen Brief schon bald in den Händen halten wird, geradezu an, den Hubschrauberflug und die Verlegung nach Karlsruhe zu bewilligen, da jeder Tag, den ich damit verbringe, bürokratische Hürden zu überwinden, ein verlorener Tag mit Blick auf die dringend benötigte Rehabilitation ist.

Als ich meinen Namen unter das Schreiben setze, bin ich erschöpft – körperlich und geistig. Ich kann nur hoffen, dass der MDK sein Urteil revidiert. Ansonsten sehe ich schwarz, für Mama und für mich.

Zwei Tage später habe ich immer noch keine Nachricht, dabei haben wir alle notwendigen Papiere am Dienstagvormittag auf den Weg gebracht. Was ist da los? Warum reagiert niemand? Sitzen da nur gefühllose Roboter, die Dienst nach Vorschrift machen? Den ganzen Tag kommt trotz mehrfachen Nachfragens keine Rückmeldung. Auch ein alternativer Flug über die Malteser, für die meine Mutter jahrelang ehrenamtlich tätig war, funktioniert nicht. Man müsse Mitglied sein, erfahre ich auf Nachfrage – ist Mama aber leider nicht. Unglaublich. Da engagiert sie sich jahrelang, bekommt kein Geld, und ist dann noch nicht mal Mitglied! Sie hätte ja eine Mitgliedschaft abschließen können, sagt die Frau in der Hotline. Beim Roten Kreuz, wo meine Mutter seit zwanzig Jahren zweimal jährlich Blut spendet, ist es ähnlich. Schöne neue Welt – sie kann mich mal! Ich will, dass es endlich vorangeht. Ich bin ein Pulverfass kurz vorm Explodieren.

Von unserem Anwalt, mit dem ich am nächsten Tag, einem Donnerstag Mitte August, telefoniere, erfahre ich, dass der MDK den Widerspruch noch nicht bekommen habe.

»Bitte was?«, entfährt mir ein Wutschrei. »Das kann doch nicht sein! Der ging am Dienstag per Fax raus! Rufen Sie da bitte noch mal an, das *kann* nicht sein!«

Dann heißt es warten. Eine Stunde später meldet sich der Anwalt wieder bei mir und teilt mir mit, dass der MDK das neue Gutachten soeben schreibt. »Mehr darf der MDK am Telefon nicht sagen.«

Bangen und Hoffen … Ich erlebe die Welt in Superzeitlupe. Aber ich bin etwas ruhiger, seit ich weiß, dass etwas passiert.

Um mich abzulenken, gehe ich zu Mama und erschrecke, als ich das Zimmer betrete. Sie liegt allein im Zimmer – und spricht.

»Kerstin war grad da und hat gesagt, dass ich den Aufsatz ruhig drauflassen könne. Das sei eine gute Übung, um mit dem Aufsatz zu atmen und zu sprechen. Sie selbst wird später noch einmal reinschauen.«

»Das freut mich«, antworte ich.

Wieder ein Stück Selbstständigkeit mehr: sprechen können, auch dann, wenn niemand bei ihr ist. Das gibt ihr Selbstvertrauen.

Ich erzähle ihr von meinem letzten Telefonat mit Frank. Seinem Vater geht es nicht gut – sie machen sich große Sorgen um ihn. Er hat es am Herzen. In meinem kleinen Universum, in dem ich unentwegt um diese eine Sonne, meine Mutter, kreise, kommt die Krankheit von Franks Papa manchmal etwas zu kurz. Das tut mir sehr leid, besonders weil ich seine Familie sehr schätze und wie mein eigen Fleisch und Blut behandle. Normalerweise – aber was ist in letzter Zeit schon normal?

Mama kennt Franks Großfamilie, die Eltern, drei Schwestern und seinen Bruder samt Anhang, denn sie hat die letzten zehn Jahre fast jedes Weihnachtsfest mit mir und meinem Freund in Freiburg verbracht. Full House war das immer, ein richtiges Kontrastprogramm zu der trauten Zweisamkeit, die meine Mutter und ich zusammen hatten, bevor ich Frank kennenlernte.

Kerstin kommt herein und unterbricht unsere trüben Gedanken. Sie möchte meiner Mutter gern die Haare waschen – sicher sinnvoll, nach drei Wochen. Aber wie soll das gehen?

Sie zeigt mir eine Art aufblasbare Schüssel, die an einer Seite eine Vertiefung hat, genau wie die Spülbecken beim Friseur. Die aufblasbare Wanne besitzt sogar einen Stöpsel, durch den das Wasser wieder ablaufen kann, wenn man es nicht mehr braucht. Ich werde eingespannt als Wasserkanister-Halter. Wie bei den Campingduschen halte ich einen Plastikbehälter in die Höhe, an dem ein Schlauch mit Duschkopf befestigt ist. Die Schwester schiebt die Wanne sanft unter Mamas Kopf, die im Bett liegen bleibt, das mit Handtüchern ausgekleidet ist, falls trotz aller Vorsichtsmaßnahmen etwas danebengeht.

Dann nimmt Kerstin den Duschkopf und dreht das Wasser auf, das sie über Mamas Haare laufen lässt.

»Das klappt ja richtig gut!« Ich bin begeistert. Und froh, dass das Wasser weniger wird, der Behälter ist nämlich ganz schön schwer.

»Ja, diese Wannen sind 'ne super Sache.« Sie massiert das Shampoo ein.

»Da läuft etwas an meiner Stirn runter«, bemerkt meine Mutter.

»Moment, jetzt ist es weg. Und nun wieder etwas Wasser, um alles auszuspülen.«

Die Schwester spült gekonnt das restliche Shampoo aus Mamas Haaren. Als wir fertig sind, sieht meine Mutter gleich viel frischer aus und riecht nach Seife. Das scheint ihr gutzutun, sie strahlt richtig.

Plötzlich klingelt mein Telefon. Ich erkenne die Nummer sofort, es ist Frau Neidel.

»Ich habe eine gute Nachricht für Sie! Der Hubschraubertransport wird bewilligt. Am kommenden Montag darf Ihre Mutter nach Karlsruhe.«

»Warum nicht schon morgen?«, frage ich mit zitternder Stimme. Ich bin so aufgeregt, dass wir endlich von hier wegkommen.

»Zum einen, weil in Karlsruhe keine Aufnahmen von Patienten am Freitag stattfinden, zum anderen, weil der Hubschraubertransport ein paar Tage Vorlauf braucht.«

Tief durchatmen, ermahne ich mich. So weit hätten wir letzte Woche schon sein können, wenn der MDK nicht widersprochen hätte. Dann wären wir jetzt schon verlegt, und ich könnte längst wieder in Konstanz … Ach, es bringt nichts, das ewige Hätte-hätte. Es ist, wie es ist. Auch wenn mir jeder Tag in Chemnitz mittlerweile wie ein Tausend-Kilometer-Gewaltmarsch zu Fuß durch die Wüste vorkommt. Ohne Wasser in der sengenden Sonne.

Mit der Zusage zum Hubschraubertransport fällt eine Last von mir ab. Es geht voran, endlich.

Kapitel 10

Irgendjemand meint es nicht gut mit uns. Der erste Hubschrauberflug muss wegen schlechten Wetters abgesagt werden.

Ist das zu fassen? Seitdem wir die Zusage für den Transport haben, scheint sich alles gegen uns verschworen zu haben. Am Freitag war meine Mutter extrem schwach, wir schoben es auf den neuen Venenzugang, der bei ihr gelegt wurde. Bei gelähmten Menschen scheint es besonders schwierig zu sein, einen venösen Zugang zu legen, da es keine Muskelkontraktionen mehr gibt und der Blutkreislauf deswegen sehr schwach ist. Dennoch muss man von Zeit zu Zeit die Zugänge wechseln, da es ansonsten zu Reizungen kommt. Also dachten wir logischerweise, dass meine Mutter aufgrund des nicht unkompliziert verlaufenden Eingriffs so ermattet und müde wäre.

Als sie am Samstag jedoch mit hohem Fieber und noch höherem Puls erwachte, da kriegte ich es mit der Angst zu tun. Nicht nur, dass wir unseren Flug in die Freiheit verpassen könnten – nein. Mama sah schrecklich aus, ganz rot im Gesicht, und ihre Haut glühte wie eine heiße Herdplatte. Ob sie schon wieder eine Lungenentzündung hatte? Dann würde ich in Chemnitz wohl bald meinen Erstwohnsitz anmelden müssen. Ich saß den ganzen Tag neben ihrem Bett, kühlte ihre heißen Arme und Beine mit nassen Wickeln, gab ihr ausreichend zu trinken und sprach ihr Mut zu. Ihr und mir, denn meine Angst, am Montag nicht fliegen zu können, war mindestens genauso groß wie Mamas.

Zu unserem großen Glück sank das Fieber in der Nacht auf den Sonntag, und am Ende des Wochenendes hatte meine Mutter ihre normale Gesichtsfarbe zurück. Wir waren bereit. Wir konnten fliegen!

Von wegen. Der Himmel ist heute Morgen azurblau und wolkenlos, aber in der Wettervorhersage im Fernsehen sprechen sie von heftigen Gewittern, die im Laufe des Tages über ganz Süddeutschland erwartet werden. Deswegen wird der Flug für heute gecancelt und auf morgen verschoben. So ein verdammter Mist!

Ich informiere meine Mutter. Sie ist total geknickt, denn sie hatte sich schon aufs Fliegen gefreut – und auf Karlsruhe. Vor allem aber sieht sie ständig, wie direkt vor ihrem Fenster die Rettungshubschrauber starten und landen.

»Aber die fliegen doch«, gibt meine Mutter frustriert von sich.

»Vermutlich sind das Rettungseinsätze in unmittelbarer Nähe. Ein Langstreckenflug mit zweieinhalb Stunden Flugzeit ist ja überregionalen Wettereinflüssen ausgesetzt«, mutmaße ich, ohne es wirklich zu wissen.

Zum zweiten Mal innerhalb von vierundzwanzig Stunden nehmen wir am Abend Abschied von liebgewonnenen Schwestern und Pflegern, von den Krankengymnasten, von Kerstin, der Ergotherapeutin. Keiner weiß, was auf uns zukommt. Es war eine prägende Zeit in Chemnitz, und obwohl wir uns auf Karlsruhe freuen, haben sowohl Mama als auch ich eine Träne im Knopfloch. Wir wissen, diese Station und die Menschen, die uns durch diese schwere Zeit begleitet haben, sind etwas Besonderes. Nirgends sonst wird uns wohl wieder so viel Herzlichkeit und Heiterkeit begegnen.

Doch sosehr ich mich auf zu Hause freue, so sehr fürchte ich mich auch davor. Bisher war all das Schreckliche, das Unfassbare hier in Chemnitz. Bisher hatte die Trauer einen gewissen Abstand zu meinem Leben mit Frank, meinen Freunden daheim. Was würde passieren, wenn ich nach Hause käme, wo mich vieles an eine andere, an eine schönere Zeit erinnerte? Aus einem seltsamen Grund will ich plötzlich nicht weg aus Chemnitz, obwohl ich es hier nicht mehr aushalte. Der Ausnahmezustand ist kein überschaubarer Zeitraum mehr, er ist zum Alltag mutiert. Und ich habe Angst vor dem, was in der anderen, meiner anderen Welt, normal ist.

Einen Tag später sieht das Wetter tatsächlich etwas besser aus. Dann erreicht mich der Anruf mit der Zusage für den Transport. Mama strahlt übers ganze Gesicht vor Freude. Ich hoffe sehr, dass noch viele Momente kommen, an denen sie Grund hat, sich so zu freuen. Der erste Schritt ist geschafft, aber ihr Weg beginnt erst hier. Und auch ich ahne, dass es für mich noch ein langer beschwerlicher Marsch werden wird. Das, was vor uns liegt, ist so ungewiss wie nichts zuvor im Leben.

Frank ist nun doch noch einmal nach Chemnitz gekommen. Gemeinsam mit ihm fahre ich die Strecke, die meine Mutter vor neunundzwanzig Tagen hätte fahren sollen. Die Vorstellung, sie wäre in Konstanz angekommen, heil, munter, gesund …

Ich blicke nach oben, durch das Fenster in den blauen Himmel. Ich hoffe, ihr geht es gut da oben, in luftiger Höhe. Mein Blick fällt auf die Uhr. Es ist halb zwei. Die halbe Strecke müsste sie jetzt geschafft haben. Um kurz vor zwölf hat der rote Rettungshubschrauber mit der Intensivausstattung mit lautem Rotorengeräusch vom Boden abgehoben, um den lang ersehnten Transport in das Querschnittszentrum zu starten. Frank und ich standen unten und winkten Mama nach. Hugo der Elch ist bei ihr.

Etwa eine Stunde später bekomme ich einen Anruf.

»Böhler vom Christoph 62, dem Hubschrauber. Wir sind gut in Karlsruhe gelandet. Ihrer Mama und Hugo geht es gut!«

Ich muss lachen. Endlich! Mama ist in der Reha, was auf einen gefüllten Therapieplan hoffen lässt, sodass sie tagsüber gefordert ist und nachts endlich mal wieder besser schlafen kann.

Mama hat auf der Intensivstation, wo sie ein paar Tage zur Überwachung liegen wird, sehr gut geschlafen. Sie war total aufgedreht nach dem Flug, hat ohne Punkt und Komma davon erzählt. Ihr wurde gleich nach der Ankunft eine andere Kanüle eingesetzt, die über einen besseren Sprechaufsatz verfügt. Sie spricht nun müheloser und kann prima atmen. Anders als bisher, wo sie ihre Atemluft bei jedem Satz immer gut einplanen musste. Sie erzählt vom Flug, den netten Piloten, den Kopfhörern, die sie habe tragen müssen, wie liebevoll sich alle um sie gekümmert hätten und wie gut es ihr da oben gegangen sei. Sie ist richtiggehend lebendig.

Doch ihre Stimmung kippt, als ihr aufgeht, dass ich bald schon nicht mehr jeden Tag mehrere Stunden an ihrer Seite sein werde. »Du sollst mir die Zähne putzen und mich eincremen am Abend! Die Pfleger hier machen das bestimmt nicht richtig.«

»Das geht nicht, Mama«, sage ich ruhig. »Aber ich bin mir sicher, du kannst ihnen erklären, wie du es gerne magst. Du kannst ja sprechen – ziemlich gut sogar.«

Meine Mutter weiß, dass ich Recht habe, aber sie nörgelt wie ein kleines Kind, das Süßigkeiten an der Kasse einfordert.

Ich lenke ab. »Deine Freundin Ellen hat mir geschrieben. Sie sagt, sie würde dich morgen gern besuchen. Sie ist gerade in der Nähe.«

Mama macht ein entsetztes Gesicht. »So bald schon? Ich weiß nicht …«

Sie fühlt sich bei dem Gedanken unwohl, dass sie jemand aus ihrem alten Leben sehen könnte, in ihrem Zustand. Das kann ich verstehen, aber ihre Sorge ist vollkommen unbegründet. Alle freuen sich, dass sie endlich wieder in der Nähe ist. Ich versuche ihr Mut zu machen.

»Ellen würde sich sehr freuen. Es wäre sicher nett, wenn du auch mal mit anderen reden könntest. Und du weißt doch, dass sie sich mit Reiki beschäftigt. Das wäre doch was, wenn sie dich behandeln könnte, hm? Du kannst sie ja bitten zu gehen, wenn es dir zu viel ist.«

Mama nickt, und ich verabrede uns mit Ellen für den kommenden Tag in der Klinik. Sie ist der erste Besuch außerhalb der Familie, den meine Mutter aus ihrem alten Leben empfängt.

Als ich den langen Gang der Intensivstation entlanggehe, bin ich aufgeregt und kann mir gut vorstellen, wie Mama sich gerade fühlen muss. Ich marschiere durch die schwere Elektroschiebetür, die wie ein Tor zu einer anderen Welt erscheint, nach draußen. Über mehrere Stockwerke arbeite ich mich durch lange Gänge in den Eingangsbereich dieser riesigen Einrichtung.

Im Foyer treffe ich Ellen, begrüße sie herzlich und bitte sie, mir zu folgen. Wieder geht es die endlosen Gänge und über Fahrstühle hinunter auf die Intensivstation, die im Keller liegt. Ich klingle und weise Ellen kurz in das Prozedere ein: Hände desinfizieren, vorher und nachher, wegen der Keimgefahr. Keine Taschen auf den Boden stellen.

Dann stehen wir vor Mamas Zimmer. Mein Herz schlägt so laut, dass ich meine, Ellen müsste es hören. Ich gehe voran und warne meine Mutter vor: »Ellen ist da.« Dann betritt Mamas Freundin das Zimmer.

Betretenes Schweigen flutet den Raum.

Ellen ist entsetzt, das ist auf den ersten Blick klar, sie fängt aber, wie es ihre Art ist, sofort zu sprechen an: »Oh mein Gott, Jana, was ist dir nur *Schreckliches* passiert? Deine Tochter hat mir von deinem furchtbaren Unfall erzählt. Es ist unfassbar!« Sie geht auf das Bett zu, in dem meine Mutter liegt.

Die freut sich offenbar, Ellen zu sehen. »Schön, dass du da bist.«

Ellen berührt Mama zur Begrüßung am Arm. Offenbar weiß sie nicht, dass meine Mutter an dieser Stelle ihres Körpers so gut wie nichts empfindet.

»Ich lasse euch mal allein, ihr habt sicher viel zu bereden«, sage ich und verabschiede mich.

Auf dem Weg zur Cafeteria, wo Frank auf mich wartet, denke ich darüber nach, wie es wohl für meine Mutter ist, alte Bekannte zu treffen. Wenn Gewohntes plötzlich wieder da und dennoch alles anders ist, dann wird einem noch bewusster, dass nichts mehr so ist, wie es einmal war.

Ich setze mich zu Frank an einen der Tische, bestelle einen Kaffee, und wir genießen die späte Sommersonne. Ellen kommt nach etwa anderthalb Stunden zu uns auf die Terrasse.

»Ich bin so froh, deine Mutter gesehen zu haben. Das war mir von Herzen wichtig.«

Ich spüre ihre positive Energie und hoffe, dass auch Mama diese wahrgenommen hat.

»Deine Mutter ist so stark, es ist unglaublich, was sie durchgestanden hat. Sie hat sogar gelacht! Und weißt du, was sie gesagt hat? ›Vielleicht musste das passieren, damit ich Anetts Fürsorge spüre und erkenne, wie sehr meine Tochter mich liebt.‹«

Ich starre Ellen fassungslos an. Das soll aus dem Mund von Mama gekommen sein? Das klingt ja gar nicht nach ihr! Erstaunlich, was diese Ellen alles aus meiner Mutter herauskitzelt. Oder es war die Höhenluft, die ihr besonders gutgetan hat.

Frank streichelt mir zärtlich über die Hand, die neben seiner auf dem Tisch liegt. Ein Lächeln umspielt seine Lippen. Er weiß, welchen Gefühlstsunami Mamas Worte in mir auslösen.

Ellen ist aber noch nicht fertig. »Sie hat außerdem gesagt: ›Vielleicht musste es passieren, damit ich mein Denken ändere.‹«

»Das hat sie gesagt?« Ich fasse es nicht! Da habe ich mir so sehr gewünscht, dass sie ihr Schicksal, so schrecklich es ist, annehmen und akzeptieren kann, und urplötzlich purzeln diese Sätze aus Mamas Mund, die wie die Sprüche aus einem Abreißkalender klingen.

Ich bin überrascht über Mamas Einstellung. Das ist mir neu, dass sie versucht, irgendwas Positives an ihrer Situation zu sehen. Ellen scheint ihr offensichtlich gutzutun, so offen, wie meine Mutter mit ihr gesprochen hat.

Eigentlich kennen sich beide eher flüchtig von der »Tafel«. Sie hatten immer die gleiche Schicht, in der sie für Bedürftige gespendete Lebensmittel verteilten. Einmal trafen sich beide zufällig bei einer Wahlveranstaltung der FDP. Danach gingen sie noch etwas trinken, was für meine Mutter schon sehr ungewöhnlich ist, weil sie nie bereit war, in irgendeiner Kneipe Geld für Getränke liegen zu lassen. »Dafür kann ich mir 'ne ganze Flasche Wein kaufen!«, waren immer ihre Worte. Ellen erzählt, dass sie beide an dem Abend sehr viel Spaß gehabt hätten. Sie lernten sogar ein paar junge Männer kennen, mit denen sie herumwitzelten. Das passte schon eher zu meiner Mutter, mit jungen Kerlen schäkern.

»Ja, das hat sie gesagt. Und sie meinte auch: ›Jemand da oben will, dass ich in diesem Leben noch etwas lerne.‹«

Ich bin zutiefst gerührt. Woher nimmt meine Mutter in dieser Situation die Kraft für eine solche Einsicht? Ich hoffe, dass sie Recht damit hat und ihre Mühen nicht umsonst sind, und äußere meine Hoffnung gegenüber Ellen.

»Das alles ist schon jetzt nicht umsonst, weil deine Mutter zu dieser Erkenntnis gekommen ist.«

Ich lächle. Das stimmt. Ellen gibt mir Zuversicht und Kraft, ich bin froh, mit ihr sprechen zu können, dankbar, dass sie Anteil nimmt und zuhört. Sie fragt viel über unsere Familie.

»Gibt es denn keinen Vater?«, will sie wissen.

»Doch, faktisch gibt es den noch. Aber der interessiert sich schon lange nicht mehr für uns«, erkläre ich. »Er weiß sogar Bescheid, was mit Mama passiert ist. Ich habe Kontakt zu seiner jetzigen Frau, weil ich mich mit ihr immer gut verstanden habe. Ich war damals mit vierzehn und fünfzehn Jahren mit meinem Vater und Marita in den Alpen beim Wandern, da habe ich mich mit ihr und ihren Töchtern angefreundet. Meinen Stiefschwestern sozusagen.« Ich lache trocken auf. In dieser Familie ist so vieles so kompliziert.

»Und zu dieser Marita hast du noch Kontakt?«

Ich nickte. »Ja, aber zu meinem Vater nicht mehr. Er hat immer versucht, mir seine Meinung aufzuzwingen. Darauf hatte ich keine Lust.«

Ellen macht ein nachdenkliches Gesicht. »Hat er denn gar nicht reagiert auf deine Nachricht? Immerhin ist seine Exfrau deine Mutter.«

»Nein, gar nicht.« Ich zucke mit den Schultern. »Ich habe zwar immer gewusst, dass er nicht sonderlich Anteil nimmt, doch dass rein gar nichts kommt, ist selbst für mich unbegreiflich. Es zeigt mir aber ganz klar, dass meine Mutter und ich ihm egal sind. Damit kann ich jedoch mittlerweile leben.«

Nicht nur Mama, auch mir tut Ellen offensichtlich gut.

Sie hat genug Lebenserfahrung, um zu wissen, was der Unfall für meine Mutter und mich bedeutet. Meine Freunde sind zu jung, sie haben keine Vorstellung davon, was es wirklich heißt, querschnittsgelähmt zu sein. Auch ich wusste das nicht, bevor ich damit konfrontiert wurde. Man denkt immer, ein Querschnittsgelähmter sitzt im Rollstuhl und braucht hier und da Hilfe. Was aber an Pflege und sonstigen körperlichen Einschränkungen inbegriffen ist, weiß keiner, der es nicht direkt miterlebt hat. Selbst ein Rollstuhlfahrer, der noch seine Arme bewegen und den Rollstuhl selbst bedienen kann, hat ein umfassendes Repertoire an Baustellen, um die er sich kümmern muss: Stuhlgang, Urin, Druckstellen, Gefahr von Frakturen, Versteifungen von Gelenken und so weiter und so fort. Mamas Krankheit dagegen ist eine unendliche Geschichte und viel seltener von einem glücklichen Ende gekrönt, als wir Normalsterblichen glauben wollen.

Und dann ist er da, der Moment des Abschieds. Ich habe mir so oft ausgemalt, wie es wohl sein würde, wenn ich nach viereinhalb Wochen der intensiven Betreuung meine Mutter allein ließe. Drei Tage war ich zusammen mit Frank noch hier in Karlsruhe, habe mich davon überzeugt, dass meine Mutter in guten Händen ist. Nun möchte ich mich verabschieden. Wir wollen nach Freiburg, um seine Eltern zu besuchen, und dann endlich nach Hause.

»Hanka will dich am Wochenende besuchen. Sie freue sich sehr, hat sie mir am Telefon verraten.«

Mama sieht mich aus traurigen Augen an, als ich neben ihrem Bett stehe, um ihr Lebewohl zu sagen. »Bitte erhol dich. Die letzten Wochen waren ja auch für dich sehr anstrengend«, meint sie.

Das ist auch neu, denke ich. Dass meine Mutter sich so offen um mich sorgt.

Wir verabschieden uns voneinander, dann lasse ich die Intensivstation mit einem seltsamen Gefühl im Bauch hinter mir.

Sobald ich in Konstanz ankomme, bricht die Trauer über mich herein. Ungestüm und wild, wie ein reißender Fluss nimmt sie mich mit und wirft mich von einem Ufer zum anderen.

Warum musste all das passieren? Um mich ihr näherzubringen? Um ihr zu zeigen, wie wichtig sie mir ist und immer war? Ihre Worte, die sie Ellen anvertraut hat, klingen in mir nach: *Vielleicht musste das passieren, damit ich Anetts Fürsorge spüre und erkenne, wie sehr meine Tochter mich liebt.* Es zerreißt mir das Herz, immer wieder. Womit kann diese Trauer enden? Beim Tod nimmt man Abschied, kann sich lösen. Bei einem Unfall wie diesem gibt es kein Verabschieden, kein Sichlösen und Gehenlassen. Der Mensch ist nach wie vor *da*. Ich persönlich empfinde es als schlimmer, meine Mutter in ihrem Elend zu begleiten, als Abschied nehmen zu müssen. Etwas Endgültiges erscheint mir in so einer Situation weniger erdrückend.

Früher haben wir uns mindestens jede Woche gesprochen, wenn nicht gar gesehen. Meist kam meine Mutter bei mir vorbei, und ich machte uns Kaffee, manchmal auch Kuchen. Dann erzählte sie von ihrer Woche, vom neuesten Tratsch und allem, was sie aufregte. Mir war das manchmal zu viel, weil ich Tratsch überhaupt nicht ausstehen kann. Persönliche Gespräche sind mir lieber, aber mit Mama ging das nur selten. Und nun vermisse ich das Gerede über die Nachbarn, Freundinnen und irgendwelche Promis, die ich noch nicht einmal kenne, und meine Mutter, wie sie sich in Rage redet.

Ja, sie ist noch auf Erden, sie lebt, fühlt, atmet und denkt. Ob das Fluch oder Segen ist, wird sich noch zeigen. Fakt ist:

Es geht ihr schlecht, und ich kann nichts dagegen tun. Es ist schlimm, einen geliebten Menschen so leiden zu sehen. Ich wünsche ihr von ganzem Herzen, dass sie, egal wie sich alles entwickelt, in absehbarer Zeit wieder glücklich sein kann. Für mich wünsche ich mir, dass ich die Balance schaffe zwischen der Erfüllung meines Lebens und der Bestimmung, für sie da zu sein. Jetzt, wo ich daheim auf dem Sofa sitze, werde ich mir meiner eigenen Bedürfnisse wieder mehr bewusst. In Chemnitz war ich komplett auf meine Mutter fokussiert und vergaß mich selbst dabei. Nun sehe ich mich wieder und muss erkennen, wie nah am Abgrund ich stehe.

Wenn ich mich im Spiegel betrachte, erschrecke ich vor mir selbst. Nicht, weil ich anders aussehe als vorher – sondern weil sich etwas in meinem Ausdruck verändert hat. Die Trauer und die Anstrengungen der letzten Wochen haben sich tief in mein Gesicht gegraben. Das erkennen auch meine Freunde, die ich im Laufe der nächsten Wochen in Konstanz wiedersehe. Sie haben mein Befinden offenbar total unterschätzt. Die meisten kennen mich als starke Persönlichkeit, die immer alles hinkriegt und nie den Mut verliert. Dass es etwas gibt, das auch mich an meine Grenzen bringt, hat wohl niemand geahnt. Und auch dass sich mein ganzes Leben nach dem Unfall verändert hat, verstehen viele nicht. Nur, weil ich wieder zu Hause bin, ist doch aber nicht alles wieder gut.

Am Montagabend telefoniere ich mit Hanka. Sie war am Sonntag wie angekündigt bei meiner Mutter in Karlsruhe und berichtet mir, welchen Eindruck meine Mutter auf sie gemacht hat.

»Es war ein sehr schöner Tag, wir haben uns viel unterhalten«, sagt Hanka in ihrer wie immer sehr sanften Art. »Und sie hat sich auch sehr über meinen Besuch gefreut.

Aber deine Mutter ist natürlich nicht so begeistert von der Situation.«

Das halte ich für die Untertreibung des Jahrhunderts, aber so ist Hanka.

»Hat sie dir gegenüber was erwähnt?«, frage ich. »Was ihre Zukunft angeht?«

Hanka schweigt einen Moment, dann sagt sie leise: »Deine Mutter hat einen Plan A und einen Plan B. Plan A ist der schönere. Sie will kämpfen, möchte aber, wenn es nicht besser wird, so nicht weiterleben.«

Ich muss kräftig schlucken, als Hankas Worte in meinem Verstand ankommen. So etwas Ähnliches habe ich mir schon gedacht.

»Ja, ich weiß. Das kann ich auch verstehen«, sage ich mit brüchiger Stimme.

»Ich bin aber der gleichen Meinung wie du, Anett. Deine Mutter soll erst mal kämpfen.«

Ich sage nichts. Was es bedeuten könnte, wenn sie aufgibt, daran mag ich gar nicht denken.

Hanka spricht weiter, als wenn sie meine Gedanken lesen könnte: »Ich hoffe, dass wir nie in die Situation kommen, uns mit Plan B auseinandersetzen zu müssen. Dennoch frage ich mich, ob das in Deutschland überhaupt machbar ist …«

Hilfe beim Freitod? Sterbebegleitung? Beihilfe zum Suizid? Ich weiß noch nicht einmal, wie man es richtig benennt! Geschweige denn weiß ich, ob es in Deutschland erlaubt ist. Ich glaube nicht … Und gerade habe ich wahrlich Besseres zu tun, als mich damit auseinanderzusetzen. Ich brauche meine Kraft für andere Dinge.

Zum Beispiel, um mich weiterhin um mich zu kümmern. Seit ich daheim bin, bei Frank, fühle ich mich wieder geborgen und sicher, nicht mehr so einsam und verletzlich. Auch wenn ich mich jetzt, wo der Druck, mich permanent um meine Mutter kümmern zu müssen, nachlässt, mehr mit meiner eigenen Trauer beschäftigen muss als in Chemnitz. Nach und nach lässt auch das Gefühl nach, von aller Welt verlassen worden zu sein – dieser furchtbare Zustand, der mich in den letzten Tagen in Chemnitz fast um den Verstand gebracht hat.

Nach einigen Tagen in den Schweizer Alpen, wo Frank und ich wandern waren, sitze ich dann wieder im Zug nach Karlsruhe. Mama ist seit Donnerstag auf der Normalstation, wir haben diese Woche mehrfach telefoniert, indem ihr die Schwester ihr Handy ans Ohr gehalten hat. Mama hat mir erzählt, dass sie fast schon die ganze Nacht ohne Maschinenunterstützung atme und sich auch der Kreislauf stabilisiert habe.

Durch die langen Gänge marschiere ich in Richtung von Mamas neuem Zimmer. Der mir nur allzu gut bekannte Klinikgeruch dringt in meine Nase, und ich fühle mich zurückversetzt nach Chemnitz. Es schüttelt mich, aber ich verdränge den Gedanken an die Vergangenheit. Ich muss nach vorne blicken. Das müssen wir alle tun.

Zwei Namen stehen an der Tür zu dem Zimmer, in dem meine Mutter seit einigen Tagen untergebracht ist. Ich klopfe an und betrete vorsichtig den Raum. Mama ist froh, mich nach fast einer Woche endlich wiederzusehen, fast erschrecke ich, so sehr fordert sie meine Zuneigung für sich ein.

Ich lasse mir von ihr erzählen, wie die letzten Tage waren – offenbar viel weniger gut, als ich dachte. Und allem Anschein nach viel schlimmer, als sie mir am Telefon gesagt hat. Einige der Pflegekräfte sind ihrer Ansicht nach ziemlich taktlos, manche sogar unverschämt. Mama erzählt von einigen Situationen, in denen sie nachts nach etwas zu trinken fragte und man ihr sagte: »Ich habe auch Durst und komme vor lauter Arbeit nicht dazu!«, woraufhin meine Mutter entgegnete: »Na ja, Sie können sich immerhin selbst was holen.« Und auf ihre Frage, ob es eine Klimaanlage gebe, meinte eine andere Schwester: »Wir sind doch kein Hotel!«

»Aber Mama, warum hast du mir denn nichts davon erzählt?«

Sie macht große Augen. »Wann sollte ich das denn tun? Wenn mir eine der schrecklichen Schwestern das Handy an den Kopf drückt?«

Da hat sie natürlich Recht. Ich denke nach. Mir ist klar, dass meine Mutter nicht gerade die pflegeleichteste Person auf Erden ist und sicher auch mit ihrem Verhalten zu der ein oder anderen rüden Reaktion beigetragen hat. Aber was sie mir da erzählt, ist wirklich unfassbar. Ich bin zutiefst erschüttert. Und das nach so wenigen Tagen auf der Station.

Das ist aber leider noch nicht alles. Auch beim Katheterwechsel kam es offenbar zu Missverständnissen, die fachlich nicht passieren sollten – das weiß sogar ich, und ich beschäftige mich gerade mal seit fünf Wochen mit der Pflege einer Tetraplegikerin.

Ich habe genug gehört. »Ich werde das klären«, verspreche ich meiner Mutter, »entweder über den Stationspfleger oder den Arzt.«

Mein Blick fällt auf Mamas Zimmergenossin, eine ältere Dame, die ebenfalls vollständig gelähmt ist. »Haben Sie so etwas auch erlebt?«

Es ist nicht so, dass ich meiner Mutter nicht glaube, aber doppelt hält bekanntlich besser.

Die Frau nickt. »Das ist hier ganz normal«, sagt sie und klingt dabei seltsam unbeteiligt. Wie sie kurz darauf erzählt, ist sie bereits seit drei Monaten hier.

Um von der beklemmenden Stimmung abzulenken, die sich plötzlich im Raum ausbreitet, zeige ich meiner Mutter die vielen Mitbringsel: einen Korb mit Obst, einige Karten mit Genesungswünschen, die ich ihr vorlese, und einen Edelstein.

»Der stammt aus Afrika und soll starke Heilkräfte besitzen. Angeblich kann er auch Querschnittslähmungen heilen.« Ich halte ihr den lila schimmernden Stein so hin, dass sie ihn sehen kann.

»Woher hast du den?«, will sie wissen.

»Ich habe ihn heute Morgen in Karlsruhe in einem Edelsteinladen gekauft. Er wird von außen aufgelegt und soll die Zellen dazu bringen, sich zu regenerieren. Ob das auch für Nervenzellen funktioniert, wird sich zeigen.«

Der Stein schimmert im fahlen Licht des Zimmers, als ich ihn noch einmal drehe.

»Er sieht interessant aus«, sagt meine Mutter. »Und er ist ganz lila.«

»Ja, lila – der letzte Versuch.«

Wir müssen schmunzeln. Das war Mamas Lieblingsspruch, den ich mir jedes Mal anhören musste, wenn ich früher etwas Lilafarbenes anhatte.

»Der Verkäufer hat mir erklärt, dass der Stein zur Hälfte aus Sugilith und zur Hälfte aus Muttergestein besteht. Er nennt diese Mischung auch Matrix. Das ist das Dunkle, das du da siehst.« Ich zeige auf die entsprechenden Bereiche und die linienartige Struktur, die für mich wie ein netzartiges Geflecht aussieht. So stelle ich mir das Rückenmark mit seinen vielen Verästelungen unterm Mikroskop vor. Der Stein ist ganz flach, ein Handschmeichler. Ich lege ihn unter die betroffene Stelle in Mamas Nacken. Hoffentlich schenkt er ihr Kraft.

Ich klammere mich wirklich an alles, was Hoffnung macht, und suche auch nach spirituellen Erklärungen, die früher eher Mamas Ressort waren.

»Ich habe viel recherchiert«, erkläre ich. »Selbstheilung, Reiki und so weiter. Es gibt verschiedene uralte Heilmethoden, die Kraft geben sollen. Ellen betet für dich. Sie hat mir erzählt, dass sie gute Chancen sieht, dass ihre Reiki-Behandlung anschlägt.«

»Du glaubst an so was?«, wundert sich meine Mutter.

»Grundsätzlich schon. Meiner Meinung nach braucht es beides: die Medizin und das Übernatürliche. Das eine kann nicht ohne das andere beziehungsweise ist dann weniger erfolgversprechend.«

Ich überrasche meine Mutter wohl mit meiner Aussage, weil ich früher immer skeptisch war, wenn sie mir was von übernatürlichen Heilungen erzählte. Ich bin nach wie vor kritisch – aber allem gegenüber – und gleichzeitig doch offen für jeden Versuch.

»Und wann kommt jemand und macht Reiki mit mir?«, will meine Mutter wissen.

Ich muss lachen. »Die Kraft kommt doch von dir! Wenn du an dich und deine körpereigene Heilung glaubst, dir vorstellst, wie sich deine Zellen nach und nach regenerieren, dann findet Selbstheilung statt. Dein Umfeld kann dir nur dabei behilflich sein, deine eigenen Kräfte abzurufen.«

»Ich versuche es«, sagt meine Mutter. »Es gelingt mir aber nicht so gut, denn es ist sehr anstrengend, mir vorzustellen, wie meine Zellen wieder wachsen.«

»Aber wenn es anstrengt, dann hilft es doch sicher auch«, entgegne ich. Damit zitiere ich sie, denn Sport war ihrer Meinung nach nur dann wirksam, wenn er anstrengend war. »Ohne Anstrengung erreicht man nichts im Leben. Deine Worte.«

»Glaubst du, ich mache nichts? Ich habe die CD über Selbstheilung schon so oft gehört, dass sie mir aus den Ohren raushängt. Aber es passiert nichts!«

Wieder muss ich lachen. »So einfach ist es vermutlich nicht. Sonst würde es ja jeder machen.«

Ich denke an das Buch *Bestellungen beim Universum: ein*

Handbuch zur Wunscherfüllung und wie meine Mutter sich früher zwar ständig einen Mann bestellt hat, aber nie bereit war, auch nur ein bisschen etwas an ihrem Leben zu ändern. Ich habe mich immer gefragt, wie das funktionieren soll: sich einen Mann zu bestellen, ohne den passenden Briefkasten zur Verfügung zu stellen. Im Grunde kann ich mir alles beim Universum ordern, aber ich muss auch offen für die Möglichkeiten sein und Wege einschlagen, die ich bisher vielleicht noch nicht gegangen bin. Vielleicht war Mamas Erkenntnis, dass sie in diesem Leben noch etwas lernen soll, ein erster Schritt in die richtige Richtung. Und vielleicht kriegen wir das Wunder, auf das wir alle hoffen, ja trotz aller niederschmetternden Prognosen.

Kapitel 11

Es ist Herbst geworden, September mittlerweile. Mehr als sechs Wochen sind seit dem Unfall vergangen. Ich besuche meine Mutter jede Woche, meist am Wochenende, weil sie dann keine Therapie und auch sonst kein Programm hat.

Samstags und sonntags scheinen die Uhren in der Reha-Einrichtung stillzustehen. Wenn ich am Vormittag in Karlsruhe ankomme, ist meine Mutter fast immer noch im Bett. Je nachdem, wie und ob die Pflegekraft Zeit hat, können wir sie dementsprechend vor oder erst nach dem Mittagessen aufrecht hinsetzen. Das Ganze ist recht aufwändig, da Mama ja rein gar nicht mithelfen kann. Man kann sie auch nicht einfach aufsetzen und dann in den Rollstuhl heben, der am Bettrand steht. Dafür ist sie zu groß und ihre Lähmung zu ausgeprägt. Kann man sie nicht mehr halten, würde sie wie ein Sack Kartoffeln einfach umkippen. Wie also kriegt man eine achtzig Kilo schwere Person aus dem Bett und in den Rollstuhl? Mit einem Lift.

»Könnten wir Mama in den Rollstuhl setzen, damit wir spazieren gehen können?«, rufe ich der Schwester zu, die über den Flur eilt.

»Ich hab keine Zeit! Außerdem brauche ich jemand Zweiten, der mithilft«, sagt sie, ohne stehen zu bleiben.

»Das kann ich doch schnell machen«, erwidere ich und setze vorsichtshalber nach: »Bitte!«

»Okay«, gibt die Schwester nach, »aber das Essen geben Sie ihr dann!«

Die Schwester kommt kurz darauf mit dem Lifter ins Zimmer, der wie ein kleiner Kran aussieht. Sie nimmt das

Liftertuch und legt es seitlich neben Mamas Rücken aufs Bett. »So, nun drehen wir sie nach links Richtung Fenster. Halten Sie sie bitte fest, während ich sie zur Seite rolle«, fordert sie mich auf.

Ich stabilisiere meine Mutter an Schultern und Po, während die Schwester das Tuch unter Rücken und Hüfte schiebt.

»Jetzt wieder flach auf den Rücken und nach rechts drehen!« Die Schwester packt meine Mutter am Rücken und rollt sie auf die andere Seite – nicht gerade zärtlich, wie ich finde. Das kennen wir aus Chemnitz anders. »Ziehen Sie das Tuch etwas zu sich.«

Mama wird zurückgelegt, jetzt das Tuch unter sich, wie ein lebloses Ding schubst die Schwester sie von links nach rechts. Meine Güte! Als würde der Leiter der Einrichtung mit der Stoppuhr danebenstehen.

Als Nächstes richtet die Schwester den Rückenteil der Matratze auf und fährt den Lifter ans Bett. »Die blauen Schlaufen einhängen! Die Beinschlaufen überkreuzen, dann sitzt sie besser im Liftertuch!«

Ich bin versucht, die Hacken zusammenzuschlagen und zu salutieren. Dieser scharfe Umgangston macht mich ganz unruhig. Doch anstelle einer unflätigen Entgegnung, die am Ende sowieso nur meine Mutter ausbaden muss, sehe ich der Schwester zu, wie sie das Tuch in den Lifter einhängt.

»Ich fahre den Lifter hoch. Schauen Sie nach Ihrer Mutter!«

Bitte, danke, gern geschehen. Ich lasse die Luft aus meinen Backen weichen – jetzt bloß cool bleiben. Dann lege ich Mamas Hände so hin, dass sie sich nicht verdrehen können, und es geht aufwärts. Wie in einem Kängurubeutel hängt meine Mutter in der Luft.

»Schieben Sie den Rollstuhl neben das Bett!«, erfolgt da schon der nächste Befehl.

Stets zu Diensten, denke ich und wende mich dem klobigen Multifunktionsrollstuhl zu, klappe die Kopfstütze nach hinten und schiebe ihn unter den Lifter.

»Nun lasse ich sie langsam ab, und Sie schieben sie möglichst weit nach hinten in den Stuhl.«

Es geht abwärts, ich schiebe meine Mutter nach hinten und positioniere ihre Beine. Während die Schwester kommentarlos den Lifter wegbringt, halte ich Mama fest. Denn nun müssen die Armlehnen, Fußstützen und die Kopfstütze angebaut werden. Erst danach sitzt sie sicher und kann nicht zur Seite umfallen. Das Liftertuch bleibt meist den ganzen Tag lang im Rollstuhl. Es stört wenig und erleichtert das Umsetzen am Abend.

»Sind die immer so nett?«, flüstere ich Mama zu, kaum dass wir allein sind.

Sie verdreht die Augen. »Heute hat sie sogar einen guten Tag.«

Au weia, denke ich. Offenbar hat meine Kritik an dem unfreundlichen Benehmen einiger Pflegekräfte, aber auch der zum Teil recht ruppigen und unprofessionellen medizinischen Versorgung, nicht für Besserung gesorgt.

Mama und ich essen zusammen zu Mittag, genauso, wie es mir in Chemnitz gezeigt wurde. Dafür setze ich mich neben ihre rechte Seite, ihren rechten Unterarm lege ich auf meinen linken. Mit der rechten Hand halte ich den Löffel, während meine Mutter mein Handgelenk umfasst – natürlich ohne aktiv zu greifen, es ist vielmehr ein natürlicher Reflex der Hand, dass sich die Finger schließen, wenn man den Arm in eine bestimmte Position dreht.

Löffel für Löffel führe ich Mamas Arm auf meinem zu ihrem Mund, damit ihr Arm dieselbe Bewegung macht, als wenn sie selbstständig essen würde. Das soll gut sein, um alte Bewegungsmuster nicht zu verlieren und den Körper daran zu erinnern, wie die Motorik mal funktionierte. Von außen stimuliert man so Bewegungen, die meine Mutter gedanklich nachvollziehen und mental mit ausführen soll. Nach rund einer Stunde, in der ich den ein oder anderen Happen mitgegessen habe (geht ganz leicht, man muss nur rechtzeitig zum eigenen Mund abbiegen), gibt's Kaffee, Doping für Mamas Kreislauf. Danach geht's raus an die frische Luft.

Die Klinik hat einen kleinen Fischteich, in dem sich wunderschöne bunt schillernde Koi-Karpfen tummeln. An der Pforte wird Fischfutter verkauft, das wir den Tieren zuwerfen. Wie bei einer Raubtierfütterung stürzen sich etwa fünfzig der beeindruckenden Tiere auf die Stelle, wo das Futter ins Wasser plumpst. Dabei spitzen die Fische die Lippen und gucken uns mit großen Augen an. Mama erfreut sich stets daran und erzählt von Ägypten.

»Wie schön es immer war, das Schnorcheln im Roten Meer. Die vielen bunten Fische! Ob ich so etwas jemals wieder sehen werde?«, fragt sie.

Mir steigen die Tränen in die Augen. Ich habe darauf keine Antwort.

So verbringen wir an den Wochenenden Stunden am Teich und genießen die herbstlichen Sonnenstrahlen. Manchmal drehen wir eine Runde ums Haus, das an einer leichten Anhöhe liegt, laufen am Waldrand entlang, spazieren im Innenhof der Klinik oder sitzen im Dachgarten, der einen wunderschönen Ausblick auf die Umgebung bietet. Dort bewege ich Mamas Arme, Hände und Finger durch. Man merkt, dass am Wochenende keine Therapien sind. Die Gelenke sind schon nach einem Tag viel unbeweglicher.

Aber nach zwei Wochenendbesuchen erschöpft sich bereits das Repertoire, und meine Mutter ist zunehmend gelangweilt. Ausflüge in die Umgebung oder gar nach Karlsbad-Langensteinbach sind nicht möglich, da meiner Mutter auch am Tag der Schleim aus der Lunge gesaugt werden muss.

Je mehr Routine sich bei uns einstellt, desto schlimmer werden auch Mamas Launen. Ihre Stimmung wechselt häufig von der einen zur anderen Sekunde. Mal wohlwollend und liebevoll, dann plötzlich aggressiv und wütend. Meistens passieren ihr die verbalen Aussetzer, sobald wir nach einem Spaziergang wieder ihr Zimmer betreten. Dann faucht sie los, noch ehe ich über die Türschwelle getreten bin: »Und hier ist wieder das Fenster zu! Warum kann man hier nicht mal lüften? Das muss man doch merken, wie sehr es hier stinkt!«

»Soll ich was tun?«, frage ich.

»Ja, was denkst du denn?«, schießt sie ungehalten zurück.

Ich seufze und verdrehe die Augen – aber nur innerlich, sonst handle ich mir gleich die nächste Diskussion mit ihr ein. »Vielleicht könntest du zur Abwechslung einfach mal sagen: ›Anett, mach doch das Fenster kurz auf‹, anstatt so rumzumosern.«

Ich laufe zum Fenster, bevor Mama explodiert. Ich weiß, dass ich keinen Erziehungsauftrag habe, aber Höflichkeit hat noch keinem geschadet. Zumal mir bewusst ist, dass viele der zwischenmenschlichen Probleme, die meine Mutter mit den Pflegekräften und Ärzten hat, daher rühren, dass sie, wenn sie etwas will oder sich über etwas aufregt, es nicht offen sagt, sondern ihrem Unmut durch vehementes Meckern Ausdruck verleiht. Damit schadet sie sich nur noch mehr, daher versuche ich bei ihr anzuregen, ihre Wünsche und Bedürfnisse auf eine andere Art zu kommunizieren.

Na ja. Es gelingt mir nicht wirklich, sie von ihrer schlechten Laune abzubringen. Aber immerhin unternehme ich etwas dagegen.

Nachdem das Fenster geöffnet ist und frische Waldluft den Raum erfüllt, frage ich sie, ob sie was trinken möchte. Sie reißt die Augen auf, zwinkert und schaut mich an.

Hä? Was soll ich mit der Reaktion anfangen? Ja? Nein?

»War das ein Ja oder ein Nein?«, frage ich in möglichst neutralem Tonfall nach.

»Ist mir egal!«

»Kaffee oder Tee?«

»Egal!«

Ich seufze tief. Diese Art der Kommunikation ist zeit- und kraftraubend. Meine Mutter schiebt die Verantwortung sehr geschickt von sich weg und lässt andere gern für sich entscheiden – das war schon immer so. Damit kann sie, wenn es nicht rundläuft oder sich so entwickelt, wie sie es sich vorstellt, stets den anderen die Schuld geben. Ziemlich praktisch, wenn man es mal verinnerlicht hat.

Immer wieder hat meine Mutter mir die undankbare Rolle der Verantwortlichen überlassen, schon früher als Kind und Jugendliche. Ich *durfte* entscheiden, was irgendwann zu einem Müssen überging. »Entscheide du, du weißt, was das Beste ist«, waren viel zu oft ihre Worte.

Auch heute drängt sie mich in die Rolle derjenigen, die entscheiden muss – und die alleinige Verantwortung trägt. Ihre Kommunikation, das fällt auch ihrem Umfeld auf, ist sehr schuldzuweisend, sie übernimmt überhaupt keine Verantwortung für sich, erst recht nicht für andere. Man muss schon in einer sehr guten Verfassung oder grundsätzlich eine starke Persönlichkeit sein, um damit umzugehen und sich nicht alles aufbürden zu lassen. Es gibt Tage, da gelingt es mir gut, mich von ihren Ansprüchen zu distanzieren, und es gibt Tage, da nehme ich jeden Krumen auf, den sie mir vor die Füße wirft, und tappe blindlings in die alte Falle.

Ich erinnere mich an eine Episode, die schon fast zwanzig Jahre her ist. Wie jedes Jahr fuhren wir mit dem Auto zu meiner Oma nach Tschechien. Mama saß am Steuer und hatte sich trotz meiner Bemühungen mal wieder verfahren. Man muss dazu sagen, dass der Mangel an Straßenschildern in Tschechien auch nicht gerade zur besseren Orientierung beiträgt. Anstatt also auf der Hauptstraße den direkten Weg zu nehmen, waren wir auf Seitenstraßen unterwegs. Langsam neigte sich der Tag dem Ende zu, und es wurde zusehends dunkler. Zu allem Überfluss fing es auch noch an zu regnen. Wir krochen langsam auf der Straße dahin, als plötzlich mitten aus der Dunkelheit ein Reh ins Scheinwerferlicht trat. Erst stand es nur da, am Straßenrand, dann lief es direkt vor unser Auto. Die Reifen quietschten, als meine Mutter auf die Bremse trat, und ein dumpfes Krachen war zu hören. Ich schrie vor Schreck, Mama fluchte. Dann legte sich eine dunkle Stille über die hügeligen Felder links und rechts von uns.

Wo war das Reh hergekommen? Der Wald war doch weit weg? Wieso war es nicht einfach stehen geblieben? Was war mit dem Reh? War es tot? Die Fragen schossen gleichzeitig durch meinen Kopf. Erst als meine Mutter den Motor abstellte, öffnete ich wieder die Augen. Ich sah die dunkle Straße vor mir, nur der Bereich, der von den Scheinwerfern angestrahlt wurde, war erleuchtet. Um uns herum war es stockdunkel.

Mama saß da und starrte über das Lenkrad in die Nacht.

»Mama, das Reh? Was ist damit?«, fragte ich ängstlich.

Sie fluchte: »So ein Mist! Wieso haben wir uns verfahren? Das gibt es doch nicht!« Mehr schien ihr nicht möglich. Vielleicht war das der Schock?

Ich drückte den Knopf für die Warnblinkanlage und stieg aus.

»Was machst du?«, wollte meine Mutter wissen.

»Wir müssen nach dem Reh schauen. Was, wenn es … tot ist?«

Aber meine Mutter saß nur regungslos da. Ich nahm all meinen Mut zusammen und lief in die Richtung, wo ich das Reh vermutete. Vielleicht lebte es ja noch und war davongelaufen? Anfangs schien sich der Verdacht zu bestätigen, denn ich fand es nicht, weder vor noch neben dem Auto. Doch als ich am gegenüberliegenden Straßenrand ein Stück zurücklief, sah ich es auf dem Grünstreifen liegen. Mein Herz klopfte laut. Wie in Trance näherte ich mich dem Reh. Seine braunen Augen blickten mich an. Es bewegte sich nicht mehr, auch schien es nicht mehr zu atmen. Meine Augen wurden feucht, und ich lief zurück zum Wagen, wo meine Mutter immer noch angeschnallt auf dem Fahrersitz saß.

»Und?«

»Es ist tot. Müssen wir das melden?«

»Wem denn? Hier ist weit und breit niemand.«

Ein Handy besaßen wir damals noch nicht. Daher fuhren wir weiter, ohne ein weiteres Wort über den Zwischenfall zu verlieren. Eine Stunde später erreichten wir Varnsdorf, wo wir schon sehnlichst von den Verwandten erwartet wurden. Mamas Cousin fragte, wo wir so lange geblieben seien, und meine Mutter erzählte von dem Reh.

»Aber warum habt ihr es nicht eingeladen und mitgebracht?«, fragte der Cousin. »Das wäre ein leckerer Braten geworden!«

Mama, deren Schock sich offenbar gelöst hatte, lachte, und auch alle anderen kicherten und grölten, und der Cousin erzählte von einer köstlichen Beerensoße, die sie zu Wildfleisch immer machen würde. Aber mir war nicht nach Lachen zumute.

Ich räume das Zimmer auf und versuche, Mama die Umgebung mit Bildern und aufbauenden Sprüchen etwas ansprechender zu gestalten. Woche für Woche bringe ich ihr frisches Obst, duftende Blumen und gewaschene Wäsche, abends folgt die eingespielte Routine: Zähne putzen, Gesicht waschen, eincremen. Danach die Schwester abpassen, damit es mit dem Lifter wieder ins Bett geht.

Die Tage in Karlsruhe sind intensiv und anstrengend, fordern mich körperlich und seelisch. Ich bin Mamas Sprachrohr zur Welt, ihre Hände, Arme, Beine, ihr Seelentröster, ihre Hoffnung. Ich versuche mich zusammenzureißen, selbst wenn ich manchmal schreien will vor Wut und Frustration, aber ich möchte wenigstens diese zwei Tage für sie da sein und es ihr so angenehm wie möglich machen.

Meist übernachte ich in einem der Gästezimmer eine Straße weiter. Abends falle ich nach einer Dusche ins Bett, um am nächsten Morgen fit zu sein für das gemeinsame Frühstück mit meiner Mutter. Briefe vorlesen, Telefonate mit Freunden führen, Absprachen zum weiteren Vorgehen mit den Ärzten, Haare kämmen, Zähne putzen, Nägel schneiden, Gesicht eincremen, spazieren gehen, Arme, Hände und Finger durchbewegen, und dann wieder alles von vorn … Die Tage scheinen viel zu kurz für all die Dinge, die meine Mutter mit mir zusammen erledigen möchte.

Der Abschied fällt ihr jedes Mal schwerer. »Bitte geh nicht!«, fleht sie mich an. »Ich weiß nicht, wie ich es ohne dich aushalten soll die ganze Woche. Und die Nächte! Mir ist immer so heiß.«

Hilflosigkeit macht sich in mir breit, ein Gefühl, mit dem ich nicht umgehen kann, da ich es gewohnt bin, immer eine Lösung zu haben. »Mama, ich muss fahren. Mein Zug geht in zwanzig Minuten. Ich bin sowieso erst um halb elf daheim und muss morgen früh raus.«

Ich hoffe auf etwas Verständnis von ihr – aber das sollte ich mir abgewöhnen.

»Kannst du nicht einen späteren nehmen?«, fragt sie.

»Dann bin ich erst um Mitternacht daheim. Ich bin wirklich müde. Ich komme doch nächstes Wochenende wieder zu dir.«

Sie schaut mich traurig an. Nickt.

»Wir können ja morgen telefonieren. Okay?«

Ein leises »Okay« huscht über ihre Lippen. Ich gebe ihr einen Kuss, schnappe mir mein Gepäck und ihre schmutzige Wäsche und renne zur S-Bahn.

Morgen sind es sieben Wochen seit dem Unfall. Ich bin zwar seit zwei Wochen in meinem gewohnten Umfeld, aber es ist alles andere als gewohnt. Alles erscheint mir fremd, anders, verunsichert mich.

Morgens vor allem kämpfe ich mit mir und verliere oft die Motivation. Ich habe andauernd Kopfschmerzen, die vom Nacken nach oben ziehen. Antriebslosigkeit macht sich zunehmend in mir breit. Manchmal stehe ich nur auf, weil ich weiß, dass meine Mutter auf mich zählt und ich Unmengen an organisatorischen Dingen für sie zu erledigen habe. Es gibt keinen Tag, an dem ich nicht irgendetwas für meine Mutter mache. Leere Worthülsen wie »Das Leben geht weiter« sagen mir nichts. Das Leben, *mein* Leben, geht definitiv nicht so weiter wie vorher. Alles, was bisher Bestand hatte, gilt nicht mehr – Freunde, Hobbys, Prioritäten und Aufgaben.

Zu meinem täglich Brot wird es, mich um die Organisation des Lebens meiner Mutter zu kümmern, sei es die medizinische Behandlung, Anträge bei der Kasse, die Strafverfolgung und Abstimmung mit dem Anwalt, die Versorgung ihrer Wohnung oder das Gießen der Pflanzen. Hinzu kommen zahlreiche Telefonate und reger E-Mail-Verkehr mit Mamas Freunden aus Deutschland und Tschechien, um den sie sich ja selbst nicht kümmern kann. Sie anzurufen ist nach wie vor schwierig, weil jemand für sie abnehmen und ihr das Telefon ans Ohr halten muss. Und das auf einer Station, wo ohnehin für nichts Zeit ist.

Ich versuche, meine Wochen so zu planen, dass ich auch etwas Freiraum für mich habe, für meine Tagebücher, einige wenige Treffen mit Freunden und die Arbeit, die ich zumindest teilweise wieder aufnehmen konnte. Und dann ist da auch noch Frank. Er ist für mich da, tröstet mich, redet mit mir – aber von einer Beziehung kann schon lange nicht mehr die Rede sein. Er vermisst seine Freundin, das spüre ich, und ich vermisse uns. Aber ich kann derzeit keine Nähe zulassen, kann meinen Kopf nicht abstellen. Ich denke immer, Tag und Nacht, an meine Mutter. Meine Gedanken gehen in Träume über, und umgekehrt. Ich hatte gehofft, nach ihrem Umzug nach Karlsruhe zur Ruhe zu kommen, wieder Kraft zu schöpfen und in mein altes Leben zurückkehren zu können. Doch nun stelle ich fest, dass es mein altes Leben gar nicht mehr gibt.

Neben dem Privaten ist da natürlich noch das Finanzielle. Auch ich muss irgendwie Geld verdienen. Dank meiner Selbstständigkeit, die vor Jahren mit der Eventorganisation begann und sich seit einigen Monaten mehr Richtung Online-Marketing entwickelt, genieße ich eine gewisse Flexibilität. Ich konnte einige Aufträge verschieben, aber nun müssen sie gemacht werden, sonst laufen mir die Kunden davon. Wenn ich Vollzeit arbeiten müsste, wäre dies alles gar nicht zu bewerkstelligen. Immer wieder geschehen unvorhergesehene Dinge, um die ich mich kümmern muss.

Es gibt Tage, da habe ich das Gefühl, mich zerreißen zu müssen. Ich lebe mehrere Leben: das meiner Mutter, das der Pflege- und Therapiemanagerin und mein eigenes. Wobei letzteres nur in sehr begrenztem Rahmen stattfindet. Obwohl ich mir meine Auszeiten nehme, scheint mich der Strudel aus Ansprüchen, Anspannung, Kopfweh, Kraftlosigkeit und Gedanken-Wirrwarr immer mehr aufzusaugen. Mein Verstand findet kaum Ruhe.

Immerhin findet sich bald darauf eine Lösung für das Telefonieren. Wenn die Schwestern Zeit haben, lässt sich meine Mutter mein mitgebrachtes altes Handy mit Headset in die Ohren stöpseln, und die Schwester wählt über die Schnellwahltaste meine Nummer. Sobald ich drangehe, kann mir Mama dann von ihrem Tag erzählen. Leider versetzt mich das in die Situation, dass ich immer gleich rangehen muss, wenn sie anruft, da die Pflegekräfte meist nur einmal Zeit haben, um die Nummer anzuwählen. Und meine Mutter ruft oft an. Täglich, was mich an meine Grenzen bringt. Denn ich sitze zweihundertfünfzig Kilometer weit weg von ihr und muss ihr zuhören, wie sie weint und verzweifelt von Dingen berichtet, die heute wieder einmal furchtbar waren.

»Mama, das weiß ich doch alles«, sage ich. »Aber was soll ich denn tun?«

»Hier stinkt es, und die Fenster sind alle zu!«

»Dann frag doch eine Schwester, ob sie es aufmacht.«

»Meinst du, das mach ich nicht? Das interessiert hier aber niemanden.«

Ich rede viel mit Frank über meinen Zwiespalt, merke aber, dass er wie ich an seine Grenzen stößt. Auch andere Freunde wissen nicht, wie mit mir umzugehen ist, sind überfordert mit meinen Problemen. Jeder versucht, bestmöglich für mich da zu sein, aber es ist für alle eine Extremsituation. Ich weiß, dass niemand aus meinem Umfeld mein Therapeut sein kann. Vor allem nicht, wenn meine dunklen Phasen schlimmer werden, die, in denen ich morgens fast nicht mehr aus dem Bett komme und mich den ganzen Tag über meine Gedanken runterziehen. Ich überlege, ob es mir tatsächlich helfen würde, mit einem Profi zu reden.

Aber erst mal muss ich mich um andere Sachen kümmern. So laufen auch nach zwei Wochen in Karlsruhe die Therapien nur sehr schleppend an. Immer wieder berichtet mir meine Mutter am Telefon, dass sie nur ein- oder zweimal für weniger als dreißig Minuten am Tag Behandlung habe.

Auf meine Nachfrage hin schlägt der Arzt vor, sie doch mal einen Tag zu begleiten. Also fahre ich an einem Wochentag nach Karlsruhe und erlebe live mit, wie meine Mutter zweimal am Tag für gerade mal zwanzig Minuten Physio- und einmal Ergotherapie bekommt. Den Rest des Tages sitzt sie da und starrt aus dem Fenster. Aber auch nur, weil ich da bin. Wenn ich nicht da bin, hockt sie nämlich im Bett, weil sie niemand in den Rollstuhl hebt. Es ist ein Trauerspiel, und mich packt sofort das schlechte Gewissen. Also schnappte ich mir den Rollstuhl und schiebe sie auf dem Gelände herum, bis es Zeit für den Nachmittagskaffee ist.

Danach ist der Termin mit dem Arzt und der Reha-Managerin. Ich lege ihnen meine Unsicherheit in Bezug auf die Therapie und diese Einrichtung dar. Dass wir uns mehr erhofft hatten von einer Reha-Einrichtung, die einen so hervorragenden Ruf genießt wie diese. Er verspricht mir, meine Mutter etwas mehr in die Therapie einzubinden. Aber schnell wird klar, dass Karlsruhe nicht die Reha-Einrichtung mit einem tagesfüllenden Therapieplan ist, den wir uns in Chemnitz erhofft und den mir die Fachkundigen versprochen haben.

»Ich strebe eine schnelle, aber sinnvolle Mobilisierung Ihrer Mutter an, damit sie bald in eine Folge-Reha kann«, erklärt der Arzt. »Aber bedenken Sie, wir sind hier in einem Querschnittszentrum, das primär die Aufgabe hat, die Patienten medizinisch zu versorgen. Therapie ist bei uns eher begleitend, nicht der Hauptfokus.«

Was?! Mir fällt fast die Kinnlade auf den Schreibtisch.

Gleichzeitig brandet eine Welle von Wut in mir auf. Warum sind wir hierhergekommen, wenn es gar nicht der richtige Ort für die Behandlung meiner Mutter ist?

»Das … das war mir nicht bewusst«, stottere ich. »Mama und ich dachten, hier stünde die Therapie im Vordergrund.«

Der Arzt erläutert mir die verschiedenen Stufen der

Therapie und die Abgrenzung zur Reha-Einrichtung. Mir wird klar: Karlsruhe hatte früher einmal einen Reha-Status und damit ein umfassendes Therapieangebot. Seit rund einem Jahr ist dies nicht mehr so.

»Ihre Mutter ist hier aber genau richtig, da sie mit der Kanüle nur wenig Chancen hat, in einer Reha genommen zu werden. Die muss erst mal raus.«

»Okay, und wie lange wird das dauern?«, will ich wissen.

»Je nachdem, wie es mit der Atmung vorangeht. Ich würde von drei bis sechs Wochen ausgehen.«

»So lang? Sie atmet doch schon komplett allein!«

Drei bis sechs Wochen. Seine Prognose klingt wie ein böses Echo in meinem Kopf. So lange hält es Mama niemals hier aus!

»Ihre Mutter hat leider immer noch viel Schleim in der Lunge. Und wir sollten uns ganz sicher sein, dass sie nicht wieder eine Lungenentzündung kriegt.«

Eine Lungenentzündung ist, ehrlich gesagt, mein kleinstes Problem, wenn meine Mutter in der Zeit bis zur Verlegung Amok läuft …

»Wohin könnte meine Mutter denn verlegt werden?«

»Ich denke da an die Schmieder-Kliniken am Bodensee. Da kommen Sie doch her?«

Ich atme auf. Das wäre wirklich klasse.

Und noch etwas geht voran. Die Reha-Managerin möchte sich um die Verbesserung der Kommunikation nach außen kümmern und verspricht einen Humankommunikator, mit dem meine Mutter über eine Kopfsteuerung selbstständig telefonieren und auch E-Mails lesen kann. Und sie schickt die Pflegedienstleitung zu meiner Mutter und mir ins Zimmer, damit wir in einem direkten Gespräch die Missstände klären können.

Die Leiterin des Pflegedienstes ist eine nette rundliche Frau, die sich wirklich Zeit für uns nimmt und konstruktiv mit unserer Kritik umgeht. Sie erklärt uns, wie es passieren konnte, dass eine Reha-Einrichtung wie Karlsruhe, die einst einen so vorbildlichen Ruf genossen hat, so große Schwierigkeiten in der Abdeckung der Patientenbedürfnisse vorzuweisen hat. Wir erfahren, dass die Klinik Anfang des Jahres aufgrund vieler freier Betten Personal entlassen musste und nun, da wieder genug Patienten da sind, Schwierigkeiten hat, die vakanten Stellen zu besetzen. Wir erfahren, wie viel beziehungsweise wie wenig in Deutschland ein Krankenpfleger und eine Krankenschwester verdienen, und spätestens da wundert mich gar nichts mehr. Kein Wunder, dass die Pflegekräfte am Stock gehen – es sind viel zu wenig Leute da, gleichzeitig schuften sie für einen Hungerlohn, bekommen noch nicht einmal die Überstunden anständig bezahlt und gehen dann irgendwann ins Ausland.

Dennoch, uns persönlich helfen solche Einblicke in den medizinischen Betrieb gerade herzlich wenig. Denn meine Mutter kann unmöglich in Karlsruhe bleiben, das ist mir mittlerweile klar. Hier bekommt sie nicht die therapeutische Versorgung, die sie braucht – hier brät sie in ihrem eigenen Saft, ohne Hoffnung auf Besserung, ohne lichte Momente, die ein kleines Glück schenken. Ich kann nicht immer bei ihr sein, dafür sorgen, dass ihre Gelenke bewegt werden, dass sie jemanden hat, der ihr zuhört, sie aufbaut und ihre Haare auf die Art und Weise kämmt, wie sie es sich wünscht. Die drei Wochen, die der Arzt im besten Fall bis zur Verlegung veranschlagt hat, klingen in meinen Ohren deshalb wie eine Ewigkeit.

Was ich zugeben muss: In Karlsruhe ist nicht alles so schlecht, wie meine Mutter gern behauptet. Die medizinische Versorgung ist einwandfrei, da kann ich mich nicht beklagen. Schon kurz nach Mamas Ankunft wurde die Kanüle an ihrer Luftröhre durch eine kleinere ersetzt, mit der sie permanent sprechen kann. Diese Kanüle soll nun durch eine noch kleinere ausgetauscht werden, mit dem Ziel, sie in zwei Wochen ganz zu entfernen. Das Loch wächst dann recht schnell wieder zu, ohne dass die Gefahr besteht, dass meine Mutter sich gleich den nächsten Erreger einfängt. Zurück soll nur eine kleine Narbe bleiben.

Mamas Atmung ist mittlerweile erfreulich kräftig. Sie atmet nach nur drei Wochen in Karlsruhe Tag und Nacht komplett allein und muss immer seltener abgesaugt werden. Medizinisch wird sie also wirklich gut betreut, aber eben nicht therapeutisch und schon gar nicht mental. Na gut, ein wenig ist sie dafür auch selbst verantwortlich, denn einen Psychologen lehnt sie nach wie vor ab. Freunde, die sie auffangen und denen sie sich anvertraut, sind ihre einzige seelische Stütze, denn sie möchte nicht, dass jemand »in ihrem Hirn herumpfuscht«. Meine Erklärungsversuche, dass ihre Vorstellung von psychologischer Behandlung nicht der Realität entspreche, blockt sie kategorisch ab. Dabei wäre ein professioneller Gesprächspartner, der ihre negative Gedankenspirale aufhalten kann, wirklich gut. Wieso fällt es ihr so schwer, Vorurteile zur Seite zu schieben und es einfach mal zu versuchen? Zu vertrauen, anderen und ihrem Körper?

Ich beschließe, Hanka um Rat zu fragen. Vielleicht hat sie eine Idee, wie ich meiner Mutter den »Seelenklempner« etwas schmackhafter machen kann. Deshalb rufe ich sie nach dem Wochenende an. Sie hat meine Mutter am Sonntagnachmittag besucht, nachdem ich schon weg war.

»Hallo, Hanka, wie war es bei Mama?«

»Ganz gut. Wir waren draußen und haben die Fische gefüttert. Das fand sie toll.«

»Redet sie mit dir über ihre Gefühle?«, will ich wissen.

»Nein, nicht wirklich. Nur über ihre Entrüstung angesichts von Nichtigkeiten – wie all die Jahre zuvor.« Hanka lacht. »Sie ist immer noch die Alte. Der Unfall hat sie nicht verändert, sie ist zumindest innerlich ihren Mustern treu geblieben. Ich finde das tröstlich.«

Ich sehe das anders. »Finde ich nicht. Gerade die Veränderung wäre essenziell für sie. Sie kann diesmal nicht die Augen verschließen vor dem, was ist. Sie kann nicht wegrennen vor dem, was sie eigentlich belastet. Es mag nach einer gescheiterten Ehe ansatzweise funktionieren, aber sicher nicht in diesem Fall!«

Hanka ist still, sie denkt nach. »Da hast du sicher Recht. Aber wir werden sie nicht ändern können. Ich werde versuchen, mit ihr darüber zu reden, aber du kennst sie ja. Wenn sie nicht will, dann will sie nicht.«

Ich habe Angst davor, was passiert, wenn sie sich nicht mit ihrer Situation auseinandersetzt. Es nicht wahrhaben wollen und doch immer wieder festzustellen, wo man sich gerade befindet, muss einen doch innerlich zerreißen. Insofern verstehe ich, dass sie an ihrem Plan B festhält – Plan B, der für eine Fahrt in die Schweiz und den Freitod steht. Das haben wir beide begriffen, meine Mutter und ich: In Deutschland wird sie vermutlich keine Chance haben, ihrem Leben auf legalem Weg ein Ende zu bereiten. Dafür muss sie schon in ein Land fahren, in dem die Freitodbegleitung erlaubt ist. Hierzulande ist es grundsätzlich verboten, Menschen beim Sterben zu begleiten, habe ich mittlerweile recherchiert.

Es wird zwischen drei verschiedenen Formen der Sterbebegleitung unterschieden: der aktiven, indirekten und passiven Sterbehilfe. Allerdings sind die Begriffe ungenau, vor allem die Medien werfen alle Bezeichnungen oftmals durcheinander.

Indirekte Sterbehilfe meint die in Kauf genommene Beschleunigung des Todeseintritts als Nebenwirkung einer Medikamentengabe, zum Beispiel einer gezielten Schmerzbekämpfung. Genau genommen übt jeder Arzt indirekte Sterbehilfe aus, der bei einem Krebspatienten im Endstadium die Morphindosis erhöht, um die Schmerzen zu stillen.

Passive Sterbehilfe bedeutet hingegen das Unterlassen oder die Reduktion von eventuell lebensverlängernden Behandlungsmaßnahmen. Präziser und besser verständlich ist der Begriff, wenn man ihn durch »Sterbenlassen« ersetzt – der Arzt verzichtet auf lebensverlängernde Behandlungen, weil der Patient in seinem Patiententestament oder direkt den Wunsch nach passiver Sterbehilfe geäußert hat. Dazu gehört aber auch, dass ein Arzt auf Wunsch des Patienten beispielsweise eine Magensonde entfernt oder die Beatmungsmaschine abstellt.

Aktive Sterbehilfe (oder auch Tötung auf Verlangen) wird als gezieltes aktives Herbeiführen des Todes aufgrund des tatsächlichen oder mutmaßlichen Wunsches einer Person verstanden und erfolgt in der Regel durch die Gabe einer Überdosis eines Schmerz- oder Narkosemittels.

In der Diskussion ist häufig von assistiertem oder begleitetem Suizid die Rede. Begleitet deshalb, weil jemand Drittes, also ein Arzt, ein Mittel zur Verfügung stellt, welches zum Tod führt. Und Suizid, weil der Patient das Mittel selbstständig einnimmt. In Deutschland bewegt sich der Arzt in einer Grauzone, da er eigentlich dazu verpflichtet ist, den Patienten vom Sterben abzuhalten und Erste Hilfe zu leisten, andernfalls drohen ihm bis zu fünf Jahre Haft und der Entzug der Approbation.

Hierzulande ist eigentlich nur die Unterstützung des »Sterbenlassens« möglich, indem man also irgendwelche Geräte abstellt oder Präparate absetzt. Alles andere ist rechtlich ein hohes Risiko für alle Beteiligten und Mitwisser.

Für meine Mutter käme letztlich nur der Weg in die Schweiz infrage, weil es da im Unterschied zu Deutschland auch erlaubt ist, dem Patienten das Präparat zur Verfügung zu stellen und ihn während des gesamten Freitods zu begleiten, also durch seine Anwesenheit aktiv teilzunehmen. Zwar muss der Patient immer noch in der Lage sein, sich das Medikament irgendwie selbst zu verabreichen, aber grundsätzlich ist in der Schweiz Hilfe zur Selbsttötung straffrei, sofern kein egoistisches Motiv des Arztes vorliegt.

Noch bin ich voller Zuversicht, dass es sich bei Mamas Plan B nur um einen geistigen Notausgang handelt. Ich kann mir nicht vorstellen, wie es sich anfühlt, in der Situation meiner Mutter zu sein, aber ich finde es nachvollziehbar, wenn man sich diesen mentalen Hinterausgang offenhalten will. Ich hoffe, dass Mama ein Wunder widerfährt und alles gut wird. Dass sie vielleicht nicht laufen kann, aber ein selbstständiges Leben zu führen vermag. Dann holt mich wieder der Gedanke ein, was geschieht, wenn das eben nicht passiert. Wenn es nicht vorangeht, sich nichts ändert.

Wenn sie ihn andeutet, ihren Plan B, gehe ich selten darauf ein. Einmal, als ich ihr gerade die Finger durchbewege, frage ich: »Spürst du das?«

Sie nickt.

»Das ist ja toll«, freue ich mich.

»Nein. Das bringt mir nichts, dass ich etwas an meinem kleinen Finger spüre. Ich will Bewegung. Ich will mein altes Leben zurück. Wenn nicht, dann …« Sie verstummt.

Ich halte inne. »Was dann?«

»Du machst das ja dann alles.«

Zuerst verstehe ich nicht, was sie meint. »Alles? Was meinst du?«

»Die Schweiz.«

Ich blicke auf. »Nein, Mama, ich mache diesbezüglich im Augenblick gar nichts. Stell es dir nicht so einfach vor! Das ist mit viel Bürokratie verbunden.«

Ich möchte nicht, dass sie falsche Erwartungen hat.

»Aber du hast es versprochen!«

»Ich habe gesagt, ich werde deine Entscheidung respektieren, wenn es keine Hoffnung gibt«, erinnere ich sie. »Ich habe nicht gesagt, ich kümmere mich um alles. Zudem darf ich das gar nicht.«

»Willst du etwa, dass ich vor mich hin vegetiere?«

»Nein, darum versuchen wir ja, dass du mehr Therapie bekommst und es vorangeht. Mama, du musst dem Zeit geben«, ermahne ich sie. Spätestens jetzt fühle ich mich wie in vertauschten Rollen. »Ich weiß, dass es schwer ist, aber es dauert, bis so eine schwere Verletzung heilt. Sogar ein blöder Beinbruch braucht mehrere Monate. Bitte gib dir und deinem Körper die Zeit, die er braucht.«

Mama lässt sich aber nicht abschütteln. »Ich brauche diese Option auf Plan B, sonst habe ich keinen Grund weiterzukämpfen.«

Plan B hält sie am Leben?

»Den darfst du auch haben, deinen Plan B. Aber erwarte nicht von mir, dass ich mich jetzt, in diesem Moment um deinen Tod kümmere. Für mich steht die Therapie im Vordergrund, und ich erwarte von dir, dass du dich auch darauf konzentrierst«, sage ich mit Bestimmtheit.

Seit ein paar Tagen hat meine Mutter Physiotherapie im großen Saal, in dem Dutzende Behandlungsbetten, Geräte und Schlingentische stehen. Hier sieht man am deutlichsten, dass das Querschnittszentrum ursprünglich für mehr Patienten ausgelegt war. Aber heute scheint der Saal mit gerade mal sieben Patienten verlassen, genau wie der Rest des Zentrums. Leere Gänge, weil alle auf ihren Zimmern sind, alles ist wie ausgestorben, es wirkt wie eine Kleinstadt, die die Bewohner nach einer Orkanmeldung verlassen haben.

Endlich bekommt Mama jeden Tag Therapie. Sie trifft dabei auf andere Patienten, die ihr Hoffnung machen. Vor allem ein junges Mädchen, das vor einem halben Jahr mit

Anfang zwanzig vom Balkon gestürzt ist, motiviert sie immer wieder und macht uns Mut. Nadine hat es aus ihrem Tief geschafft und versucht ihre Erfahrung nun an andere weiterzugeben. Ihre Lust am Leben trotz der erheblichen Einschränkungen teilt sie mit ihrem Umfeld. Ich bin schwer beeindruckt.

Nadine kann zwar die Arme bewegen und ist deshalb selbstständig mit dem Rollstuhl unterwegs, ist aber bei Pflege stark auf Hilfe angewiesen. »Ich war in den letzten Monaten so oft kurz vorm Tod, ich lasse mich nicht kleinkriegen!«, lautet ihr Mantra. Sie litt an Atemnot, hatte Lungenentzündungen und Kreislaufprobleme, sodass sie schon mehrfach wiederbelebt werden musste.

»Ich habe lange gebraucht, um aus dem tiefen Tal herauszukommen. Noch vor ein paar Monaten konnte ich die Arme gar nicht bewegen, und jetzt kann ich mich schon an der Nase kratzen!« Nadine sitzt da und fährt sich mit dem Handrücken demonstrativ durchs Haar. »Frau Gräfe, Sie schaffen das auch!«

Ich ahne, dass sich die junge Frau ihren Kampfgeist und Mut über die letzten Monate hart erarbeiten musste. Die Finger kann sie nicht aktiv ansteuern, sie hat eine sogenannte Funktionshand. Das bedeutet, dass sich beim Kippen der Hand mit dem Handrücken nach unten automatisch die Finger öffnen. Dreht sie die Hand um, schließen sich die Finger durch die Schwerkraft von selbst. Aber es geht stetig voran, Nadine trainiert in der Physiotherapie bereits die Armkraft, die nach Monaten der Inaktivität natürlich nur noch sehr gering ist.

Bei meiner Mutter stehen heute das Durchbewegen der Gelenke sowie die Lymphdrainage auf dem Programm. Auch Sitzübungen werden gemacht. Dazu wird sie am Bettrand positioniert, die Füße auf dem Boden. Ihr Oberkörper muss permanent von zwei Personen gestützt werden, da sie sonst nach vorn oder zur Seite umzukippen droht. Dann werden ihre Arme nach hinten geführt und die Hände flach auf die Unterlage gelegt, als würde sie sich nach hinten abstützen. Mithilfe der Therapeutin bringen wir die Arme zur Streckung – es sieht tatsächlich so aus, als würde sich Mama selbst halten. Tut sie aber nicht. Nur mittels ihres Kopfes lernt sie, in der Sitzposition das Gleichgewicht zu halten.

Bei einer Physiotherapiesitzung rund zwei Wochen später führt die Therapeutin in meinem Beisein einige Tests durch. Sie möchte wissen, was sich verändert hat, seit meine Mutter den Unfall hatte. Mama liegt auf dem Rücken, den rechten Arm um neunzig Grad angewinkelt. Die Physiotherapeutin dreht den Arm leicht nach innen und außen und fordert Mama auf: »Schließen Sie die Augen. So, und jetzt versuchen Sie den Arm anzuspannen, als würden Sie den Unterarm anziehen wollen.«

Ich starre auf Mamas Arm. Man kann keine wirkliche Bewegung erkennen, daher bittet mich die Therapeutin, meine Hand auf den Oberarm zu legen.

»Noch einmal anspannen, Frau Gräfe.« Sie sieht mich an. »Spüren Sie etwas am Bizeps?«

Ich schließe die Augen, um mich auf meine Empfindungen konzentrieren zu können. »Da ist eine leichte Bewegung. Mama, spann noch mal an … Ja, da ist es!«, rufe ich freudig aus. »Dein Bizeps bewegt sich!«

»Wirklich?« Sie ist skeptisch.

»Jetzt spannst du an«, sage ich, »und jetzt lässt du wieder locker.«

Sie hat getestet, ob ich wirklich die Bewegung wahrnehme. »Ja, das stimmt«, ruft sie aus. »Und was ist mit den Fingern? Ich möchte mir so gern endlich wieder selbst die Zähne putzen!«

»Spüren Sie das?« Die Physiotherapeutin fährt über Mamas Unterarm, die Handaußenfläche und die Finger.

»Ja, es kribbelt heftig. Das habe ich aber schon länger. Manchmal ist das Kribbeln so stark, dass es unangenehm ist.«

Ich stelle es mir vor, wie wenn eine eingeschlafene Hand wieder wach wird. Dann ist das Kribbeln anfangs auch richtig schmerzhaft.

»Manchmal gehen Veränderungen mit Schmerzen einher«, erklärt die Therapeutin.

»Wie lange wird es denn dauern, bis ich die Hände bewegen kann?«, fragt meine Mutter ungeduldig.

»Das kann man nicht sagen. Alles zu seiner Zeit. Erst mal ist der Bizeps dran.«

»Mühsam ernährt sich das Eichhörnchen«, grinse ich.

Diese Woche soll außerdem die Magensonde entfernt werden, die Kanüle am Hals ist ebenfalls bald Geschichte. Gemessen an der Prognose vor etwas mehr als zwei Monaten, finde ich die Fortschritte, die meine Mutter gemacht hat, wirklich enorm.

»Es geht voran, Mama«, sage ich, als ich mich an diesem Abend von ihr verabschiede.

Ihre Augen werden glasig.

»Du musst nicht immer stark sein.« Ich nehme sie in den Arm und wische ihr mit einem Taschentuch die Tränen von der Wange. Auch ich ringe um Fassung. »Ich hab dich lieb.«

Manche Leute glauben, dass im Leben nichts ohne Grund passiert, auch wenn der Grund vielleicht nur mehr darin besteht, dass wir etwas lernen sollen. Diese Annahme würde eine höhere Macht oder eine Vorbestimmung voraussetzen, an die ich nicht so ganz glauben will. Aber eines weiß ich sicher: Wir können immer etwas lernen und auch aus negativen Erlebnissen etwas Positives ziehen. Was haben wir sonst von Schicksalsschlägen, wenn nicht wenigstens diesen kleinen Triumph? Die Kunst ist immer, etwas für sich und sein weiteres Leben mitzunehmen. Man hat zwei Möglichkeiten, mit einem solch schweren Unfall wie dem meiner Mutter umzugehen: das Schicksal akzeptieren und wachsen oder sich gegen alles wehren und daran zerbrechen. Welchen Weg der Einzelne für sich wählt, ist ihm überlassen …

»Was wäre passiert, wenn du nicht nach Hamburg gefahren wärst?«, fragt sie mich, kurz bevor ich das Zimmer verlassen will.

»Dann läge ich vielleicht neben dir im Zimmer«, antworte ich.

Ich mag diese Frage nicht. Sie ändert rein gar nichts am Ist-Zustand, sondern zeigt nur auf, wie es anders sein *könnte*, besser oder schlechter.

»Dann wäre das alles nicht passiert«, fährt meine Mutter fort. »Du bist eine gute Fahrerin.«

»Da bin ich mir nicht so sicher. Wenn ein Auto mit Anhänger plötzlich quer auf der Fahrbahn steht, kommt auch jemand, der eine hundertstel Sekunde schneller reagiert, nicht einfach so dran vorbei.«

»Ja, aber du wärst vermutlich rechtzeitig ausgewichen.«

Ich seufze. »Nein, weil ich genauso erschrocken gewesen wäre, wie du es warst. Jeder Mensch hat diese Schrecksekunde. Es weiß keiner, was passiert wäre. Gute Nacht, Mama.«

Anfang Oktober habe ich an einem Nachmittag zwei Anrufe von Oma auf dem Handy. Mein Puls wird sofort schneller, und alle Sirenen in meinem Kopf fangen zu heulen an – Oma versucht mich nämlich sonst nie mobil zu erreichen. Seit dem Unfall reagiere ich zudem äußerst schreckhaft, wenn irgendetwas außerhalb der Reihe passiert.

»Ist alles okay?«, frage ich gleich mit anfliegender Panik in der Stimme, als ich sie endlich an die Strippe kriege.

»Ja, mit mir ist alles in Ordnung. Kann ich Jana sprechen?«, fragt sie.

Ich muss ins Telefon schreien, weil mich meine Großmutter fast nicht versteht. Verfluchte Schwerhörigkeit. »Ich bin nicht bei Mama, aber Hanka besucht sie gerade. Ich ruf sie mal an und frage, ob sie dich zurückrufen und Mama den Hörer ans Ohr halten kann.«

Wir legen auf, und ich schreibe Hanka eine SMS, sie möge sich bitte bei Oma melden, die würde gern mit meiner Mutter reden. Eine Stunde später schreibt mir Hanka: »Ich habe es deiner Mutter ausgerichtet, aber sie hat keine Lust, mit Oma zu sprechen.«

Na toll! Jetzt darf ich Oma anrufen und ihr sagen, dass Mama sie nicht sprechen will. Wie ich es liebe, zwischen den Stühlen zu sitzen! Ich hole tief Luft, wähle Omas Nummer und erkläre ihr, dass Mama heute nicht in der Verfassung ist, mit ihrer eigenen Mutter zu sprechen.

»Aber warum?«, fragt sie mich, als ob ich eine Antwort hätte.

»Keine Ahnung. Hast du ihr den Brief geschrieben, den du schreiben wolltest?«, lenke ich schnell ab.

»Der kam zurück.«

»Wo hast du ihn hingeschickt?«

»Nach Karlsruhe.«

»Ach, Oma! Ich habe dir doch gesagt, du sollst den Brief zu mir nach Konstanz schicken, und ich bringe ihn Mama dann mit. In der Klinik geht der verloren!«

Ich werde laut, weil sie mich einfach nicht verstehen will – oder kann, so richtig weiß ich das im Augenblick nicht. Aber es ärgert mich, dass sie sich nicht an meinen Vorschlag gehalten hat und es offenbar nicht auf die Reihe bekommt, Mama ihre Genesungswünsche zukommen zu lassen. Alle Freunde meiner Mutter, auch entfernte Bekannte, schicken Blumen, Pralinen und Karten. Nur für

Oma ist anscheinend alles unmöglich. Ich bin sauer, weil ich weiß, dass Mama deswegen traurig und enttäuscht ist. Und ich habe Angst, dass Oma und meine Mutter nicht noch einmal zusammenfinden. Es ist doch wirklich zum Haareraufen: Da besteht meine Familie nur aus drei Teilen, und ausgerechnet zwei davon kriegen es einfach nicht hin, miteinander klarzukommen!

Das Verhältnis der beiden ist wirklich kompliziert. Mama gibt meiner Großmutter für vieles in ihrem Leben die Schuld – so wie sie es bei vielen anderen auch tut, nur dass es bei Oma um grundlegendere Dinge geht. So schimpft meine Mutter häufig, dass sie als Jugendliche nichts gehabt habe, keine Schlittschuhe oder hübschen Kleider. Dass Oma das wenige Geld, das sie besaß, ins Haus gesteckt habe. Mama gibt Oma die Schuld an vielem. Der größte Vorwurf, den sie ihr macht, ist aber wohl, dass Oma sie nicht von der Ehe mit meinem Vater abgehalten hat. Das ist natürlich mehr als absurd, immerhin war es meine Mutter, die vor dem Altar Ja gesagt hat – aber erklär das mal einer Person wie meiner Mutter. »Oma hat gesagt, es ist an der Zeit, ihn zu heiraten«, rechtfertigt sie sich bis heute. »Er hätte so lange um mich geworben.«

Egal, was ich bislang versucht habe, meine Mutter ist nicht von der Meinung abzubringen, dass ihre eigene Mutter ihr diesen Menschen eingebrockt hat. Ich hoffe, dass Oma nur die Hälfte von dem hört, was Mama ihr da vorwirft. Vielleicht ist das selektive Gehör ja doch für irgendetwas gut.

Kapitel 12

Es geht vorwärts. Nachdem die Krankenkasse den Reha-Antrag für Allensbach im ersten Anlauf standardmäßig abgelehnt hatte, kam gestern Abend doch noch die Zusage. Und plötzlich ging alles furchtbar schnell. Zum Glück wurden die Kanüle am Hals und die Magensonde bereits vorletzte Woche erfolgreich entfernt, jetzt ist meine Mutter endlich bereit für eine richtige Therapie in einer spezialisierten Reha-Einrichtung. Ich freue mich, sie bald in der Nähe zu haben, wo Freunde und Bekannte sie besuchen können.

Mit einem guten Gefühl im Bauch fahre ich an einem Abend Mitte Oktober nach Allensbach. Meine Mutter müsste bereits angekommen sein an ihrem geliebten Bodensee. Sie war die vergangenen Tage sehr aufgeregt, weil sie es kaum erwarten konnte, endlich häufiger Besuch zu bekommen und all die Menschen wiederzusehen, denen es nicht möglich war, nach Chemnitz oder Karlsruhe zu kommen.

Ich parke vor der Reha-Einrichtung, die umgeben von Feldern und Wäldern idyllisch auf einer kleinen Anhöhe oberhalb der Ortschaft liegt, und bleibe vor dem Gebäude stehen, das für Mama ihr neues Zuhause werden wird. Zumindest, bis sie wieder etwas Selbstständigkeit erlangt und in eine betreute Wohneinrichtung kommt oder mit Unterstützung allein leben kann. So der Plan – mein Plan.

Die Schiebetür öffnet sich, und ich betrete einen hellen, geräumigen Flur. Am Empfang frage ich nach Jana Gräfe. Der Pförtner nennt mir ihre Zimmernummer und den Namen des Hauses, in dem sie liegt. Davos, Säntis und Arlberg sind die Namen der Häuser, angelehnt an die Berge, die man bei guter Sicht von der Anhöhe aus sehen kann.

Ich laufe in die Richtung, die er mir beschrieben hat, über breite Gänge, die mit Teppich ausgelegt sind, vorbei an Bildern an den Wänden, die in freundlichen Farben gehalten sind. Gardinen zieren die großen Fenster, und vereinzelte Sofaecken lassen Gemütlichkeit aufkommen. Hier ist es ganz anders als in den bisherigen Kliniken, die von geradezu antiseptischer, steriler Sachlichkeit geprägt waren. Hier riecht es vergleichsweise angenehm, ein bisschen nach Essen und vielleicht auch ein wenig nach See. Vermutlich riecht es überall besser als in einer von Desinfektionsmitteln eingehüllten Klinik. Überall stehen Reha-Geräte herum, hängen Therapiepläne aus. Die einzelnen Stationen sind klein, und das Personal, bei dem ich erneut nach dem Weg frage, wirkt entspannt und freundlich.

Ich betrete Mamas Zimmer, das einen grandiosen Blick auf den See und die Berge haben muss, da es nach Süden ausgerichtet ist. Jetzt bei Nacht ist der See nur schemenhaft zu erkennen, anhand der Lichter, die ihn säumen. Hier kann man sich wirklich wohlfühlen – schon jetzt ist es tausendmal besser als in Karlsruhe. Erleichterung macht sich breit, es war die richtige Entscheidung. Hier fühlt sich auch meine Mutter sicher wohl.

Mama begrüßt mich freudig, als sie mich sieht.

»Wie war deine Fahrt?«, frage ich.

»Gut«, murmelt sie ein wenig erschöpft.

Ich lächle sie an. Endlich kann ich meine Mutter auch wochentags besuchen, ohne jedes Mal eine Weltreise zu unternehmen. Von Konstanz nach Allensbach dauert es gerade mal zwanzig Minuten mit dem Auto. Und endlich, so scheint es, sind wir an der richtigen Adresse, einer Einrichtung, in der es die Therapien gibt, die meine Mutter braucht, und in der man sich zudem wohlfühlen kann.

»Hast du schon gesehen? Du hast See- und Alpenblick.« Ich zeige Richtung Fenster.

»Ja, das ist wirklich schön. Aber ich würde, ehrlich gesagt, sehr gern ein Einzelzimmer haben.«

Neben Mama liegt eine andere Patientin. Sie spricht nichts, hat wohl einen Schlaganfall oder etwas Ähnliches gehabt. Sie wird wohl auch die nächsten Tage nichts sagen können. Einzig ein Stöhnen oder Röcheln ist von ihrer Seite des Zimmers zu vernehmen. Arme Frau, denke ich mir.

»Du kannst ja morgen den Arzt fragen, ob ein Einzelzimmer möglich ist. Das Wichtigste ist, dass du endlich in Allensbach bist.«

Sie nuschelt etwas, das ich nicht verstehen kann. Dann sagt sie lauter, mit einem Nicken zum anderen Bett: »Hoffentlich ist sie nicht so empfindlich wie meine letzte Bettnachbarin.«

Ich kann meine Mutter verstehen. Sie war die letzten Wochen mit einer Frau im Zimmer, die nie das Fenster öffnen wollte. Auch nachts war es ein Kampf. Für Mama, die eine Frischluftfanatikerin ist und nachts am liebsten bei zwölf Grad Zimmertemperatur schläft, eine echte Geduldsprobe.

»Ich verstehe dich. Ich werde den Arzt darauf ansprechen. Da ist sicher was zu machen. Vielleicht nicht gleich morgen, aber die kommenden Tage.«

Und in der Tat, in Allensbach läuft einiges anders als in Karlsruhe. Es dauert zwar ein wenig, aber meine Mutter bekommt schließlich ihr Einzelzimmer, und man merkt ihr an, dass sie sofort besser gelaunt ist. Manchmal sind es eben die kleinen Dinge, die einen glücklich machen – wie ein offenes Fenster bei Nacht.

In den kommenden Wochen bin ich oft bei Mama. Ich bleibe zwar meistens nur ein, zwei Stunden am Abend, aber dafür verteile ich meine Besuche auf die ganze Woche. Es entlastet mich, dass ich nicht mehr meine gesamten Wochenenden dafür verwenden muss, um meine Mutter zu sehen, und nun auch wieder etwas Zeit für mich und meinen Freund habe.

Ich suche von Anfang an den Kontakt zu Ärzten und Therapeuten, möchte möglichst früh eingreifen, wenn irgendetwas nicht passt. Da meine Mutter manchmal sehr schwierig sein kann, nehme ich das meiste Organisatorische selbst in die Hand. Die Einrichtung macht nach wie vor einen sehr guten Eindruck auf mich. Therapien und Mahlzeiten finden gemeinschaftlich auf der Station statt.

Zahlreiche Geräte wie Arm- und Beinfahrräder sind permanent verfügbar, die meisten können bei Bedarf elektrisch angetrieben werden, sodass beispielsweise die Beine eine Fahrradfahrbewegung ausführen, ohne dass die Kraft vom Patienten selbst kommt. Für die Beweglichkeit ist das sehr gut, und auf Mamas Programm steht ab jetzt jeden Tag mindestens eine Stunde Radtraining. Mit Blick durch die bodentiefen Fenster auf den See werden so Arme und Beine stundenlang durchbewegt. Ein echter Fortschritt nach den letzten Wochen in Karlsruhe, wo so gut wie nichts ging.

Trotzdem hat meine Mutter auch schlechte Tage. Dass sie beispielsweise noch keine Wassertherapie haben kann, weil sie noch warten muss, bis der Luftröhrenschnitt an ihrem Hals komplett verheilt ist, will sie nicht wahrhaben.

»Sprich doch den Arzt drauf an, und frag ihn, wie seine längerfristige Planung aussieht. Ich gehe mal davon aus, dass die Therapiepläne nach und nach ergänzt werden«, schlage ich vor, als ich sie besuche und für einen Spaziergang durch den angrenzenden Park schiebe.

Aber davon will meine Mutter nichts wissen. »Die hören ja nicht auf mich« oder »Das interessiert die doch nicht« sind ihre üblichen Ausreden.

»Im Vergleich zu manch anderem hier kannst du immerhin *sagen*, was du willst, und Dinge, die dich stören, ansprechen. Denk an deine ehemalige Zimmerkollegin, die sich noch nicht mal mitteilen kann. Nutze doch die Fähigkeit, die du hast, und rede mit den Leuten um dich herum.«

Aber nicht nur das Reden, auch das Zuhören klappt heute nicht. Mama schaut einfach an mir vorbei, als wäre ich Luft, und redet sich immer mehr in Rage. »Es hat sich nichts getan! Alles ist gleich. Alles ist schlecht!«

»Das stimmt nicht«, erwidere ich. »Es ist ein wunderbarer milder Herbsttag, die Sonne scheint, du bist draußen im Grünen und hast Besuch von deiner Tochter.«

»Na und?«, geht die Litanei weiter. »Ich kann nicht selbst laufen, muss mich von dir schieben lassen. Allein fürs Anziehen haben wir eine Dreiviertelstunde gebraucht, früher ging das in drei Minuten. Was ist denn das für ein Scheiß-Leben?«

Ich merke, ihr geht es nicht um Lösungen – sie möchte sich einfach beklagen und Frust ablassen. Über alles beschwert sie sich, weil sie sich nach wie vor mit der Behinderung, die sie hat, gedanklich nicht auseinandersetzen will. Sie ist gefangen in ihrem Körper *und* ihren alten Mustern.

Mit diesem Verhalten macht sie es mir manchmal wirklich nicht leicht. Einerseits verstehe ich ihre Situation, die, wenn ich mich in sie hineinversetze, unerträglich sein muss, andererseits wird ihr Leben mit diesem allgemeinen Gemeckere noch schwerer, als es eh schon ist. Ich weiß, es gibt nicht *die ideale Reha*. Solange meine Mutter derart von ihrem Umfeld abhängig ist, solange sie weder Arme noch Hände bewegen kann, um sich wenigstens mal eine Haarsträhne aus dem Gesicht zu streichen oder etwas zu trinken, so lange wird sie überall etwas Negatives finden. Das, was sie eigentlich belastet, nämlich ihre Behinderung, versucht sie nach wie vor auf anderes zu projizieren. Ich frage mich, wie lange das gutgeht und wie ich sie unterstützen kann, aus ihren Verhaltensmustern auszubrechen.

Auch ein paar Tage später ist mal wieder egal, was ich sage oder tue. Ich frage sie zigmal, ob sie etwas essen oder trinken möchte, bekomme aber nur patzige Antworten.

»Es ist doch egal, was ich will!«, pflaumt sie mich an. »Ich kriege das Essen oben reingeschoben, und unten kommt es wieder raus.«

Cool bleiben, Anett, sage ich mir. Mir platzt zwar gleich der Kragen, aber das muss ich mir ja nicht anmerken lassen. Stattdessen sage ich: »Mir ist deine Meinung wichtig, darum frage ich dich.« Ich komme mir mittlerweile vor wie beim Anti-Aggressions-Training …

Meine Mutter reagiert jedoch gar nicht auf mich, sondern starrt vehement an mir vorbei. Ich suche ihren Blick.

Da giftet sie los: »Ich will kein lebloses Ding mehr sein, das sich von anderen den Hintern abwischen lassen muss! Du kannst mich gleich in der Schweiz anmelden.«

»Das kannst du mit dem Computer, den du nun hast, selbst machen«, entgegne ich ungerührt, obwohl mich ihre Aussage bis ins Mark erschüttert.

»Und wie soll ich unterschreiben?«

Ich zucke mit der Schulter. »Das geht sicher auch anders.«

»Du hast gesagt, dass du dich darum kümmerst!«

»Nein, das habe ich nicht. Ich habe gesagt, ich würde deinen Wunsch respektieren, wenn es keine Hoffnung mehr gibt.«

Sie wird laut. »Aber Hanka ist auch der Meinung, es gehe nichts voran!«

»Wenn Hanka tatsächlich der Meinung ist, es gehe nichts voran und dein Tod sei die einzige Option, dann kannst du dich ja zusammen mit ihr darum kümmern.«

So. Das saß. Auf das Spiel, dass sie sich aus der Verantwortung für ihr eigenes Leben zieht und mir den Schwarzen Peter in die Schuhe schiebt, lasse ich mich diesmal sicher nicht sein. Ich soll ihr den Notausgang offenhalten? Ich glaube, ich spinne. Das kann sie selbst tun!

»Möchtest du noch einen Kaffee? Oder lieber ein Wasser?«, versuche ich das Gespräch wieder auf sicheres Terrain zu bringen.

»Mir egal«, sagt meine Mutter trotzig und dreht den Kopf demonstrativ zur Seite.

Ich komme mir langsam vor wie im Kindergarten. Und was hilft bei trotzigen Kindern? Konsequenz. Also setze ich mich hin und mache gar nichts.

»Ich warte so lange, bis du dich entschieden hast.«

Als sie sich nach einer Viertelstunde aber immer noch nicht hat durchringen können, mir zu sagen, was sie trinken will, packe ich die Getränke weg. Ich werde ihr sicher nichts aufzwingen, denk ich mir. Sie soll selbst entscheiden. Und wenn sie das nicht tut, obwohl man es ihr mehrfach angeboten hat, dann hat sie halt Pech gehabt. Ich trage das Tablett in die Küche. Und trotz all meiner inneren Überzeugung, dass ich gerade das Richtige tue, habe ich Tränen in den Augen.

Eine Schwester, die mir in die Küche gefolgt ist, versucht mich zu trösten »Das ist normal, dass es immer hoch und runter geht.«

»Das verstehe ich ja auch«, schniefe ich. »Und mir ist bewusst, dass ihre Situation nur schwer zu ertragen ist. Aber ich bin auch ein Mensch und habe Gefühle. Und sie verletzt mich am laufenden Band.«

Die Schwester umarmt mich. »Ich weiß, es ist schwer.« Sie gibt mir die Kraft und den Mut, noch einmal zu Mama zu gehen.

Ich bringe ihr einen Kaffee mit. An Mamas Laune ändert der leider rein gar nichts.

»Ich will nichts!«, faucht sie mich an.

»Ist mir egal«, sage ich und stelle den Becher auf den Tisch. »Dann trinke ich ihn eben.«

»Mir ist eh alles egal!«, keift sie da. »Es hätte alles anders kommen können! Der Unfall wäre nie passiert.«

Die Alarmglocken in meinem Kopf beginnen zu klingeln. Will sie mir etwas damit sagen, dass ich …?

Ich schaue sie entsetzt an, aber sie weicht meinem Blick aus und starrt an mir vorbei. Ich weiß, dass sie dieses Wegschauen anwendet, wenn sie gefrustet ist und für ihre Situation Schuldige sucht. Und was das bedeuten würde, lässt mich nach Luft schnappen. Will sie etwa *mir* die Schuld an ihrem Unfall geben?

»Schau mich bitte an«, fordere ich sie ruhig, aber dennoch bestimmt auf. »Und sag das noch mal.«

Ihr Blick trifft mich hart. »Warum sollte ich?« Dann dreht sie den Kopf wieder weg.

Ich wiederhole meine Bitte. »Schau mich an, wenn du mir was zu sagen hast.«

Sie kämpft mit sich und sieht mir schließlich zwei Sekunden lang in die Augen. Länger hält sie meinem Blick nicht stand. »Wenn du gefahren wärst, dann wäre alles anders.«

»Willst du mir damit sagen, dass ich schuld an deinem Unglück bin, weil ich in Dresden ausgestiegen bin? Willst du das sagen? Dann sag es mir bitte ins Gesicht.«

Ich bin verwundert, wie ruhig ich sprechen kann, obwohl in meinem Inneren ein Orkan tobt. Natürlich habe ich schon ähnliche Gedanken gehabt, nicht zuletzt meine Frage an jenem Tag, kurz bevor sie weitergefahren ist, ob sie noch einen Kaffee trinken wolle, fährt Endlosschleifen in meinem Hirn. Was wäre gewesen, wenn sie Ja gesagt hätte? Wäre sie dann später an Kilometer 75 vorbeigefahren, wäre der Wagen mit dem Anhänger dann schon weg gewesen? Was wäre passiert, wenn ich hinter dem Steuer gesessen hätte? Hätte ich ausweichen können? Wäre ich dann ab dem vierten Wirbel gelähmt? Oder ginge es mir gut, aber meine Mutter wäre genauso schwer verletzt, wie sie es heute ist, weil sie sich auch auf dem Beifahrersitz diese schlimmen Verletzungen zugezogen hätte?

So viele Fragen – und keine Antworten.

Mamas Blick streift mich. »Es wäre sicher anders gekommen«, versucht sie eine Antwort zu umgehen. Sie blickt durch das Fenster nach draußen, Tränen stehen ihr in den Augen. Ihr Kopf senkt sich, bevor sie mich anschaut. »Es konnte ja keiner ahnen …«

Es sind Situationen wie diese, die mich daran zweifeln lassen, ob ich das alles überstehen kann. Was meine Mutter und ich durchmachen müssen, fühlt sich schlimmer an als der Tod. Ich würde sie lieber verlieren, als dass sie so ein Dasein fristen muss. Den liebsten Menschen in meinem Leben so zu sehen und nur ahnen zu können, wie sehr er leidet, bricht mir jedes Mal aufs Neue das Herz. Ich fühle mich so allein, auch weil ich mich verloren habe. Alles, was mir im Leben wichtig war, ist vor dem Hintergrund der letzten Monate nichtig. Was war ich? Ehrgeizig, ambitioniert, humorvoll, zielstrebig, sportlich, fit. Was bin ich heute? Traurig, antriebslos, schwach, gleichgültig, zumindest meinem eigenen Leben gegenüber. Ich sorge zwar von Zeit zu Zeit für meine Entspannung, aber eigentlich nur, damit ich Kraft habe, um am nächsten Tag wieder für meine Mutter da zu sein. Meine eigenen Ziele habe ich zurückgestellt, sie sind mir nicht mehr wichtig. Mein Leben ist voll und ganz auf ihre Bedürfnisse ausgerichtet.

Frank sagt, ich dürfe mich von meiner Mutter nicht so vereinnahmen lassen. Natürlich hat er Recht – aber sie ist nun mal meine Mutter und bis auf meine Oma, die weit weg lebt, das Einzige, was so was wie einer Familie zumindest ansatzweise nahekommt.

»Warum fühlst du dich so verantwortlich für sie?«, will Frank von mir wissen, als wir einen langen Spaziergang im Park machen. »Wäre es anders, wenn ihr Unfall zu einem anderen Zeitpunkt passiert wäre?«

Gute Frage. Wir laufen nebeneinander am See entlang, und ich denke nach. Hängt mein Verantwortungsgefühl für sie damit zusammen, dass es unsere gemeinsame Reise war? Dass ich mich also irgendwie mitschuldig für den Unfall fühle? Ganz klar: nein.

»Sie hat nur mich. Ich bin ihre vertrauteste Person. Das war ich irgendwie schon immer.«

Ich habe mich immer für meine Mutter verantwortlich gefühlt. An mich denken, egoistisch sein, meine Bedürfnisse einfordern, das habe ich mir schnell abgewöhnt, da meine Mutter nicht damit umgehen konnte, wenn es mir schlechtging. Sie konnte mich nicht so auffangen, wie ich es als Kind gebraucht hätte, so überfordert, wie sie nach der Scheidung und der Flucht von meinem Vater war. Obwohl ich, wie ich finde, eine pflegeleichte Tochter war, kam meine Mutter oft an ihre psychischen Grenzen. Wie bei vielen Alleinerziehenden ist das Kind schnell in der Rolle der Bezugsperson und wird wie ein Erwachsener behandelt – was durchaus positiv sein kann. Ich vermute heute, dass meine Mutter damals einfach überfordert war mit der Situation. Sie war arbeitslos an einem fremden Ort und kämpfte mit furchtbaren Zukunftsängsten. Wir hatten ja nur uns, also fokussierte sie sich auf mich. Dass dies für ein Kind, also mich, manchmal zu viel wurde, merkte anfangs keiner, selbst ich nicht. Und es dauerte viele Jahre, bis ich in der Lage war, meine Überforderung mit der Situation zu kommunizieren.

Frank und ich schlendern langsam wieder zum Auto zurück, das wir auf dem Waldparkplatz am Ufer abgestellt haben.

»Ich bin doch ihre Tochter«, sage ich. »Wer ist denn sonst für sie da? Sie hat doch kaum jemanden, der ihr nahesteht. Mir ist klar, dass ich mich langfristig nicht so für sie aufopfern kann. Aber ich möchte für sie da sein, damit sie möglichst lange kämpft und die Hoffnung nicht zu früh aufgibt. Ich glaube, wenn im nächsten halben Jahr nichts Entscheidendes passiert, wird sie den Weg in die Sterbehilfe gehen.«

Es ist das erste Mal, dass ich das Kind beim Namen nenne. Ich sage nicht »Notausgang« oder »die Schweiz«, ein Synonym für den begleiteten Freitod. Ich sage: Sterbehilfe.

Frank nickt, er weiß von Mamas Plan B.

Dreizehn Wochen ist der Unfall nun her, und immer wieder kommen mir Mamas Worte in den Sinn, ihr Wunsch, so nicht mehr leben zu wollen. Es sind zwar nur ein paar wenige Male, dass sie mir gegenüber von ihrem Plan B spricht, aber meine Angst ist groß, dass sie aus dieser gedanklichen Spirale irgendwann nicht mehr herauskommt und von mir einfordert, für sie aktiv zu werden.

Doch selbst mir fällt es schwer, die Hoffnung zu bewahren und positiv zu denken. Aussagen von den Ärzten wie »Ihre Verletzung war aber sehr schlimm!« und »Die Quetschung ist sehr stark« motivieren nicht gerade. Wenn wir dann nach Prognosen fragen, hören wir nur, dass man die nicht machen könne. Es ist frustrierend und fühlt sich an, als würde man unentwegt auf der Stelle treten.

Auf der anderen Seite wird der in Karlsruhe entdeckte Bizeps immer kräftiger. Die Physiotherapeuten bemerken weitere Muskeln im Oberarm, sogar ein ganz leichter Drehimpuls im Unterarm ist auszumachen. Manchmal, wenn meine Mutter im Bett liegt und ich ihr das Schaffell unter die Füße legen will, scheinen sie sich wie von Zauberhand anzuheben, oft sogar, ohne dass ich sie anfasse.

»Mama, hast du grad versucht, die Füße anzuheben?«

»Nein, warum?«

»Weil dein rechter Fuß kurz hochging. Versuch es doch mal.«

Mama tut mir den Gefallen, aber es passiert nichts.

Vom Krankengymnasten, den ich tags darauf auf meine Beobachtung anspreche, lasse ich mir erklären, dass meine Mutter zunehmend Spastiken entwickelt, unwillkürliche Muskelkontraktionen, die der Körper ausführt, ohne dass man Einfluss darauf nehmen kann. Die Nerven versuchen Impulse zu senden, aber die kommen nicht an und entladen sich in unkontrollierten Bewegungen.

»Ist das ein gutes oder ein schlechtes Zeichen?«, frage ich den Physiotherapeuten.

»Kann man so nicht sagen. Grundsätzlich ist eine Spastik gut für die Muskelerhaltung, weil der Muskel immer wieder aktiviert wird und sich nicht gänzlich abbaut. Es ist aber keine willentlich gesteuerte Bewegung.«

Hm. Das wiederum ist nicht so gut. Diese andauernde Zerrissenheit, die Frage, an was man glauben darf und an was nicht, ist nur schwer zu ertragen. Ständig zwischen Hoffnung und Frustration hin- und herschwankend, verleben wir Tage, Wochen, Monate, in denen zwar kleine, aber keine gravierenden Fortschritte zu verzeichnen sind.

Seit meine Mutter in Allensbach ist, bekommt sie richtig viel Besuch. Sportfreunde aus dem Fitnessstudio, freiwillige Helfer von der »Tafel« oder den Maltesern und alte Arbeitskollegen schauen bei ihr vorbei, wenn sie Zeit haben. Meiner Mutter tut die Fürsorge gut, sie wirkt deutlich ausgeglichener als noch in Karlsruhe und genießt die fast schon täglichen Ausflüge in die Natur in wechselnder Begleitung. Manchmal sind sogar mehrere Leute gleichzeitig da, bringen Blumen, frisches Obst und Gebackenes. In Verbindung mit den langen Spaziergängen rund um das Reha-Gelände mit grandiosem Ausblick auf den Bodensee und die Alpen und dem tagesfüllenden Programm hilft ihr der neue Alltag, die Situation zu ertragen, zumindest vorerst.

»An Silvester will ich mein Glas selbst halten – ansonsten kann mich das neue Jahr mal!«, verkündet sie bei einem unserer Herbstspaziergänge Anfang November.

Ich schiebe sie am Waldrand durch das Laub und kämpfe mit jedem kleinen Hügel. Zusammen mit dem Rollstuhl habe ich rund hundertfünfzig Kilo zu schieben, keine leichte Aufgabe, wenn dann auch noch Steigungen hinzukommen.

»Das packst du«, sage ich unter Stöhnen. Ich weiß nicht, wen von uns beiden ich damit zufriedenstellen will.

Gleichzeitig sorgen Aussagen wie diese dafür, dass ich es zunehmend mit der Angst zu tun bekomme. Ich fühle mich eingefroren im schlimmsten Augenblick, den man sich vorstellen kann. Jeden Tag frage ich mich, wie es weitergeht. Jeden Tag verlebe ich zwischen Hoffen und Bangen.

An meinem Geburtstag Mitte November fahren Frank und ich am Morgen raus nach Allensbach, einen Kuchen im Gepäck, den ich gebacken habe. Wir betreten den Stationssaal. Meine Mutter sitzt schon am Tisch und erwartet uns sehnsüchtig. Sie hat Blumen, Sekt und eine Geburtstagskarte für mich organisiert, und ich bin zu Tränen gerührt, als ich die Karte lese. Sie schreibt, dass sie mich liebe, und sie dankt mir für alles. Und dann singt mir Mama sogar ein Ständchen.

Auch sie hat Tränen in den Augen, und ich kann mir vorstellen, warum. Mein Geburtstag ist Mama sehr wichtig, sie backt mir jedes Jahr einen leckeren Kuchen, kommt vorbei und schenkt mir Blumen. Dass dies seit dem 29. Juli dieses Jahres nicht mehr möglich ist, konnte niemand ahnen. So saß sie gestern Abend da und konnte nichts weiter tun, als Instruktionen zu geben. Ihre Freundin Ellen hat die Blumen besorgt und die Worte auf die Karte geschrieben, die meine Mutter ihr diktiert hat. Da sie keine Frau großer Worte ist, hat es sie stets viel Anstrengung gekostet, ihre Gefühle auf Papier zu bringen. Mamas Karten waren meist eher nüchtern: »Alles Gute zum Dreißigsten. Lass es dir gutgehen.« Jetzt hat sie nur noch diese Worte – nicht mal die herzliche Umarmung mag ihr mehr gelingen. Sie kann zwar ihren Unterarm zwei Zentimeter nach links und rechts drehen, aber den Arm anzuheben, davon ist sie Lichtjahre entfernt.

Das sei ihr am Vorabend klar geworden, erzählt sie mir, während Frank den Kuchen anschneidet.

Vielleicht wurde ihr auch klar, dass es mein letzter Geburtstag sein wird, den wir zusammen verbringen werden.

Kapitel 13

Zumindest eines wird in den nächsten Tagen deutlich: Es wird wohl mein einziger Geburtstag bleiben, den wir in Allensbach verbringen. Der Leiter der Reha-Einrichtung hat sich für heute angekündigt. Er erklärt uns, dass er aus medizinischer Sicht eher eine auf Querschnittsverletzungen spezialisierte Reha für meine Mutter empfehle.

»Wir können Sie hier schon behandeln, aber eben nicht so gezielt«, legt er meiner Mutter dar. »Außerdem hätten Sie in einer Querschnitts-Reha Kontakt zu anderen Querschnittsverletzten. Hier sind, vor allem in der Früh-Reha, fast nur neurologische Fälle, die aufgrund einer Verletzung im Gehirn Lähmungserscheinungen haben, nicht aber aufgrund von Rückenmarksschädigungen.«

Ich weiß, was er meint. Viele von Mamas Mitpatienten können sich noch nicht einmal mitteilen, sitzen den ganzen Tag im Rollstuhl, scheinbar teilnahmslos. Nur mit ein paar wenigen kann sich meine Mutter austauschen.

»Dann müsste ich ja wieder weiter weg von zu Hause!«, stellt meine Mutter entgeistert fest.

»Ja, das stimmt. Aber dafür könnten Sie noch spezialisierter behandelt werden. Was wollen Sie denn? Was ist Ihr Ziel?«

»Mehr Therapien und wieder laufen können.«

Der Leiter der Einrichtung zuckt zusammen. Dann sagt er ruhig: »Ihre Ziele sind sehr hoch. Sie sollten sich wirklich überlegen, ob es nicht an der Zeit ist, in eine fachspezifischere Reha zu gehen.«

»Wo wäre die?«

»Die nächsten zwei Therapieeinrichtungen sind in Tübingen oder Pforzheim.«

»Das ist mir zu weit weg«, lehnt meine Mutter kategorisch ab.

Ich habe geahnt, dass der Zeitpunkt früher oder später kommen würde, an dem wir uns entscheiden müssen, was wichtiger ist: eine heimatnahe Reha oder eine optimale Therapie. Sicherlich war die Heimat die letzten Monate über das Wichtigste für meine Mutter und ihre psychische Verfassung. Aber vor dem Hintergrund, dass sie den Kontakt zu ihren Freunden wieder aufgenommen und stabilisiert hat, könnte man nun den nächsten Schritt machen.

»Sie müssen Prioritäten setzen, Frau Gräfe.«

Mama und ich geraten nun immer öfter aneinander. Nicht zuletzt, weil sie mit der Entscheidung für eine spezialisierte Reha überfordert ist und wieder ständig versucht, mir die Verantwortung für lebenswichtige Entscheidungen zu übertragen. Wenn sie mich fragt, was ich ihr rate, sage ich ihr zwar meine Meinung, wäge das Für und Wider ab, überlasse ihr aber den Rest. »Entscheide du. Du musst selbst wissen, was dir wichtiger ist.«

»Aber wenn ich so weit weg bin, dann kommt mich während der Woche niemand mehr besuchen!«

»Da hast du sicher Recht. Wenn du jedoch einen Platz in der Intensivtherapie in Pforzheim kriegst, hast du sowieso den ganzen Tag Programm.«

»Du meinst, so wie hier, bis vier Uhr am Nachmittag, und dann sitze ich blöd rum? Auf so was kann ich verzichten!«

»Meinst du nicht, dass es eine Chance wäre, voranzukommen? Vielleicht haben die in Pforzheim andere Therapiemöglichkeiten?«

Je länger wir hier in Allensbach festhängen und uns nicht

entscheiden, desto mehr wird mir klar, dass meine Mutter dringend einen Ortswechsel braucht. Die Hoffnungen, die wir anfangs in diese Einrichtung gesteckt haben, motivieren sie nur noch bedingt – sie hat einfach zu wenig Therapie hier, zumindest nicht so viel, dass es sie zufriedenstellt. Obwohl die Therapeuten wirklich sehr bemüht sind, haben sie, was echte Querschnitte angeht, zu wenig Erfahrung. Mama will merkliche Fortschritte, will kämpfen. Und sie will sehen, dass ihr Einsatz nicht umsonst ist. Sie will nach den neuesten wissenschaftlichen Erkenntnissen professionell behandelt werden. In Allensbach fehlt den Therapeuten aber aufgrund des neurologischen Schwerpunktes diese Erfahrung. Von Woche zu Woche macht sich mehr Unzufriedenheit in ihr breit. Natürlich ist sie wahnsinnig froh darüber, dass sie, seitdem sie wieder in der Nähe der Heimat ist, viel mehr Besucher empfängt als noch in Karlsruhe. Dennoch glaube ich, dass Pforzheim besser für sie wäre, weil sie dort noch besser gefördert werden kann. Aber ich werde die Entscheidung nicht für sie fällen.

»Entscheide du! Mir ist eh alles egal«, sagt sie.

»Nein, das mache ich nicht, Mama. Du kannst reden, du bist ein erwachsener Mensch. Du entscheidest selbst.«

»Mir hört doch keiner zu! Alle schieben mich nur rum, und keinen interessiert es, was ich will.«

»Was willst du denn?«, hake ich nach.

»Laufen!«

Aha. »Dann brauchst du eine gute Therapie.«

»Wieso können die denn hier keine anständige Therapie machen?«

Herrje. Mama will sich einfach nicht helfen lassen, unsere Gespräche enden immer öfter im Streit. So auch heute.

Weil ich noch einen Termin habe, sage ich ihr, dass ich nun aufbrechen müsse, dass wir aber morgen weiter über alles reden könnten.

»Wieso musst du schon wieder gehen? Nie hast du Zeit für mich!«

»Mama, ich bin seit drei Stunden bei dir und komme morgen Abend wieder. Auch ich brauche mal Zeit für mich.«

»Du warst den ganzen Tag zu Hause.«

»Ja, und da habe ich gearbeitet.«

»Na und? Für andere hast du immer Zeit. Nur für mich nicht!«

Ich versuche mich von ihr nicht reizen zu lassen, sondern sage ruhig: »Das stimmt doch gar nicht, ich komme fast jeden Abend zu dir.«

»Ja, und dann gehst du nach zwei Stunden wieder.«

»Weil ich eben auch mal Zeit für mich brauche«, erkläre ich sanft. »Das ist doch ganz normal.«

Mamas Kopf ist hochrot, ihr Blick verfinstert sich. »Nach vier Wochen in Chemnitz war deine Liebe ja schon aufgebraucht!«

Ich bin sprachlos. Ihre Worte treffen mich tief in meinem Inneren. Ich flüstere fast, als ich sie frage: »Ich bin die ganze Zeit für dich da. Wie kannst du so was sagen?«

»Es stimmt doch! Seit Karlsruhe ist keine Liebe mehr von dir zu spüren.«

Warum sagt sie so etwas? Wie kann sie mir so etwas antun? Mir? Ihrer Tochter, die sich um alles kümmert? Der ihr Wohlergehen so sehr am Herzen liegt? Die jeden Tag da ist? Ich spüre, dass mir die Tränen kommen.

»Was du sagst, verletzt mich zutiefst. Du tust mir weh.«

Aber auch das Gesagte geht an ihr vorbei. Ihr Blick ist hart, nach draußen gerichtet. Mit allerletzter Kraft gehe ich hinaus auf den Gang und breche schließlich in Tränen aus.

Der Rat aller, mit denen ich drüber spreche, lautet: Distanziere dich! Kümmere dich um dein Leben, achte auf dich, nimm dir Auszeiten, und hol dir psychologische Hilfe.

Der besorgte Satz von Ellen, als ich ihr von den letzten Wochen mit meiner Mutter erzählte, verankert sich tief in meinem Kopf: »Mädchen, hol dir Hilfe! Nicht dass du noch Frank verlierst.«

Ich habe verstanden, dass ich etwas ändern muss. Mir fällt die Vorstellung schwer, mich von dem einzigen mir noch nahestehenden Familienmitglied distanzieren zu müssen, damit es mir gutgeht. Ich will mich nicht von Mama entfernen, aber ich muss irgendetwas tun – ansonsten gehe ich zugrunde. So kann es jedenfalls nicht weitergehen, ansonsten dauert es wirklich nicht mehr lang, bis ich Frank verliere. Er steckt schon so lange zurück …

Zum Glück hat Ellen mir eine Möglichkeit aufgezeigt: Ich werde eine Psychologin aufsuchen.

»Dann erzählen Sie mal!«

Das muss mir Frau Weber nicht zweimal sagen. Es sprudelt förmlich aus mir heraus. Ich erzähle ihr von dem Unfall meiner Mutter, unserer Reise von Chemnitz über Karlsruhe nach Allensbach und versuche, unsere gemeinsame Lebensgeschichte dabei so kurz wie möglich und so ausführlich wie nötig zu halten.

»Aber der Unfall ist es im Moment gar nicht, der mich so belastet«, sage ich, als ich nach einer halben Stunde zum ersten Mal innehalte. »Was mich immer wieder an meine Grenzen bringt, ist die Art und Weise, wie meine Mutter mit anderen umgeht. Vor allem mit mir. Sie ist jähzornig und gibt mir permanent das Gefühl, es ihr nicht recht zu machen. Das war schon immer so. Auch vor dem Unfall hat sie mich immer sehr stark gefordert und konnte ein Nein nicht akzeptieren.«

»Wie war denn Ihre Kindheit?« Es ist die erste Frage von Frau Weber, der rothaarigen schmalen Person, die mir in einem bequemen Sessel gegenübersitzt.

»Schwierig. Meine Eltern sind geschieden. Nach der Scheidung ist meine Mutter mit mir, ich war acht Jahre alt, vor meinem Vater an den Bodensee geflüchtet. Wir lebten zwei Jahre in diesen Übersiedlerunterkünften, in unserem Fall einem Gasthof. Wir hatten kein Geld, und Mama war arbeitslos, da ihre Ausbildung hier nicht anerkannt wurde.«

»War Ihr Vater nicht für Sie da?«, will Frau Weber wissen.

»Nein, mein Vater ist schon lange kein Papa mehr für mich. Am Anfang besuchte ich ihn noch in den Sommerferien, aber als ich älter wurde und anfing, meine Meinung zu äußern, kam es ständig zu Streitereien. Er akzeptierte meine Bedürfnisse nicht, und der Kontakt schlief schließlich ein.«

»Wie ging es Ihrer Mutter am Bodensee?«

»Nicht gut. Sie litt unter den Erinnerungen an ihre Ehe, auch wenn sie erleichtert war, nicht mehr in der Nähe meines Vaters zu sein. Am Anfang war ich hilflos und wusste nicht, wie ich ihr helfen konnte. Mit der Zeit habe ich mehr und mehr Verantwortung übernommen, erst für mich und irgendwann später auch für meine Mutter. Mit der Zeit wurde ich so eine Art Partner für sie, den sie bei allen Entscheidungen miteinbezog.«

Frau Weber schreibt etwas auf ihren Block. »Wie alt waren Sie, als Sie zum Partner wurden?«

»Ich schätze zwölf oder dreizehn.«

Meine Mutter fand nach zwei Jahren endlich einen Job und bekam damit auch eine Wohnung. Das Geld reichte zwar nur für ein Ein-Zimmer-Apartment, aber immerhin mit fünfundzwanzig Quadratmetern und einem Balkon, der ins Grüne rausging. Ich kam mit Ach und Krach aufs Gymnasium, meine Mutter wollte das so, damit ich später studieren konnte. Da sie selbst den ganzen Tag arbeitete, kümmerte ich mich größtenteils selbst um mein Mittagessen, Hausaufgaben und meine Freizeit.

»Wie war das Verhältnis zu Ihrer Mutter, als Sie in die Pubertät kamen?«

Ich denke nach, versuche mich an konkrete Situationen zu erinnern. »Ganz gut, glaube ich.«

Frau Weber schaut mich interessiert an. »An was denken Sie gerade?«

Ich fühle in mich rein. Da ist etwas, so ein Gefühl. War unser Verhältnis wirklich so gut, wie ich in der Retrospektive denke?

»Na ja, es war nicht immer einfach«, gebe ich zu. »Mama konnte plötzlich die Beherrschung verlieren und wegen Kleinigkeiten ziemlich laut werden.«

»Fällt Ihnen eine konkrete Situation ein?«

»Ja. Einmal ließ ich die Wohnungstür hinter uns zufallen, ohne den Schlüssel mitzunehmen. Mama stand schon im Flur, ebenfalls ohne Schlüssel, drehte total durch und jagte mich durchs ganze Haus bis in den Keller, wo ich mich in einer Ecke verkroch. Sie regte sich erst ab, als ich ihr den Vorschlag machte, beim Nachbarn zu klingeln, um über den Balkon wieder in unsere Wohnung zu kommen. Sie war einfach überfordert und wusste sich nicht zu helfen«, erkläre ich und beobachte, wie sich die Psychologin Notizen macht. »Andererseits hatte ich viele Freiheiten, durfte sehr viel mitbestimmen. Das war Mama immer wichtig.«

»Haben Sie mit Ihrer Mutter wie mit einer Freundin oder Schwester gesprochen?«

»Ja. Auch hinsichtlich der Typen, die sie manchmal anschleppte.«

»Hatte Ihre Mutter denn einen Partner?«

»Sie hatte ab und an Liebschaften. Aber das waren zum Teil ganz schöne Deppen. Fand ich zumindest, und ich glaube, meine Mutter fand das manchmal auch.«

Es waren echt ein paar schräge Vögel dabei, die meine Mutter von Zeit zu Zeit nach Hause brachte. Natürlich waren die meisten sehr nett, aber es gab auch einige wundersame Gestalten, die meisten Single-Männer Mitte vierzig, verkorkste Junggesellen oder Geschiedene mit Dachschaden. Mama schätzte meine Meinung und fragte mich schon früher immer um Rat. Ich antwortete stets ehrlich, manchmal zu ehrlich für ihren Geschmack. Dann wurde sie zornig, wenn ich Dinge sagte, die sie nicht hören wollte. Dabei hatte sie mich ja nach meiner Meinung gefragt. Das verwirrte mich. Irgendwie war ich Mamas Berater und Planer. Bei Reisen, Anschaffungen, Einkäufen. Andere Kinder hatten bei ihren Eltern kein Mitspracherecht.

»Und das gefiel Ihnen?«

»Ja, klar. Rückblickend entwickelte es sich aber zu einer sehr einseitigen Abhängigkeit. Irgendwann war meine Mutter nicht mal mehr in der Lage, ohne mich einen Pullover zu kaufen. ›Du musst mit in die Stadt kommen und mir sagen, was du davon hältst‹, sagte sie dann immer. Natürlich fühlte ich mich am Anfang geehrt, aber mit siebzehn fing es an zu nerven.«

Wir stritten immer häufiger, weil ich öfter meine Grenzen aufzeigte. Sie forderte meine Aufmerksamkeit, ließ mich nicht sein, wie ich war, und respektierte meine Bedürfnisse nicht. Mindestens einmal die Woche flogen die Fetzen bei uns, und sie sagte ziemlich verletzende Dinge zu mir. Unter anderem: »Du bist wie dein Vater. Der hat auch immer …«

Aber das Schlimmste für mich war: Sie entschuldigte sich nie bei mir. Konflikte wurden mit ins Bett genommen, und am nächsten Morgen tat sie so, als sei nichts gewesen. Ein erneutes Ansprechen führte nur zu neuen, noch schlimmeren Anschuldigungen. Also fand ich mich damit ab und versuchte, mehr mein Ding zu machen, ging viel weg und traf mich mit Freunden.

Als sie merkte, dass ich mich von ihr abnabelte, fing sie an, mich mit Regeln zu überhäufen. »Du kommst um ein Uhr nach Hause«, befahl sie mir mit achtzehn. Wohlgemerkt, nachdem sie mir vorher nie Grenzen gesetzt hatte. Ich kam seit Jahren heim, wann ich wollte, schlug aber nie wirklich über die Stränge.

»Du weißt aber schon, dass ich volljährig bin?«, setzte ich ihr entgegen.

Sie wusste es, und genau deshalb hatte sie Angst, mich zu verlieren.

Nach dem Abitur zog ich in eine WG in Konstanz. Meine Mutter war auf hundertachtzig.

»Aber Mama«, versuchte ich sie zu beruhigen, »wir leben hier in einer kleinen Wohnung und gehen uns nur noch auf die Nerven!«

Der Abstand tat uns gut. Mama brauchte etwa ein Jahr, um das zu merken. Sie wurde etwas selbstständiger, lernte neue Leute kennen und engagierte sich in einigen Vereinen.

Frau Weber hat aufmerksam mitgeschrieben, während ich erzählt habe. Nun fragt sie: »Wie war Ihre Beziehung zum Zeitpunkt vor dem Unfall?«

»Ganz okay. Ich wohne mit meinem Freund in einem Nachbarort von Konstanz, meine Mutter und ich haben uns ein-, zweimal die Woche gesehen und sind spazieren oder Kaffee trinken gegangen. Streit entstand vor dem Unfall meist dann, wenn sie mit konkreten Problemen zu mir kam und meinen Lösungsvorschlag nicht hören wollte.«

»Zum Beispiel?«

Ich erinnere mich an eine Situation, da funktionierte ihr Laptop nicht, und ich bot an, ihn mir nächste Woche mal anzuschauen. Mama wollte es aber sofort erledigt haben. Dass ich keine Zeit hatte, war ihr egal. »Du hast nie Zeit für mich«, sagte sie. »Für deine Freunde machst du immer alles. Ich bin dir unwichtig.«

Meine Mutter ist, seitdem ich denken kann, der Auffassung, dass sie sofort bekommen muss, was sie will. Wenn nicht, hagelt es Vorwürfe. Nicht selten kramt sie am Ende irgendeinen uralten Fehltritt meinerseits aus und hält ihn mir vor, als hätte ich den Zweiten Weltkrieg angezettelt. Ihre Phasen wechseln sich meist plötzlich und ohne ersichtlichen Grund ab. Das war früher schon so und hatte sich zwischenzeitlich gebessert, aber mit dem Unfall haben sich die alten Muster meiner Mutter wieder verstärkt.

»Die Beziehung war also immer schwierig«, fasst Frau Weber zusammen.

Ich halte das für eine sehr diplomatische Ausdrucksweise, aber im Grunde ist es richtig.

»Können Sie beschreiben, was Sie für Ihre Mutter empfinden?«

»Sie ist mir wichtig. Ich möchte, dass es ihr gutgeht. Das wollte ich immer. Darum habe ich ja auch versucht, mich um vieles zu kümmern. Ich habe ihr immer gewünscht, dass sie glücklich wird. Dass sie die Ehe mit meinem Vater hinter sich lässt und einen neuen Partner findet, mit dem sie alt werden kann. Aber das ist nicht passiert, meine Mutter hat ihr Glück nicht gefunden.«

»Gab es trotzdem glückliche Momente?«

»Ja, die gibt es. Im Urlaub geht Mama immer voll auf. Sie liebt das Meer. Wir sind früher fast jedes Jahr in den Süden zum Schnorcheln gefahren. Auch wenn sie vom Sport gekommen ist, war sie immer richtig euphorisch. Sie lacht sehr gern und laut. Mich irritiert das bis heute, weil ihre plötzliche Freude in so krassem Gegensatz zu dem negativen Getratsche steht.«

Frau Weber hört mir zu, notiert sich immer wieder etwas, nickt verständnisvoll. Dann sieht sie auf die Uhr. »Frau Gräfe, ich danke Ihnen für Ihre Offenheit«, sagt sie mit einem freundlichen Lächeln. »Wir sehen uns in ein paar Tagen wieder?«

Wir vereinbaren einen weiteren Termin in der kommenden Woche, dann verabschiede ich mich von ihr. Ausgestattet mit ein paar gedanklichen Impulsen, gehe ich aus meiner ersten psychologischen Sitzung und fühle mich unendlich befreit. Frau Weber ist die Richtige für mich. Mir geht es jetzt schon besser, auch wenn ich weiß, dass noch ein langer Weg vor mir liegt.

Wie jeden Mittwoch findet eine Abendandacht in der Therapie-Einrichtung statt. Die Seelsorgerin, die die Andacht hält, hat meine Mutter davon überzeugen können, diese zu besuchen. Sie hat wohl schon öfter mit meiner Mutter etwas Zeit verbracht, ihr Geschichten vorgelesen und mit ihr geredet. Auf sie hat sich Mama eingelassen – sie ist ja auch keine Psychologin. Die Seelsorgerin spricht in der kurzen Predigt von Verzweiflung und der Qual, gefangen zu sein in Situationen, in denen von heute auf morgen alles anders ist.

Zu meiner größten Überraschung muss meine Mutter weinen. Sie schluchzt: »Bring mich raus, Anett.«

Wir gehen raus, in eine ruhige Ecke. Ich wische meiner Mutter die Tränen aus dem Gesicht.

»Es ist alles scheiße«, sagt sie. Diesmal nicht zornig, sondern unendlich traurig. »Ich möchte so nicht leben. Das ist doch kein Leben.«

Ich lasse sie reden, höre zu. Es tut gut, sie auch mal so zu erleben, so ehrlich mir und ihren Gefühlen gegenüber.

»Wieso ist mir das passiert? Es ist so schrecklich, nichts tun zu können. Sich noch nicht mal an der Nase kratzen zu können!«

Sie weint, und ich sitze neben ihr und halte ihre Hand. Ihr emotionaler Ausbruch berührt mich. Es fällt mir so viel leichter, für sie da zu sein, wenn sie offen ihre Gefühle anspricht, anstatt mit verletzenden Worten um sich zu werfen.

»Ich weiß, Mama.«

Sie starrt aus dem Fenster, und die Zeit vergeht, bis sie weiterredet. »Wie lange soll das noch so gehen?«

Mein Blick geht aus dem Fenster. Ich lasse mir Zeit, bevor ich antworte. »Weißt du noch, was du mir früher immer gesagt hast?«

»Was?« Sie sieht nicht auf. Eine Träne hängt an ihrer Nasenspitze und glänzt.

»Dass der Körper sich selbst heilen kann«, antworte ich. »Man muss nur fest daran glauben! Diese Kräfte stecken in jedem von uns. Körper und Seele gehören zusammen. Wenn die Seele fest an Heilung glaubt, dann kann sie passieren.«

Mama hört mir zu. Ich habe das erste Mal seit Langem das Gefühl, dass sie meinen Worten Gehör schenkt.

»Es ist nicht der Körper, der übers Glücklichsein entscheidet. Wie viele kerngesunde Menschen gibt es da draußen, die zwar alles bewegen können, aber total unglücklich sind? Dieser Samuel Koch ist ein Beispiel dafür, dass man trotz größter Behinderung einen Lebenssinn finden kann und wieder so etwas wie Glück verspürt.«

Mama hat am Abend zuvor die Reportage über den jungen Mann gesehen, der sich bei einem waghalsigen Stunt bei *Wetten, dass..?* das Genick gebrochen hat und seitdem vollständig gelähmt ist.

»So ein Leben will ich nicht!«, schnauft sie. »Ich lasse mir doch nicht den Rest meines Lebens den Arsch abwischen.«

Der Gedanke ist schrecklich, da muss ich ihr zustimmen. Trotzdem, gerade ist sie für meine Worte empfänglich, deswegen lasse ich so schnell nicht locker.

»Das Problem ist, dass es keine OP gibt. Eine mögliche Heilung kommt, wenn überhaupt, nur von innen. Von außen kann dir nur sehr begrenzt geholfen werden. Die Therapie gibt Impulse, du allein kannst durch deine Einstellung die Selbstheilungskräfte so lenken, dass deine Körperzellen aktiv werden. Negatives Denken wirkt sich negativ auf deinen Körper aus.«

Meine Mutter hört zu, sagt nichts dagegen, was sehr ungewöhnlich ist. Sie ist offen und zugänglich.

»Wenn es einem schlechtgeht, kann man Hilfe annehmen. Gespräche mit Spezialisten könnten dir helfen, die positiven Gedanken zuzulassen.«

»Ich will nicht sprechen, ich will Taten!«

»Aber weder Ärzte noch Therapeuten können zaubern. Für deinen Geist wäre es wichtig, dass du Gespräche zulässt.«

Sie wirkt nachdenklich und schweigt.

»Weißt du, mir geht es körperlich gut«, spinne ich den Faden fort. »Ich kann alles bewegen, dennoch zerbreche ich innerlich. Daher bin ich seit letzter Woche bei einer Psychologin.«

Sie sieht auf, ihr Gesicht spiegelt ihre Verwunderung wider. »Aber du hast doch alles. Du hast Frank, ein Haus, einen Job, Freunde …«

»Und eine Mutter, der es beschissen geht«, vervollständige ich ihre Aufzählung. »Darum geht es mir schlecht. Ich habe das ganze Wochenende nur geweint. Ich möchte nicht, dass mein Innerstes derart mein Leben bestimmt. Deshalb lasse ich mir helfen, so wie ich es bei einem körperlichen Leiden auch tun würde.«

Sie sagt nichts dazu. Vielleicht versteht sie ja, was ich ihr sagen will.

»Wie fühlt es sich an, immer für Ihre Mutter da zu sein?«

Eine neue Woche hat begonnen, und wieder stellt mir Frau Weber aufwühlende Fragen.

»Anstrengend.« Stille. Ich lasse meine Gedanken kreisen. »Aber es geht ja nicht anders. Wer soll sich denn sonst um sie kümmern? Ich bin es ihr ja auch irgendwie schuldig.«

Frau Weber kritzelt etwas auf ihren Block. Dann fragt sie ganz ruhig: »Warum meinen Sie, es ihr schuldig zu sein?«

»Ich bin ihre Tochter. Sie war doch auch immer für mich da. Und sie hat ja niemanden sonst, außer mich und vielleicht ihre Freundin Hanka.« In dem Moment, in dem ich es ausspreche, frage ich mich, warum das so ist. Warum meine Mutter nie wirklich tiefe Freundschaften aufbauen konnte.

»Ihre Mutter hatte doch auch Männerbekanntschaften.«

Natürlich lernte meine Mutter hin und wieder jemanden kennen, sie suchte sogar aktiv über Kontaktanzeigen nach ihrem Traummann. Aber sie hatte enorm hohe Ansprüche und war gleichzeitig nicht gewillt, sich anzupassen. Sie war und ist davon überzeugt, dass sie das meiste richtig macht. Sie denkt, ihr Lebensstil wäre der einzig richtige. Ich habe früher oft versucht, ihr zu erklären, dass jeder Mensch für sich besonders ist. Aber das will sie nicht wahrhaben. Sie hält daran fest, dass es nur die eine Wahrheit geben kann. Eigentlich ist das wie bei meinem Vater. Für ihn gab es auch nur die *eine* Wahrheit, nämlich seine eigene. Eine andere Meinung ließ er nicht zu.

»Dennoch fühlen Sie sich für Ihre Mutter verantwortlich«, sagt Frau Weber, und es hört sich nicht nach einer Wertung, sondern einer Beobachtung an.

Ich erkenne in den Gesprächen mit ihr zunehmend, wie eng ich mit Mama verbunden bin und auf welche Arten ich mich von ihr lösen kann. Die Psychotherapie macht mir klar, dass ich ein Recht auf mein Leben habe, was ich zwar tief in meinem Inneren wusste, aber mich nie wirklich getraut habe auszuleben. Ich kann für meine Mutter da sein, aber ich darf nicht verantwortlich für sie sein.

Weihnachten rückt immer näher. Obwohl wir nicht gläubig sind, war Weihnachten für uns immer eine schöne Gelegenheit, mit lieben Menschen zusammenzukommen. Da meine Familie eigentlich nur noch aus Oma, Mama und mir besteht, feiern meine Mutter und ich das Fest normalerweise im Kreise von Franks Familie. Dieses Jahr verbringen wir Heiligabend allerdings in der Reha in Allensbach, Frank ist auch dabei. Eine Unterbringung von Mama in Konstanz oder Freiburg ist logistisch leider nicht umsetzbar.

Über die Feiertage ist die Therapie sehr eingeschränkt, also sind Frank und ich die meiste Zeit bei meiner Mutter, um sie abzulenken. Mama liebt die Natur, also wollen wir wie gewohnt eine Runde ums Haus drehen. Draußen weht ein eisiger Wind, die typische Nord-Ost-Bise am Bodensee. Wie sollen wir meine Mutter einpacken? Sie würde nicht spüren, wenn sie an Armen, Beinen oder Füßen friert. Unter dem Po und am Rücken hat sie ihr Schaffell, das sollte gehen. Dennoch werden wir ihr Pulli und Jacke anziehen müssen, was bei jemandem, der rein gar nicht mithelfen kann, wirklich schwierig ist. Bei kleinen Kindern geht das vergleichsweise einfach, weil sie extrem gelenkig sind und spüren, wenn es irgendwo wehtut. Aber Mama würde nicht mitbekommen, wenn man ihr die Schulter zu weit drehen würde.

Zum Glück haben wir seit zwei Wochen einen speziellen Rollstuhlsack. Ellen hat ihn gebracht, sie hatte ihn für ihren Vater gekauft, der nach einem Schlaganfall lange Zeit im Rollstuhl saß. Der Sack reicht von den Füßen bis zur Brust, ist außen gegen Regen dicht und innen mit einem warmen Futter versehen. Perfekt! Ohne ihn wären wir bei den gefühlten minus fünfzehn Grad aufgeschmissen.

Am zweiten Weihnachtsfeiertag macht sich bei Mama Frust breit. Man merkt, dass sie unterfordert ist, weil die Therapien ausfallen.

»Hier sitzt man nur blöd rum! Keiner kümmert sich um einen«, meckert sie los, kaum dass wir am Morgen den

Raum betreten haben. »Ich warte Stunden darauf, dass endlich jemand kommt.«

»Aber Mama«, wende ich ein, »die können sich doch nicht zerteilen. Es scheinen viele Pflegekräfte krank zu sein. Und über die Feiertage haben halt auch einige frei und sind bei ihren Familien.«

»Alle können machen, was sie wollen, nur mich lässt man sitzen!«

»Das stimmt nicht. Der Herr Meier und Frau Brüggemann sind auch hier. Sollen wir mit dem Klinikbus einen Ausflug an den See machen?«

Mama lehnt wie üblich alle konstruktiven Anregungen vehement ab. »Was soll ich denn da? Dass mich alle anstarren?« Sie schüttelt den Kopf. »Hier sind alle unfähig, können nicht mal anständig die Zähne putzen! Und richtig durchbewegt wurde ich auch ewig nicht mehr. Es ist allen egal, dass ich immer steifer werde.«

Ich höre mir die Litanei eine Weile an und versuche mich an das zu erinnern, was mir die Psychologin geraten hat: Tief durchatmen, in mich reinhören, welche Stimmen sagen was, welche Gefühle sind da? Erst kommt, wie schon gewohnt, die liebevolle verantwortungsbewusste Tochter in mir hoch, die Ratschläge gibt und sich verantwortlich für das Wohlergeben ihrer Mutter fühlt.

»Hast du denn mal die Ärzte, den Sozialdienst oder die Pflegedienstleitung auf die Punkte, die dich stören, angesprochen?«, will ich wissen.

»Nein, das bringt nichts. Es ist allen egal, wenn ich was sage«, beschwert sie sich weiter.

Nachdem ich noch einmal tief Luft geholt und in mich reingehört habe, entdecke ich so etwas wie … Wut. Ja, Wut!

»Mama, hör auf, immer an allem und jedem rumzumosern! Hör auf, allen anderen die Schuld zu geben. Niemand ist perfekt, du übrigens auch nicht. Es sind alles Menschen um dich herum, die versuchen, ihr Bestmöglichstes zu geben.«

Rums. Das hat gutgetan. Leider scheint meine Mutter nicht besonders begeistert von meiner Gegenwehr.

»Als ob es irgendwen interessiert, wie es mir geht!«

»Das tut es, aber du willst es nicht sehen«, entgegne ich lauter, als ich es beabsichtigt hatte. »Du willst unmögliche Dinge, die keiner erfüllen kann! Was tust du denn selbst dafür, dass es besser wird?«

»Was soll ich denn schon tun?!«

»Mit den Menschen reden. Sprich mit Ärzten und Pflegern!«

»Mir hört ja keiner zu!« Mittlerweile klingt sie wehleidig.

Aber ich kenne ihre Taktik. Sie flüchtet sich, wie auch schon vor dem Unfall, in ihre selbstgewählte Ohnmacht. Aber diesmal ohne mich.

»Ach ja? Komisch, wenn ich deren Sprache spreche, dann klappt das. Vielleicht solltest du nicht nur rummeckern, sondern konkrete Wünsche äußern.«

»Da muss man ja alles zehnmal sagen!«

»Das muss ich auch. Aber ich kann nicht mehr tun, als ich bereits tue. Ich habe ja auch noch ein Leben, um das ich mich kümmern sollte.«

»Du hast immerhin eines.«

Das war zu viel – jetzt hat sie den Bogen überspannt. Das weiß sie, und das weiß ich.

»Bitte? Wäre es dir lieber, ich läge mit dir hier drin?«

Sie lenkt ab: »Mein Leben gibt es nicht mehr.«

»Aber deshalb musst du meines doch nicht schlechtmachen! Es wäre schön, wenn du deiner Tochter etwas Glück gönnst … Rede anständig mit den Ärzten und Pflegern über deine Anliegen. Ich habe keine Kraft dafür. Meine Energien sind endlich.«

Ich bin überrascht über mich selbst, denn die Worte

kommen sehr energisch. Ich bin nicht wie sonst verletzt, sondern wütend. Und diese Wut fühlt sich so unendlich befreiend an.

Ich möchte meinem Herzen folgen, und dazu muss ich lernen, die Stimmen tief in meinem Inneren zu hören. Frau Weber erklärte mir in einer der Sitzungen, dass in mir verschiedene Stimmen sind: jene, die meine eigenen sind, und jene, von denen ich nur meine, es seien meine eigenen. In Wirklichkeit sind es aber die Stimmen anderer, die ich über Jahre hinweg zu meinen gemacht habe. Die Stimmen, die immer sagen: *Du bist für das Wohlergehen deiner Mutter verantwortlich! Du bist nur etwas wert, wenn du auch Leistung zeigst!* Diese Stimmen haben mich über Jahre zu der Person gemacht, die andere wollten. Ich habe mich selbst verloren. Um mich also wiederzufinden, muss ich lernen, diese Stimmen von meiner eigenen inneren zu unterscheiden.

Anfangs fällt mir das wirklich extrem schwer, aber nach und nach, wenn ich genau auf die Intonation höre und auch auf die Gefühle achte, die dabei in mir entstehen, lassen sich die Stimmen ziemlich eindeutig zuordnen. Und eines ist mir schon nach kurzer Zeit klar geworden: Meine eigene Stimme wird mir nie etwas sagen, das sich für mich schlecht anfühlt.

Zeit meines Lebens war ich auf der Suche nach Freiheit. Ich habe Freiheit in der endlosen Weite des Meeres gesucht, auf den Bergen und in rauschenden Partys. In der Zeit, in der ich auf See war, fühlte ich mich immer am freiesten. Dennoch, das Gefühl hielt nie lange an.

Bereits nach den ersten Gesprächen mit der Psychologin wurde mir klar, dass ich stets innere Freiheit gesucht habe. Gefangen in mir, meine eigene Stimme übertönt von fremden Stimmen, konnte ich diese Freiheit jedoch nie finden.

Ich wollte frei sein von Ansprüchen, frei von Bedürfnissen anderer, frei von Abhängigkeiten, frei von Erwartungen, die ich an mich selbst hatte. Heute weiß ich, dass ich mich auf den Seereisen und Berggipfeln selbst gesucht habe. Ich wollte so sein dürfen, wie ich bin, und nicht, wie andere mich haben wollten.

Ich wollte ich sein, ich wollte richtig sein, mich selbst lieben, genau so, wie ich bin.

Der erste Schritt ist gemacht. Es fühlt sich gut an.

Kapitel 14

»Ich möchte nicht noch mal so ein Weihnachten und Silvester erleben. Bitte versprich mir das.«

Mama und ich sind allein, als sie diese Bitte an mich richtet. Ihr Glas konnte sie, wie sie es sich gewünscht hatte, leider nicht selbst zum Mund führen, um mit mir aufs neue Jahr anzustoßen.

Ich weiß, was sie da von mir verlangt. Sie möchte, dass ich sie gehen lasse, zum Sterben in die Schweiz oder sonst wohin bringe, wo sie ihrem Leid ein Ende setzen kann.

»Ich möchte nichts versprechen, was nicht in meiner Macht liegt«, sage ich. Mein Hals ist trocken, ich habe Mühe zu schlucken. »Es ist ein langer bürokratischer Weg, den du gehen musst. Keiner kann versprechen, dass dich dieser Weg ans Ziel führt.«

»Aber du hast es versprochen.«

»Ich habe versprochen, dich auf diesem Weg zu unterstützen, wenn du ihn gehen willst und es keine Hoffnung auf Besserung gibt. Die gibt es aber! Außerdem müssen wir uns an den offiziellen Weg halten, alles andere ist Mord.« Ich wähle das Wort bewusst, weil ich manchmal das Gefühl habe, dass meine Mutter um jeden Preis ihren Tod von mir fordern würde, ohne sich der Konsequenzen bewusst zu sein, die meine Beihilfe an ihrem Ableben für mich haben könnte. »Oder willst du, dass ich für die nächsten Jahre ins Gefängnis gehe?«

»Nein, natürlich nicht. Aber du musst mir versprechen, dass du mich auf meinem Weg begleitest.«

Ich halte einen Moment inne und frage mich selbst: Bin

ich bereit, Mamas Bitte zu erfüllen? Sie sterben zu lassen, ja ihr sogar den Weg dafür zu eröffnen? Ich will sie begleiten, sowohl in die eine als auch andere Richtung. Ich kann es ihr versprechen, weil ich weiß, dass sie noch ein letztes Mal kämpfen will. Sie hat sich Anfang Dezember dazu durchgerungen, in eine Spezialtherapie zu gehen. Es gibt die Möglichkeit, dort ein Probetraining zu absolvieren. Der Termin dafür ist Ende Januar in Pforzheim.

»Wenn absehbar ist, dass keine Besserung zu erwarten ist, werde ich dich begleiten, ja.«

Mama sieht zufrieden aus, geradezu glücklich. Vielleicht ist das ein guter Moment, um sie mit meinen Worten zu erreichen.

»Ich möchte dir aber noch etwas sagen, etwas, das mir wirklich wichtig ist.«

Mama nickt geistesabwesend. In Gedanken ist sie schon in Pforzheim, wenn nicht sogar schon in der Schweiz.

»Ich verstehe, dass deine Situation mehr als beschissen ist. Dennoch wirkt es auf mich manchmal so, als würdest du erwarten, dass jemand kommt und dich einfach so heilt. Das wird aber nicht passieren, Mama.«

Ich halte inne, versuche ihren Blick einzufangen. Sie schaut irgendwohin, nur nicht in meine Richtung.

»Du musst selbst etwas dafür tun, wenn du möchtest, dass sich etwas ändert. Du kannst deine Selbstheilungskräfte nur aktivieren, wenn du loslässt, was dich belastet. Deshalb glaube ich, dass es gut wäre, wenn du mit einem Psychologen sprechen würdest, über deine Ehe, deine Vergangenheit, über den Unfall … einfach alles, was tief in dir steckt. Mir helfen die Gespräche mit Frau Weber sehr.«

Ich sehe, dass meine Mutter die rechte Augenbraue etwas hebt. Okay, sie hört zu. Immerhin.

»Sprich die Dinge an, die dich schon ein Leben lang belasten, die dir schon immer wehgetan haben und die du nie verarbeitet hast. Gespräche über tiefliegende Dinge können helfen, Blockaden zu brechen. Dafür musst du dem Positiven mehr Raum geben, als du es momentan tust. Schau hin, freue dich über das, was schon geht! Gefühle im Oberschenkel und Sprunggelenk, im Unterarmmuskel, im Bizeps, im Finger, kleine Bewegungen und die Drehung deines Arms, selbst wenn es nur um wenige Zentimeter geht.«

Meine Mutter sieht mich an. Dann schaut sie wieder weg. Ich seufze – natürlich hätte ich mir erhofft, dass unser Gespräch eine andere Richtung einschlägt und sich nicht als Monolog meinerseits entwickelt. Aber immerhin hat sie mich nicht unterbrochen oder abgewürgt. Und das ist doch auch schon etwas.

Die Konfrontationen, die ich die letzten Wochen mit meiner Mutter eingegangen bin, scheinen zu fruchten. Sie ist mir gegenüber vorsichtiger, akzeptiert immer öfter auch ein Nein von mir und sieht offenbar ein, dass auch ich Bedürfnisse habe.

Und zu meiner großen Überraschung darf wenige Tage nach unserem Gespräch sogar eine Psychologin zu ihr.

Die Freude ist aber nur von kurzer Dauer, denn einen Dialog scheint es auch mit der Therapeutin nicht zu geben. Als ich sie darauf anspreche und frage, warum sie die Gespräche abgebrochen hat, reagiert meine Mutter ungehalten.

»Warum soll ich mit ihr reden?«

»Weil sie dir nur helfen kann, wenn du ihr etwas erzählst?«

»Aber sie stellt eigenartige Fragen.«

»Was wären deiner Meinung nach die richtigen Fragen?«

Mein Gott, mittlerweile höre ich mich schon selbst an wie die Therapeutin!

»Was weiß ich? Die hat das doch gelernt, soll sie doch was tun!«

»Ich bin mir sicher, dass die Psychologin die richtigen Fragen stellt.«

»Ja, klar.« Mama schaut mich verächtlich an. »Die redet nur Blödsinn. Stellt Fragen zu meinem Leben. Wozu soll das gut sein? Mir würde es besser gehen, wenn ich meinen Körper wieder bewegen könnte. Fragen zu früher bringen mich nicht voran.«

Meine Hoffnungen, dass sich meine Mutter jemandem anvertraut, schwinden. Ich würde ihr so sehr wünschen, dass auch sie sich von all den alten »Stimmen« lösen kann, die sie belasten, die ihr ins Ohr flüstern. Aber gut, ich werde sie wohl nicht ändern können. Also kümmere ich mich weiter um mein Seelenheil – und um meine Beziehung.

»Du bist es wert, geliebt zu werden.« Diese Worte stehen so und in ähnlichem Wortlaut auf kleinen Notizzetteln. Sie zieren meinen Schreibtisch und erinnern mich Tag für Tag daran, wer ich bin und worauf ich stolz sein kann.

Auch auf meine Mutter scheint meine neu entdeckte Selbstliebe auf unerklärliche Weise Einfluss zu nehmen. Sie ist seit einigen Wochen wie ausgewechselt, mir und anderen gegenüber ausgesprochen lieb, lacht viel und zeigt wieder Freude an den kleinen Dingen. Sie wirkt innerlich ruhiger, nicht mehr so angespannt. Dass die innere Einstellung eine Auswirkung auf das Äußere hat, zeigt sich mir so deutlich wie nie zuvor: Ihr Kreislauf wird stabiler, und sie wird öfter am Stehpult aufgerichtet. Ihr Unterarm dreht sich schon fast um neunzig Grad! Es sind gigantische Fortschritte, wenn man den Arzt von Chemnitz noch im Ohr hat, der Mama prophezeit hat, sie werde nicht mal mehr selbst atmen können.

Die bessere Stimmung hilft mir auch, meine Veränderung zuzulassen. Ich fühle mich gelassener, mehr im Hier und Jetzt, kann wieder genießen und in einigen Momenten auch abschalten, was lange Zeit unmöglich schien.

An einem Freitagmorgen Ende Januar fahren wir zum ersten Mal nach Pforzheim, um uns die auf Querschnittsverletzungen spezialisierte Therapieeinrichtung anzusehen. Es ist eine kleine private Reha mit ein paar wenigen Patientenzimmern. Auch von außerhalb kommen tageweise Patienten. Es gibt drei riesige Behandlungsräume mit allen möglichen Gerätschaften. Die zwei Laufroboter sind der ganze Stolz der Einrichtung.

Mama fühlt sich sichtlich wohl und kommt sofort mit den Physiotherapeuten und anderen Patienten ins Gespräch. Ihre gute Verfassung wirkt sich positiv auf das Training aus, und die Krankengymnasten sind begeistert von ihrem Engagement. Meine Mutter macht, soweit sie kann, gut mit. Sie wird sogar am Bettrand zum Stehen gebracht. Erst hat meine Mutter ernsthafte Bedenken, aber zu dritt können wir sie dann dazu ermutigen. Die Therapeuten meinen, Impulse in den Beinen zu spüren – das sei eine gute Basis für die weitere Behandlung.

Sie möchten so schnell wie möglich einen Platz für sie, und nur wenige Tage später bekommen wir die Zusage, dass meine Mutter schon in zwei Wochen nach Pforzheim verlegt werden könne. Das hebt ihre Stimmung noch einmal, sie ist froh, endlich den ganzen Tag über behandelt zu werden – auch wenn sie ursprünglich gar nicht nach Pforzheim wollte. Aber sie hat eingesehen, dass die Besuche ihrer Freunde allein sie nicht weiterbringen. Sie braucht eine spezialisierte Therapie und andere Querschnitts-Patienten, mit denen sie sich austauschen kann. Dass sie so bald schon verlegt wird, gibt ihr das Gefühl, dass es vorangeht.

Und auch ich kann mein Glück kaum fassen: Obwohl es bald wieder eine längere Reise werden wird, Mama zu besuchen, kann ich sie mit gutem Gewissen nach Pforzheim bringen lassen. Ihre Laune ist toll, sie ist hochmotiviert, und der Aufschwung färbt auf uns alle ab. Endlich geht es bergauf! Ich fühle mich seit Monaten zum ersten Mal wirklich zuversichtlich.

Dann geschieht das Unfassbare: Franks Vater stirbt. Wegen eines Herzinfarkts, den er eine Woche zuvor erlitt, ist er operiert worden. Den Eingriff hat er zwar gut überstanden, wurde in der Woche auf der Intensivstation aber von Tag zu Tag schwächer. Wir haben uns große Sorgen um ihn gemacht – wenn ich ehrlich bin, war ich aber so euphorisch wegen Mamas guter Phase, dass ich ein bisschen verdrängt habe, wie ernst es ums Franks Vater wirklich steht.

Heute früh erreichte uns die Nachricht, dass er im Beisein seiner Tochter verstorben ist. Er ist in ihren Armen von uns gegangen. Ich bin froh, dass er nicht allein war, dass sie die Nacht neben seinem Bett wachte und ihm Trost spendete.

Das Schlimme am Tod, so denke ich, ist die Unvorhersehbarkeit. Das Sterben kündigt sich selten an. Das Ende kommt meist plötzlich. Wäre es nicht einfacher, man wüsste ganz genau, wann es Zeit wird zu gehen? Der Mensch und seine Liebsten könnten sich auf den Abschied vorbereiten. Worte, die nie gesagt wurden, könnten Gehör finden. Man könnte die anderen und die Welt noch einmal intensiv wahrnehmen. Ganz bewusst Abschied nehmen von allen.

Aber möchte man das? Kann man sich auf den endgültigen Abschied vorbereiten wie auf eine lange Reise? Eine Reise ohne Rückkehr, ohne die Chance, eine Karte zu schicken. Keine lieben Grüße aus dem himmlischen Paradies: *Es geht mir gut, treffe viele alte Bekannte. Wir reden viel über die früheren Jahre. Wir sehen uns, aber lasst euch Zeit. Ich habe euch lieb! Papa.* So eine Karte wäre für alle eine Erleichterung. Man könnte sicher sein, ihm geht es gut.

Frank sagt an diesem Tag etwas sehr Schönes: »Papa hat

über Mittag die Wolken weggepustet. Vielleicht damit er alle noch mal sehen kann auf seinem Weg nach oben.«

Wenn ein Mensch geht, bleibt eine Leerstelle zurück. Im Alltag, bei Gesprächen, im Bett, an seiner Seite, im Herzen … Es fehlt etwas. Wenn man weiß, der andere kommt nie wieder zurück, dann ist es, als ginge ein Teil von einem selbst. Was sehr lange fest zu einem gehörte, ist plötzlich fort. Aber ist es das wirklich? Lebt der andere nicht auch in einem weiter, hat dort, im Inneren, einen besonderen Platz? Auch wenn sein Körper stirbt, bleibt seine Seele in uns.

Wann hört ein Leben auf? Eine Frage, die mich seit dem Unfall meiner Mutter ständig beschäftigt. Leben ist für mich mehr als nur die bloße Existenz, Leben hat etwas mit Sinnhaftigkeit zu tun. Die Suche nach einem Sinn, den ich selbst erkennen und definieren muss. Ein Sinn kann eine Lebensaufgabe sein, ein Beitrag. Was, wenn der Einzelne aber das Gefühl hat, seine Aufgabe erfüllt zu haben? Wenn er keinen Sinn mehr in seinem Dasein sieht? Hat der Mensch das Recht, über Leben und Tod zu entscheiden? Über das Leben zu bestimmen und es bis ins Unendliche zu verlängern, ist in unserer Gesellschaft legitim. Aber über den Tod zu bestimmen – das ist perfiderweise nicht akzeptiert.

Dennoch frage ich mich: Gehört es zu unserem Schicksal, dass der Mensch den Tod beeinflussen kann? Ist es unsere Bestimmung, das Sterben immer wieder hinauszuzögern? Immer *noch* älter zu werden? Wann fängt der Tod an, und wo hört das Leben auf? Wenn die Atmung versagt? Das Herz stillsteht? Das Essen nicht mehr schmeckt? Was ist natürlich? Was ist menschlich? Ich denke, es gibt nicht die *eine* richtige Antwort.

Der Tod macht mir keine Angst – der Verlust schon. Wenn ich ehrlich zu mir bin, dann ist es jene Angst, die mich davon abhält, meine Mutter einfach so gehen zu lassen. Ich habe Angst, mit meinem Verlust nicht umgehen zu können. Im Grunde ganz schön egoistisch. Ich stelle meine Verlustängste über den Sterbewunsch eines anderen. Habe ich das Recht dazu? Was wiegt mehr: der Schmerz über einen Verlust oder die Lebensmüdigkeit eines geliebten Menschen?

Trotzdem passieren auch jetzt noch Zeichen und Wunder. Denn meine Mutter hat sich das dritte Mal in meinem Leben bei mir für etwas entschuldigt – zumindest fühlt es sich so an.

Diesmal geraten wir aneinander, weil sie nichts von einer barrierefreien Wohnung hören will. Schon ein paar Mal hat mich der Sozialdienst darauf angesprochen, da meine Mutter ja nicht ewig in der Reha bleiben kann. Auch vor dem Hintergrund der angespannten Wohnungsmarkt-Situation in Konstanz wäre es gut, lieber heute als morgen eine Unterkunft zu suchen, in der Mama mit Rollstuhl leben kann. Aber davon will sie nichts wissen, und wie üblich richtet sie ihre Unzufriedenheit gegen mich. Als ich ihr in ruhigem Tonfall sage, dass mich ihre schlechte Laune verletze, weil ich mir wirklich Mühe gäbe, es ihr hier so angenehm wie möglich zu machen, entgegnet sie: »Es interessiert ja auch niemanden, wie es *mir* geht.«

»Doch, es interessiert sehr viele, wie es dir geht. Ellen, Hanka, Frank – und nicht zuletzt mich interessiert es.«

Sie ist aber schon in ihrer Wut gefangen, schimpft unentwegt weiter, hört nicht, was man ihr sagt. Ich verstehe sie einfach nicht. Gerade hatten wir es doch so gut, und es wirkte, als würde sich das Blatt endlich wenden. Pforzheim rückt näher, die Therapieeinrichtung, in die sie vor drei Wochen nicht schnell genug kommen konnte. Was ist jetzt wieder das Problem?

»Ja, ihr alle, ihr bevormundet mich die ganze Zeit!«

»Das ist nicht wahr«, sage ich und kann nicht verhindern, dass meine Stimme zittert. »Du wolltest nach Allensbach, das haben wir ermöglicht. Danach wolltest du nach Pforzheim, dorthin geht es in wenigen Tagen. Es mag sein, dass du vieles nicht mehr selbst umsetzen kannst, du wirst aber immer gefragt und entscheidest selbst.«

»Und was ist nach Pforzheim? Wann komme ich endlich wieder in meine Wohnung?«

Ich seufze. »Mama, das haben wir dir doch schon erklärt. Deine Wohnung ist nicht rollstuhlgerecht. Du kannst nur in eine barrierefreie Wohnung ziehen.«

»Ich werde in keine andere Wohnung gehen als in meine alte!«, donnert sie.

»Das wird nicht gehen.«

»Das ist mir egal! Entweder ich laufe aus der Reha auf meinen eigenen Beinen raus, oder ich lasse mich direkt in die Schweiz fahren.«

»Mama, das wird so nicht funktionieren«, sage ich mit wachsender Verzweiflung. »Möchtest du, dass ich mich um eine barrierefreie Wohnung kümmere?«

»Nein, ich will nur in meine alte.«

Wir drehen uns im Kreis – das bringt so nichts. Geschickt manövriert mich Mama in die Rolle der verantwortlichen Mutter, die mit Engelszungen und Vernunft auf sie einredet. Und sie ist das trotzige Kind, das wild um sich schlägt.

»Würdest du etwa *so* leben wollen?«, fragt mich meine Mutter.

Ich erinnere mich an eine Frage, die sie mir vor einem Dreivierteljahr gestellt hat: ›Putzt du dir etwa *so* die Zähne?‹ Wieder konfrontiert sie mich mit diesem »so«, diesem winzig kleinen Wörtchen, in dem so vieles liegt. Ich entgegne nichts.

»Lasst mich nur elendiglich verrecken!«

Jetzt geht das schon wieder los …

»Und du bist auch nicht besser!«

Huch! Das ist neu. Meine Fassade bekommt Risse. »Wie meinst du das?«

»Das weißt du ganz genau.«

»Nein. Erklär es mir.«

Ich ermahne mich, ihre Provokation nicht an mich ranzulassen. Wenigstens eine von uns muss vernünftig bleiben.

»Wenn du das nicht weißt, dann bist du anscheinend genauso dämlich wie alle anderen!«

»Mama, bitte rede nicht so mit mir.«

»Ich bin dir ja eh egal. Bei dir kommt Frank an erster Stelle, dann kommen deine Freunde und dann lange nichts«, wirft sie mir vor.

»Ist das nach den vergangenen Monaten *wirklich* deine Meinung?«

Ich bin nun so wütend, dass ich aufgeregt nach Luft schnappe. Aber meine Mutter motzt einfach weiter, ohne auf meine Frage einzugehen.

»Und so was habe ich erzogen!«

Ich sage nichts. Die Wut raubt mir den Atem. Sie ist so verletzend und unfähig, sich wie ein erwachsener Mensch mit mir auseinanderzusetzen, dass ich kurz davorstehe, in Tränen auszubrechen.

Dann holt sie zum Todesstoß aus: »Du denkst wie dein Vater immer nur an dich!«

Ich will nur noch raus, weg von ihr, um mich nicht länger verletzen zu lassen.

»Ich gehe jetzt«, sage ich leise, obwohl ich kurz vor dem Nervenzusammenbruch stehe. »Du hörst mir sowieso nicht zu, und es ist dir egal, wie sehr du mich verletzt.« Dann nehme ich meine Tasche und meinen Wintermantel und verlasse Mamas Zimmer, ohne mich noch einmal umzudrehen.

Am darauffolgenden Tag klingelt mein Telefon. Mama ist dran, eine Schwester hat meine Nummer für sie gewählt. Ich bin unsicher, mir steckt die Verletzung noch tief in den Knochen.

»Hallo, Anett«, sagt sie. »Ich wollte mich bei dir entschuldigen.«

Mir fehlen die Worte. Im ersten Moment kann ich gar nicht glauben, was ich da höre. Es ist, als würde ein UFO im Garten landen. Ich sage nichts, überlege, wie ich reagieren soll. Soll ich ihren Vorstoß einfach so akzeptieren oder den Konflikt noch einmal Revue passieren lassen? Ich entscheide mich für Ersteres. Eine Entschuldigung ist wahrhaftig schon ein großer Schritt für meine Mutter, ich glaube, es wäre zu viel verlangt, nun auch noch eine Analyse unserer Auseinandersetzung von ihr einzufordern.

»Okay«, sage ich stattdessen.

»Wann kommst du mich besuchen?«, will sie wissen.

»Am Wochenende.«

»Nicht heute?«

»Nein, ich hab heute keine Zeit.«

Eher keine Lust – aber das muss sie ja nicht wissen.

»Okay, dann bis zum Wochenende. Tschüss!«

Ich lege auf. Meine verletzte Seele braucht noch etwas Ruhe, bevor sie wieder in die Höhle des Löwen gehen kann, in der man nie weiß, was einen erwartet. Mal will der Löwe spielen und freut sich über Knochen, die man ihm mitgebracht hat, mal will er fauchen und sich auf einen stürzen. Wenn sie wenigstens um ihre Zukunft kämpfen würde wie eine Löwin …

In den kommenden Tagen denke ich viel über unsere jüngsten Auseinandersetzungen nach. Ich habe beschlossen, es gut mit meiner Mutter zu meinen, auch wenn sie es mir manchmal sehr schwermacht, diesen Beschluss in die Tat umzusetzen. Mir ist klar geworden, dass sie vor allem mein Mitleid möchte. Es ist ihr Mittel, um sich meine Liebe und Fürsorge zu sichern, die sie für sich einfordert. Sie verzehrt sich nach mir und saugt mich schier auf, sodass mir an manchen Tagen fast keine Luft zum Atmen bleibt.

Manchmal kommt es mir so vor, als würde sie von mir erwarten, sie wie einen Partner zu lieben, nicht wie eine Tochter. Oder wie eine Mutter: bedingungslos, aufopferungsvoll, ganz gleich, welche Gemeinheiten sie auf mich abfeuert. Mir ist mittlerweile bewusst, dass ich mich auf ihr Spiel eingelassen habe, indem ich sie viel zu lange in Schutz genommen habe. Dass ich hierbei in die Mutterrolle gedrängt wurde, verdreht alles, unser gesamtes Verhältnis. Nichts stimmt bei uns. Ich verhalte mich nicht wie ihre Tochter, sie verhält sich nicht wie meine Mutter. Aber ab jetzt werde ich mich aus dieser Rolle, in die ich ebenso hineingeschlüpft bin, wie sie mir angeboten wurde, zurückziehen. Ich möchte keine Mutter mehr sein, sondern eine Tochter, die sich zurückziehen kann, wenn es ihr zu viel wird, und die ihr eigenes Leben lebt.

Ich spreche auch mit Frank über meine Entscheidung. Er versteht mich und ist ein guter Zuhörer. Bei ihm fühle ich mich geborgen und verstanden. Ich merke zwar, dass es ihm manchmal schwerfällt, mich wieder aufzubauen, aber er muss gar nicht viel machen. Allein seine ruhige Art, mich erzählen zu lassen, hilft mir ungemein. Ich berichte ihm von meinem letzten Streit mit Mama und davon, wie frustrierend das ist, wo doch etwas vorangeht und wir die nächste Stufe erklimmen.

Meine Augen werden glasig, während ich Frank davon erzähle. Er hält mich fest in seinen Armen. »Sie sollte froh sein, dich zu haben. Sie fordert viel zu viel von dir. Aber vielleicht kann sie einfach nicht anders.« Er sieht mir in die Augen. »Achte bitte auf dich, und gib Grenzen vor. Es ist gut, dass du gegangen bist, auch wenn es dir später leidtat. Deine Mutter muss lernen, dass sie mit dir so nicht umgehen kann.«

Ich weiß, dass er Recht hat, dass *ich* es sein muss, die ihr die Grenzen aufzeigt. Sie kann es nicht, sie will, dass ich ständig bei ihr bin. Sie ist so gefangen in ihren Mustern, dass sie gar nicht merkt, dass sie mich beinahe erpresst mit ihrem Verhalten. Mir ist klar, dass sie auch nur aus Hilflosigkeit handelt, aber ich kann nicht unendlich geben.

Es fällt mir schwer, meine Mutter in diesem Licht zu betrachten. Es fühlt sich falsch an, obgleich ich weiß, dass es wichtig für mich ist, die Vergangenheit aufzuarbeiten. Ich versuche mich zu erinnern: Wie war es, bevor wir aus Zittau weggegangen sind? Wie war ich als Kind? War ich glücklich? Ich schließe die Augen und versuche mich an das Kind zu erinnern, das ich war, beim Spielen im Garten, mit Mama. Aber da ist nichts. Umarmungen, Nähegefühle? Da taucht nichts auf. Keine Erinnerung zu haben tut sehr weh.

Mir fällt das alte Fotoalbum ein, das ich oben im Arbeitszimmer in einer Kiste verwahre. Darin sind Schwarz-Weiß-Aufnahmen von damals. Ich krame es hervor, und betrachte es. Ein fröhliches Kind strahlt mich an, vom Wickeltisch in der Küche, im Krabbelstall auf der Terrasse, in der Plastikbadewanne mit Gummi-Ente, auf der Schaukel und beim Toben im Garten mit den Nachbarskindern, an Weihnachten beim Geschenkeauspacken vor dem leuchtenden Baum … Ich sehe ein glückliches Kind auf den Fotos, aber ich erkenne mich nicht in diesem Kind. Ich kenne die Bilder von mir, ich habe sie schon öfter gesehen. Sie beweisen, dass ich ein sehr aufgewecktes Kerlchen gewesen sein muss. Mama hat auch immer gesagt, dass ich ständig Faxen gemacht hätte. Ich fand wohl immer mächtig Freude daran, mein Umfeld zum Lachen zu bringen. Tief in mir drin bin ich wohl so – ausgelassen, fröhlich, heiter. Diese Sehnsucht nach unbeschwerter Leichtigkeit trage ich zeit meines Lebens in mir. Wann habe ich sie verloren? Wo ist dieses Kind von damals? Wo ist meine wilde und bunte Lebensfreude?

Ich tröste mich damit, dass in meiner Kindheit und Jugend viel weniger schlecht war, als ich heute manchmal denke. Und ich erkenne, dass meine Mutter trotz allem ihr Bestes gegeben und immer das Beste für mich gewollt hat.

Nach ein paar Wochen in der neuen Reha-Einrichtung in Pforzheim läuft es zumindest hinsichtlich der Therapie außerordentlich gut. Mamas Kreislauf hat sich sogar so weit stabilisiert, dass sie gestern, als ich sie besuchte, das erste Mal mit dem Laufroboter trainieren konnte, der ihre Bewegungen stimuliert. Der Patient wird hierbei in eine Vorrichtung eingehängt, und der Roboter führt die Gehbewegungen aus.

Doch trotz der intensiven Therapie sind die Fortschritte, die meine Mutter macht, nur mit der Lupe zu erkennen. Mamas Therapeutin hat mir erklärt, dass zwar viele kleine Dinge passierten, aber es eben noch mehr kleine Dinge brauche, damit irgendwann ein großer Zugewinn zustande komme. Konkret ist es so, dass meine Mutter ihre Arme auf einer Unterlage kippen und schieben kann. Bewegungen gegen die Schwerkraft sind leider noch nicht möglich. Ihre Finger zeigen kleine Aktivitäten, aber niemand kann sagen, welche Bewegungen noch dazukommen.

Meine Mutter kommt mit ihren Einschränkungen nach wie vor schlecht zurecht. Das äußert sich auch darin, dass sie häufig etwas an der Pflege auszusetzen hat. Immer wieder versucht sie, mich durch ihre Provokationen zu treffen, aber immer seltener gelingt es ihr. Wenn es mir zu bunt wird, verlasse ich einfach den Raum. Nach einigen sehr lautstarken Auseinandersetzungen und vielen Tränen ihrerseits ist es an den vergangenen Wochenenden auch immer öfter zu ernsten Gesprächen zwischen mir und meiner Mutter gekommen. Fakt ist: Sie hält ein Leben, in dem sie komplett auf andere angewiesen ist, nicht aus. Ich kann das sehr gut verstehen, trotzdem fürchte ich mich vor dem Tag, an dem sie mich bittet, den letzten Schritt mit ihr zu gehen.

Nach wie vor bin ich bei Frau Weber in Therapie, die Sitzungen tun mir sehr gut und stärken meine Haltung. Bei ihr lerne ich, wie ich mit Mamas emotionalen Zwickmühlen, in die sie mich immer wieder bringt, umgehen kann.

»Stellen Sie Regeln auf, Frau Gräfe«, sagt sie ein ums andere Mal. »Wenn Ihre Mutter will, dass sie eine schöne Zeit gemeinsam haben, dann muss auch sie etwas dafür tun. Zeigen Sie Grenzen auf, und nehmen Sie sich Auszeiten, wenn es zu viel für Sie wird.«

Regeln? Grenzen? Wie bei einem Kind? Das kommt mir schon sehr nach Sonderschule vor. Ich weiß das, ich habe ja mal in einer gearbeitet. Andererseits: Mama verhält sich manchmal wirklich genau so wie ein störrischer, bockiger Teenager, der um jeden Preis Ärger sucht. Ich notiere mir für das nächste Gespräch mit ihr: *Um eine schöne Zeit zu haben, müssen wir beide etwas dazu beitragen. Wer negativ oder schlecht über andere redet, sorgt für schlechte Stimmung. In der Zeit, in der ich da bin, möchte ich nicht streiten.*

Wie gut es ist, solche Regeln zu haben, merke ich eine Woche später, als ich an einem Samstagmittag in Pforzheim ankomme und direkt mit meiner Mutter aneinandergerate. Als ich den Aufenthaltsraum betrete, wo meine Mutter wie üblich auf dem Fahrradroboter sitzt, der ihre Beine bewegt, starrt sie aus dem Fenster auf den großen Baum, in dem gerade ein Elsternpaar brütet.

»Hallo, Mama«, begrüße ich sie, ernte aber nur ein genervtes Murren.

Na, das fängt ja gut an. Ihre Stimmung ist sichtlich schlecht. Da ich keine Lust habe, mich von ihr runterziehen zu lassen, stelle ich die Blumen und das Obst, das ich mitgebracht habe, neben ihr auf den Tisch.

»Möchtest du etwas trinken?«, frage ich, in der naiven Hoffnung, das Gespräch so locker beginnen zu können.

»Ist mir egal.« Ihr Gesicht ist unbeweglich, ihre Lippen sind zu einem dünnen Strich zusammengekniffen.

Ich muss tief Luft holen, um freundlich zu bleiben. »Okay, dann hole ich dir was.« Kurz darauf halte ich ihr das Glas Wasser mit einem Strohhalm vors Gesicht.

»Ich hatte schon was!«

Ich verdrehe die Augen und erinnere mich an das Gespräch mit der Psychologin. Keep cool!

»Wenn du so weitermachen willst, dann kann ich auch wieder gehen. Ich habe zweieinhalb Stunden Autofahrt hinter mir und keine Lust, den ganzen Tag so zu verbringen.«

»Du musst dich nicht verpflichtet fühlen, mich zu besuchen«, giftet sie mich an.

»Tue ich auch nicht. Ich mache es gern, aber nicht, wenn ich nur angepflaumt werde.«

»Mach mich von diesem Ding ab!«, befiehlt sie mir und zeigt mit dem Kinn auf das Fahrrad.

Ich stoppe das Gerät, öffne die Fußschlaufen an den Pedalen, löse die Bremsen des Rollstuhls und schiebe sie vom Gerät weg. Sobald ihre Beine ohne Stütze hängen, zucken sie wie wild. Die Spastik ist deutlich schlimmer geworden. Unwillkürlich strecken sich die Beine, sodass man schon fast aufpassen muss, nicht getreten zu werden.

»Beeil dich! Bau die Stützen an!«, verlangt sie.

»Ich mache schon, so schnell ich kann.« Meine Geduld ist langsam aufgebraucht. Tief durchatmen.

Als ihre Füße wieder auf den Rollstuhlstützen fixiert sind, frage ich: »Und, was wollen wir jetzt machen?«

»Mir egal!«

Jetzt habe ich genug. Ich schließe die Augen, sehe meine Psychologin vor mir und sage: »Weißt du was? So habe ich keine Lust.« Ich sage es ganz ruhig. »Wenn du nur jemanden suchst, den du beschimpfen kannst, dann muss ich dir sagen, ich bin die Falsche. Ich gehe jetzt für zwanzig Minuten raus. In der Zeit kannst du dir überlegen, was du heute gern machen möchtest.«

»Ich will gar nichts!«, ruft sie mir hinterher. Ich lasse sie fluchend zurück. Im Gang verhallt ihr Gemecker: »Alle lassen mich allein. Ich will hier endlich raus! Wie lange soll ich denn noch warten?«

Ich laufe die Treppe runter, bin froh, draußen zu sein, frische Luft einzuatmen und nicht mehr attackiert zu werden, auch wenn ich ein schlechtes Gewissen habe, weil ich weggehen kann und sie nicht.

Nach einer Viertelstunde mache ich mich wieder auf den Weg zu ihr. Wie wird meine Mutter drauf sein, wenn ich zurückkomme? Wie reagiere ich, wenn sie weitermacht wie zuvor? Was sage ich, wenn sie mich wieder angreift? Ich erinnere mich an das, was ich mir bei Frau Weber notiert habe: dreimal Auszeit nehmen, dann heimfahren. Kriege ich das übers Herz? Kann ich Mama das antun? Andererseits: Sie hat es selbst in der Hand.

»Und, hast du dir überlegt, was du möchtest?«, frage ich sie beim Reinkommen.

»Ich möchte gar nichts!«

Ich seufze. »Mama, willst du wirklich so weitermachen?«

»Es interessiert ja sowieso niemanden, was ich will!«

»Doch, tut es.«

»Alle wollen nur eine schöne Zeit mit mir verbringen, wie es mir wirklich geht, interessiert keinen«, geht es weiter.

»Wie du willst. Ich komme in zwanzig Minuten wieder«, sage ich ein zweites Mal in ihr verdutztes Gesicht. Dann gehe ich und lasse sie abermals fluchend zurück.

Als ich eine Weile später wieder den Raum betrete, ist eine der Pflegerinnen bei Mama, und sie trinken gemeinsame eine Tasse Kaffee. Mama hat sich offenbar beruhigt, denn sie fragt: »Anettchen, hast du Lust, mit mir eine Runde im Park zu drehen?«

Etwa zwei Wochen später, es ist inzwischen Mitte April geworden, erreicht mich zu Hause ein Anruf. Es ist Hanka, Mamas beste Freundin.

Sie sagt: »Anett, meine Liebe, ich wollte nur mit dir reden. Deine Mutter hat über mich eine Mitgliedschaft in einem Schweizer Sterbehilfeverein beantragt. Ich dachte, du solltest das wissen.«

Kapitel 15

Offenbar kann meine Mutter noch viel mehr Dinge selbst in die Hand nehmen, als sie mich oder sich selbst glauben machen will.

Vor zehn Tagen hat sie Dr. Uwe-Christian Arnold kontaktiert. Von einem Mitpatienten und aus den Medien hat meine Mutter von ihm erfahren. Arnold ist ein pensionierter Allgemeinmediziner, der Menschen in Deutschland, die für sich keinen Weg mehr sehen, in diesem Leben glücklich zu werden, unter gewissen Umständen beim Sterben hilft.

Ich bin schockiert. Natürlich war mir klar, dass meine Mutter mit dem Freitod liebäugelt, dass der Weg in den Suizid ihr Notausgang ist, ihr Plan B, wie sie ihn selbst immer nennt. Aber dass sie gerade jetzt, wo es doch anscheinend besser läuft und die Therapien Wirkung zeigen, aufgeben will? Angespannt lausche ich Hankas Bericht, als sie mir erzählt, was Mama in den vergangenen Tagen erlebt hat, ohne dass ich auch nur die leiseste Ahnung hatte.

Mama hat diesen Dr. Arnold angerufen und ihn darum gebeten, sie von ihrem Leiden zu erlösen. Er teilte ihr jedoch mit, dass er ihr leider nicht helfen könne. Bei seinen üblichen Freitodbegleitungen stelle er seinen Patienten einen besonderen Medikamenten-Cocktail zur Verfügung, den sie selbstständig zu sich nehmen könnten. Im Fall meiner Mutter, da sie bis auf Kopf und Schultern vollständig gelähmt ist, sei das aber nicht möglich. Damit, so erklärte Dr. Arnold meiner enttäuschten Mutter, verließe er die Grauzone, innerhalb deren es in Deutschland zumindest teilweise möglich sei, Menschen bei einem selbstbestimmten Suizid zu unterstützen.

Er empfahl ihr jedoch die Organisation *Lifecircle*, die in der Schweiz ansässig ist, wo es weniger restriktive Gesetze bei der Sterbebegleitung gibt als in Deutschland. Hanka hat daraufhin in Mamas Namen eine Mail an *Lifecircle* geschickt und um die Bereitstellung der nötigen Unterlagen und Formulare gebeten.

»Und … jetzt?«, flüstere ich fassungslos.

»Jetzt ist sie erst mal Mitglied. Einen Arztbericht sowie einen kurzen persönlichen Brief, in dem Jana ihr Leiden und ihre familiäre Situation schildert, schicken wir in den kommenden Tagen dorthin.«

»Und dann?« In meinem Bauch macht sich ein mulmiges Gefühl breit.

»Dann sehen wir weiter«, beruhigt mich Hanka. »Du wirst sehen, es ist nur vorsorglich. Aber deiner Mutter geht es besser, seit wir den Mitgliedsantrag gestellt haben.«

»Wie stehen Sie zu der Angelegenheit?«, will Frau Weber wissen, der ich einen Tag später in einer weiteren Therapiesitzung von den neusten Entwicklungen berichte. Erst hatte ich gezögert, war mir unsicher, ob ich mit ihr über Mamas Todeswunsch offen reden kann. Doch nun bin ich froh, es endlich mit jemandem besprechen zu können.

»Na ja, die Mitgliedschaft allein ist ja noch kein Antrag auf Sterbehilfe. Ich verstehe das Ganze mehr als eine Art Beruhigung für meine Mutter. Ich denke aber, solange es vorangeht und die Therapeuten uns Hoffnung geben, sollte sie nicht aufgeben.«

Für einen Augenblick lausche ich der Stille, die sich über das gemütlich eingerichtete Zimmer legt. Frau Weber sieht mich an. Nicht fordernd, nicht lauernd, sondern interessiert und freundlich.

»Ich möchte meine Mutter weder in die eine noch in die andere Richtung beeinflussen. Das ist eine Sache, die muss sie mit sich ausmachen, nicht mit ihrer Tochter. Es mag sein, dass ich mich damit aus der Verantwortung stehle, aber eine tiefere Beschäftigung mit dem Thema würde mich derzeit noch überfordern.«

»Wie fühlt sich das an? Dass Ihre Mutter mit dem Gedanken spielt zu sterben?«

»Einerseits verstehe ich sie, ihren Plan B, aber …« Ich verstumme.

Frau Weber wartet einen Moment, dann fragt sie: »Was fühlen Sie?«

»Trauer. Ich möchte sie nicht verlieren. Sie hat mich doch die längste Zeit meines Lebens begleitet.« Eine Träne kullert über meine Wange. Auch wenn es nicht die typische Tochterliebe ist, die ich für sie empfinde, ist mir meine Mutter wichtig. »Es tut so weh, sie so zu sehen. Sie so leiden zu sehen, immer und immer wieder, seit fast neun Monaten schon. Manchmal muss ich bewusst meine Gefühle zurückdrängen, damit ich überhaupt ins Auto steigen und zu ihr nach Pforzheim fahren kann«, schluchze ich und schnäuze in ein Taschentuch.

An diesem Tag kehre ich nach der Sitzung traurig nach Hause zurück. Dass eine Gesprächstherapie mit einer Psychologin kein Sonntagsspaziergang ist, war mir von Anfang an klar, aber heute weiß ich wirklich nicht mehr weiter.

Ich lese gerade ein Buch über krebskranke Jugendliche. Obwohl sie als austherapiert gelten, halten sie bis zum Schluss an ihrer Hoffnung fest. Sie wollen ihr Leben nicht aufgeben. Sie sind so jung, haben noch nichts erlebt, nichts erreicht im Leben. Deshalb klammern sie sich an jeden Strohhalm und haben, bevor sie beide sterben müssen, noch einmal eine wunderbare Zeit miteinander.

Was aber, wenn das Leben mehr oder weniger hinter

einem liegt und scheinbar nichts mehr kommt? Was, wenn man sich auf nichts mehr freuen kann? Wenn man nichts mehr findet, wofür es sich zu kämpfen lohnt? Gibt man dann unweigerlich auf?

Mama gibt bald auf, und ich frage mich, ob ich das einfach so akzeptieren oder ihr stattdessen noch vehementer aufzeigen soll, dass es sich lohnen könnte, weiterzumachen. Dass das Leben noch Schönes für sie bereithalten kann. Sicher anders als zuvor, als sie noch gesund war. Aber das Leben besteht doch aus mehr als zwei funktionierenden Armen und Beinen. Sie muss es aber auch selbst sehen und erkennen, sonst bringt es nichts. Wie aber lässt man einen Blinden sehen, was er lange oder noch nie gesehen hat? Hat überhaupt jemand anderes das Recht, meiner Mutter die Augen öffnen zu wollen? Und habe ausgerechnet ich das Recht dazu, die ich keine Ahnung habe, wie belastend alles für sie ist?

In Mamas neuer Patientenverfügung, die sie vor zwei Wochen zusammen mit Hanka ausfüllte, hat sie sich noch einmal konkret gegen lebensverlängernde Maßnahmen ausgesprochen, weil sie niemandem zur Last fallen möchte. Ich werde ihr sagen müssen, dass sie mir nur dann zur Last fällt, wenn sie böse zu mir ist und mich für alles verantwortlich macht, was ihr gerade nicht in den Kram passt. Natürlich ist ihre Situation schwer für mich, aber ich möchte auf keinen Fall, dass sie meinetwegen geht – um mich nicht zu belasten.

Gleichzeitig möchte ich auch nicht der einzige Grund sein, warum sie bleibt. Diese Verantwortung kann und will ich nicht übernehmen. Ich möchte, dass sie bleibt, weil sie ihr Leben weiterhin als lebenswert erachtet. Ich darf nicht der einzige Lebensinhalt für meine Mutter sein – wie früher. Ich möchte nicht mehr verantwortlich für ihr Glück sein. Kann ich dennoch versuchen, ihr die Augen zu öffnen, um vielleicht einen neuen Lebenssinn zu finden? Wenn ja, welcher könnte das sein? Was kann oder soll eine Tochter ihrer Mutter in so einem Fall sagen? Dass sie weiterleben *soll?* Für wen? Für mich? Das wäre nicht richtig. Es wäre schön, sie in meinem Leben zu haben. Aber alles, was ich jetzt zu ihr sagen könnte, kann ich nicht versprechen.

Wie bei jedem Kind, das erwachsen wird, spielen die Eltern irgendwann keine so große Rolle mehr. Auch ich bin glücklich mit meinem Leben und mit Frank. Mama war immer ein willkommener Gast, aber es war nie so, dass ich sie täglich gebraucht hätte, um glücklich zu sein. Vermutlich ist es normal, dass Kinder sich von ihren Eltern lösen und ihren eigenen Weg gehen. Vielleicht habe ich mich aber auch zu wenig von ihr verstanden gefühlt. Und nun?

Nun erfahre ich von Hanka, die mich heute besucht hat, dass meine Mutter definitiv den Antrag auf den begleiteten Freitod stellen will.

Ich sitze Hanka auf dem Sofa gegenüber und suche nach Worten. »Hat sie das … so gesagt?«

Hanka nickt. »Ja. Sie will nicht mehr, nicht so und nicht anders. Sie wünscht sich, dass alles wieder so ist wie früher, dass sie einen gesunden Körper hat und selbst bestimmen kann.«

»Aber …« Ich ringe erneut um meine Fassung. »Hat sie sich auch Gedanken darüber gemacht, was aus denen wird, die sie zurücklässt? Mit Schuldgefühlen, Schmerz und Trauer?«

Ich habe immer gesagt, ich könne verstehen, dass ein Mensch, der für sich keinen Lebenssinn mehr findet und für den es keine Aussicht auf Besserung gibt, aufgeben möchte. Aber ich habe kein Verständnis für seinen Wunsch, wenn er nicht versucht hat, einen Sinn, *seinen* Sinn im Leben zu finden, vor allem nicht, wenn es vorangeht. Und auch wenn es nur sehr kleine Schritte sind, die meine Mutter in den letzten Wochen und Monaten getan hat, es sind

Schritte, die Hoffnung geben. Wieso kann sie diese Entwicklungen nicht sehen?

Mit Erstaunen stelle ich fest, dass ich wütend auf meine Mutter bin. Während ich um die Reha, die ideale Betreuung, Behandlungen und Therapien und nicht zuletzt um ihr Wohlergehen kämpfe, will sie anscheinend ohne an mich zu denken diesen Weg einschlagen. Sie hat mich nie wirklich darauf angesprochen, immer nur andeutungsweise oder im Affekt gesagt: »Ich will schon lange nicht mehr.«

Ich fühle mich übergangen und missachtet. Und ich weiß nicht, wie ich mit alldem umgehen soll.

Frank und ich sind auf dem Weg nach Pforzheim. Mir geht es nicht gut. Meine psychische Verfassung schlägt auf meinen ganzen Körper. Ich habe Knieschmerzen, die ich so schon lange nicht mehr hatte, sie halten mich vom Schlafen ab. Sie sind das Spiegelbild meiner Seele. Es ist einfach alles zu viel. Mamas Plan B, er ist Realität geworden.

»Es kann nicht sein, dass sie es sich so leicht macht«, sage ich. Frank gegenüber kann ich ehrlicher sein als bei Hanka, ich kann ihm mein Entsetzen über das, was meine Mutter vorhat, offenbaren. »Sie kann uns doch nicht einfach zurücklassen mit unserem Schmerz.«

Aber Frank versteht mich offensichtlich falsch. »Es kann auch etwas Schönes sein, jemanden zu begleiten. So wie bei meinem Vater.«

»Das ist etwas ganz anderes!«, sage ich ungehalten. »Dein Vater ist gestorben, weil sein Herz nicht mehr mitspielte, ohne fremde Hilfe. Du hast ihn nicht aktiv beim Sterben unterstützt.«

Jemanden beim Sterben zu begleiten birgt die Gefahr, sich verantwortlich zu fühlen und später an den Selbstvorwürfen kaputtzugehen. Wer nimmt mir die, wenn meine Mutter gegangen ist? Was wird sie ihren Freunden sagen?

Wird sie das auch mich übernehmen lassen? Was erzähle ich irgendwann meinen Kindern, wo ihre Oma ist? Was ist mit ihrer eigenen Mutter? Wird sie die Nächste sein, die ich zu Grabe trage? Und dann? Bin ich allein! Dann ist meine ohnehin schon kleine Familie tot. Und was wird aus mir? Wer wird für mich da sein, wenn es mir schlecht geht?

»Du hast doch immer gesagt, Familie ist das Einzige, was bleibt und wichtig ist«, rufe ich Frank aufgebracht entgegen. »Und was ist, wenn man keine mehr hat?«

Meine Gedanken jagen in meinem Kopf umher, ich sitze im Auto, die Landschaft vor dem Fenster zieht an mir vorbei. Ich will weg, raus, in ein anderes Leben. Ich werde alles verlieren. Meine *ganze* Familie. Einen Vater habe ich schon lange nicht mehr, und jetzt soll ich auch noch meine Mutter gehen lassen? Nein, nein, das geht doch nicht!

»Bitte halt an, ich muss raus!«

»Wie? Mitten auf der Autobahn? Die nächste Raststätte kommt in fünf Kilometern.«

Ich sage keinen Ton, kritzle nur in mein Tagebuch, schreibe hastig alles nieder, was mir in den Kopf kommt, als hinge mein Leben davon ab. Ich banne Gedanken auf Papier, in der Hoffnung, dass ich sie damit endlich in die Welt entlassen kann.

Plötzlich spüre ich nichts als Leere. Ich fühle nur meine Wut.

Frank ist an der Raststätte abgefahren. Ich reiße die Tür des Autos auf, kaum dass er den Wagen angehalten hat, steige aus und brülle meine Verzweiflung in den babyblauen Maihimmel.

»Schrei doch nicht so!«, ruft Frank und sieht sich verstört nach allen Seiten um.

»Ich schreie, so viel ich will!«, fauche ich ihn an.

Er kommt ums Auto, möchte mich in den Arm nehmen. Ich stoße ihn weg, will mich nicht beruhigen lassen. Stattdessen schreie ich noch mal laut. Dann laufe ich drauflos, in Richtung des angrenzenden Waldes, folge einem Weg, der von der Raststätte abgeht.

»Wieso hast du plötzlich ein Problem mit der Entscheidung deiner Mutter? Ich dachte, du stehst dahinter!«, ertönt eine Stimme von hinten. Frank ist mir gefolgt.

Ich unterbreche meinen strammen Marsch und drehe mich wutentbrannt um. »Findest du es gut, dass sie einfach geht? Mich allein lässt mit allem? Ich kümmere mich hier um alles, und sie nimmt den einfachsten Weg und haut einfach ab?«

Mit dem Ende des Satzes setze ich mich wieder in Bewegung. Frank versteht gar nichts! Was mischt er sich ein, wenn er keine Ahnung hat?

»Was giftest du mich so an?«, fragt er entgeistert und folgt mir. »Ich habe dir nichts getan!«

»Du kapierst es einfach nicht. Du hast keine Ahnung, wie es ist, ohne Familie dazustehen. Du hast vier Geschwister, Nichten und Neffen. Und was habe ich, wenn Mama geht? Eine Oma, die nicht damit zurechtkommt und dann auch stirbt. Tolle Aussichten! Und weißt du, was das Schlimmste ist? Mama macht sich darüber keinerlei Gedanken. Sie sieht nur sich. Wie es mir dabei geht, ist ihr egal. Sie wird einfach abhauen.«

»Das glaube ich nicht. Sie macht sich sicher Gedanken über dich.«

»Ach ja? Und warum hat sie mir gegenüber nie direkt ihren Sterbewunsch angesprochen? Warum hat sie immer nur im Streit Andeutungen gemacht? Sie hat nie gefragt, wie es mir dabei gehen würde! Und du sagst, es würde sie interessieren.«

Frank läuft neben mir her. Mein Tempo hat sich etwas normalisiert, damit ich mehr Luft zum Reden habe. Ich schimpfe mir meinen ganzen Frust von der Seele.

»Meinst du, sie macht sich wirklich Gedanken, was das mit mir macht, wenn sie zum Sterben in die Schweiz fährt? Wie es ist, mit den Worten ›Ich will niemandem zur Last fallen‹ zurückgelassen zu werden? Sie versteht ja noch nicht einmal, dass es auch mir seit ihrem Unfall schlecht geht!«

Je mehr ich rede, desto klarer wird mir: Ich fürchte mich davor, mich später für ihren Tod verantwortlich zu fühlen und mir Vorwürfe zu machen, dass ich zu wenig getan habe, um ihr einen möglichen Lebenssinn aufzuzeigen. Ich fürchte mich vor der Gewissheit, dass ich ihr als Tochter nicht genug geben konnte. Dass ich ihre Ansprüche nicht erfüllen, sie nicht im Leben halten konnte. Natürlich weiß ich im Grunde meines Herzens, dass nicht ich verantwortlich für ihre Entscheidung bin. Oder dass mir Oma jemals vorwerfen wird, ich hätte zu wenig getan. Doch wann könnte ich jemals sagen, ich hätte genug getan? Was könnte ich tun, um sie von ihrem Plan abzubringen? Habe ich überhaupt ein Recht dazu? Keiner, nicht einmal ich, kann beurteilen, wie es ihr geht. Wie soll ich mich verhalten? Was ist richtig?

Plötzlich laufen mir die Tränen übers Gesicht, und endlich kann ich zulassen, dass Frank mich umarmt. »Sie haut einfach ab. Lässt mich mit alldem hier zurück. Mit Schuld, Fragen und Selbstvorwürfen. Sie kann doch nicht einfach so gehen!« Ich starre auf meine Schuhe, und eine dicke Träne tropft von meiner Nasenspitze auf den steinigen Waldweg.

»Du brauchst keine Angst zu haben«, sagt er sanft. »Du brauchst niemanden, der dich von Schuld befreit. Nur du selbst kannst die Dinge mit dir ausmachen. Und das musst du auch, um dich zu lösen und glücklich zu sein.«

Ich ahne, dass er Recht hat. Nur ich kann mir das geben, was ich brauche. Es liegt an mir, wie ich mit alldem umgehe, an meiner Einstellung, wie ich bewerte, was mir widerfährt, worauf ich meinen Fokus lege und was sich letztlich gut anfühlt. Ich kann zwar nur wenig beeinflussen, was passiert, aber ich bewerte die Geschehnisse ganz allein. Diese Bewertung entscheidet, ob etwas positiv oder negativ für mich ist. Die Sache bleibt dieselbe, aber meine Position zu ihr verändert sich.

»Hat Jana dich eigentlich mal direkt darauf angesprochen?«

»Auf die Mitgliedschaft bei *Lifecircle?*«

Frank nickt.

»Nein. Sie weiß gar nicht, dass Hanka es mir erzählt hat – oder sie will es nicht wissen. Letzte Woche hat sie *Lifecircle* jedenfalls mit keiner Silbe erwähnt. Die Kommunikation in dieser Sache läuft vollständig über Hanka.«

»Ist das nicht seltsam?«

»Doch, das ist es. Aber bei uns ist dieses ›seltsam‹ normal. Unliebsame Dinge wurden nie direkt angesprochen. Wir sind ihnen immer aus dem Weg gegangen oder haben sie einfach ignoriert.«

Einige Tage nachdem ich von Hanka erfahren habe, was meine Mutter beabsichtigt zu tun, schreibe ich einen Brief an *Lifecircle*. Im Internet habe ich recherchiert, dass die Organisation in der Nähe von Basel sitzt. Sie hilft unter Berücksichtigung der rechtlichen Voraussetzungen dabei, dass ihre Mitglieder Freitodbegleitungen in Anspruch nehmen können, wenn alle medizinischen und palliativen Mittel und Wege ausgeschöpft sind und der Erkrankte keinen Lebenssinn mehr finden kann. Mitglied wird, wer unter einer unheilbaren Krankheit oder unzumutbaren Behinderung oder unerträglichen und nicht kontrollierbaren Schmerzen leidet. Legal ist die Vereinigung in der Schweiz deshalb, weil das Gesetz die Sterbebegleitung dort erlaubt, wenn keine selbstsüchtigen Beweggründe des Begleitenden vorliegen.

Natürlich hat nicht meine Mutter mich darum gebeten,

mit *Lifecircle* Kontakt aufzunehmen, sondern Hanka. Sie bat mich, eine schriftliche Stellungnahme zu Mamas Wunsch an *Lifecircle* zu schicken, die notwendig sei, damit die Organisation über den Fall meiner Mutter beraten und ihr gegebenenfalls grünes Licht für den Antrag geben könne. So nennt *Lifecircle* die erste Stufe, die Antragsteller zu erklimmen haben, wenn sie eine Freitodbegleitung wünschen.

Aber was schreibt man einer Vereinigung, die Menschen mit Sterbewunsch hilft – insbesondere, wenn man gar nicht so sicher ist, ob man das wirklich für den besten Weg hält? Als Tochter fällt es mir unendlich schwer, eine eindeutige Position in der Frage zu finden, ob ich Mamas Wunsch unterstütze oder nicht. Gerade als Einzelkind.

Natürlich scheint ihre Lage verzweifelt. Seit neun Monaten ist sie komplett auf fremde Hilfe angewiesen. Es ist für einen Gesunden kaum vorstellbar, dass sie sich noch nicht mal selbst die Nase putzen kann. Hinzu kommen die Spastiken, die immer schlimmer werden. Meine Mutter leidet, und mit dieser Tatsache kann ich nur sehr schlecht umgehen. Wenn man wenigstens wüsste, dass sich das Leiden lohnt! Aber die Aussichten sind eher düster. Das Rückenmark ist sehr stark verletzt, und eine Regeneration ist laut den Ärzten nicht möglich. Ich befürchte, dass sie so nicht glücklich werden kann. Meine Mutter fragt sich, warum sich der Kampf für sie lohnen sollte. Ohne Partner, mit einer erwachsenen Tochter und mit der Aussicht, den Rest des Lebens den Hintern abgewischt zu bekommen. Nicht zuletzt das muss ziemlich entwürdigend sein.

Als ich den Brief fertiggeschrieben habe, bin ich überrascht. Da steht es schwarz auf weiß: Ich würde meine Mutter auf ihrem Weg begleiten. Ich habe es geschrieben – also stimmt es wohl. Vielleicht weiß mein Unterbewusstsein in diesem Fall besser, was ich zu leisten bereit bin, als ich selbst.

Hanka hat Recht gehabt. Seitdem meine Mutter Mitglied von *Lifecircle* ist und wir die Unterlagen, die die Vereinigung zur Prüfung angefordert hat, losgeschickt haben, geht es ihr besser, und sie ist von Zeit zu Zeit sogar in der Lage, Freude zuzulassen.

Am vergangenen Wochenende haben Frank und ich sie besucht und sie in den Pforzheimer Wildpark entführt, in dem es viele Tierarten gibt, die man teilweise auch füttern kann. Dort habe ich sie seit langer Zeit einmal wieder richtiggehend ausgelassen erlebt. Besonders bei den Eseln hätte sie noch Stunden vorm Zaun stehen bleiben und beobachten können, wie sie sich das Futter aus den Händen der Besucher mopsen. Wie Fische schieben sie ihre gespitzten Lippen nach vorn und schlabbern am Zaun herum, bis man ihnen ein paar der gepressten Futterteile reicht.

Eine Woche später bin ich allein mit ihr, und auch heute kann sie die gemeinsame Zeit genießen, das spüre ich. Wir gehen in den Park am Fluss. Es ist Anfang Juni, das Wetter ist mild, und meine Mutter erfreut sich an den Schwänen und einem Hund, der sich auf der Wiese wälzt.

Ich setze mich auf eine Bank, meiner Mutter schräg gegenüber. Sie selbst hat *Lifecircle* noch nicht angesprochen – und ich tue es auch nicht. Nicht, weil ich mich nicht traue. Oder vielleicht doch, ja. Es wäre, als würde ich ein Gesetz brechen, das seit Jahrhunderten in meiner Familie gilt. Also suche ich andere Terrains, sichere, auf denen keine Gefahr droht.

»Mama, erzähl mir was von deiner Kindheit. Wie war es, als du klein warst?«

»Schön war es! Ich war viel draußen, habe mit den Hunden, die wir hatten, im Garten gespielt. Meine Großeltern waren oft für mich da. Oma war eine tolle Frau, ich habe sie sehr bewundert. Sie war so fortschrittlich, hatte damals als erste Frau in Varnsdorf einen Badeanzug!«

Ihr Blick schweift in die Ferne. Offenbar tun ihr die Erinnerungen an früher gut. Und es ist positiv, dass sie keinen Groll gegenüber ihrer Vergangenheit hegt, obwohl die Vaterfigur in ihrem Leben vollständig fehlte. Mein Großvater war Soldat, und meine Oma ließ sich auf ihn ein. Sie heirateten nicht, wie es damals üblich war, und als Oma mit Mama schwanger wurde, machte er sich aus dem Staub. Also wuchs meine Mutter ohne Vater auf – irgendwie kommt mir diese Geschichte bekannt vor.

»Ich habe mich schon immer gefragt, warum du und Oma so ein merkwürdiges Verhältnis habt.« Ich formuliere die Frage bewusst sehr vorsichtig – denn normalerweise ist das ein Minenfeld.

Mama zuckt leicht mit den Schultern. »Ich weiß es nicht. Sie ist mir irgendwie fern.«

Sie bleibt bei allen Fragen, die ich ihr heute stelle, ungewohnt ruhig und sachlich, erzählt ganz gelassen, als ginge es um nette Begebenheiten. Sogar, als ich meinen Vater anspreche.

»Ich kann mich an meine Kindheit nur sehr wenig erinnern. Habe ich damals die Streitereien zwischen dir und Papa mitbekommen?«

»Teilweise schon.«

Sie erzählt mir von ein paar Episoden, die in meiner Erinnerung zu einer einzigen verschmolzen sind. Heftiger Streit, ich flüchte unter den Schreibtisch, er zerrt an mir, während ich an Mamas Arm hänge. Mein Vater benutzt mich als Druckmittel, um sie zu erpressen und seine Macht auszuspielen, um sie fertigzumachen und kleinzuhalten.

Meine Mutter und er hatten oft schlimme Auseinandersetzungen. Ich kann mich daran erinnern, dass sie mir einmal erzählte, dass er sauer auf sie gewesen sei und mit einer Vase nach ihr geworfen habe. Sie duckte sich, und die Vase traf die heilige Schrankwand. Danach war die Hölle los.

Er gab ihr später immer die Schuld, dass die Schrankwand eine Macke hatte. Wenn ich das so niederschreibe, kommt es mir vor wie ein schlechter Scherz. Wie verrückt muss man sein, wenn man andere für seine eigenen Verfehlungen verantwortlich macht, obwohl offensichtlich ist, dass die keine Schuld trifft?

Wir alle sind das Resultat unserer Erlebnisse. Wir können nicht wegdiskutieren, was war, was uns als Kinder geprägt hat und was in uns ist. Aber wir können es erkennen und akzeptieren – unsere Vergangenheit, unsere Verknüpfungen und Verstrickungen. Und wir können uns weiterentwickeln. Wir können uns entscheiden und unsere Zukunft selbst gestalten.

Mama kann das nur noch in sehr beschränktem Rahmen. Ich muss an all das denken, was sie nicht mehr erleben und fühlen wird: ein erfrischendes Bad im See, eine Eiswaffel in der Hand halten und spüren, wie es langsam auf die Haut tropft, den Fahrtwind im Haar, wenn man im Eiltempo auf dem Rad über die Felder fährt … Bei diesen Gedanken überkommt mich eine tiefe Trauer. Ob sie jemals Konstanz wiedersehen wird? Den See und ihre geliebten Berge?

Wenn es wenigstens eine Entwicklung gäbe! Aber die Fortschritte sind so winzig klein, dass sogar ich manchmal den Mut verliere. Die Hoffnung und den Glauben, den ich einst hatte, dass sie wieder gesund wird, habe ich bereits verloren. Ich weiß, sie wird nicht einmal ansatzweise in der Lage sein, sich je selbst zu versorgen.

Wenn sie zumindest die Arme bewegen könnte …

»Hat sich *Lifecircle* schon bei dir gemeldet?«

Ich drehe den Kopf und schaue meine Mutter an, und ich bin mir ziemlich sicher, dass ich meine Verwunderung über ihre Frage nicht verbergen kann. Meine Mutter spricht ein unangenehmes Thema an? Von sich aus? Ohne einen Vorwurf? Und gerade dachte ich noch, wir würden keine Fortschritte machen. Das ist ja geradezu ein Quantensprung in Sachen zwischenmenschlicher Kommunikation! Bevor mir die Kinnlade zu lange offen steht, antworte ich: »Nein, bisher nicht. Die haben vor drei Wochen alles von mir bekommen. Ich gehe aber davon aus, dass es eine Weile dauern kann. Hast du schon die Bestätigung, dass du urteilsfähig bist?«

Ich frage das, als würde ich nebenbei erfahren wollen, wie sie denn geschlafen habe. Es ist absurd!

Mama blickt mich nicht an, sagt aber ganz entspannt: »Noch nicht. Der Arzt wollte das Attest aber diese Woche fertig machen.«

Es klingt vielleicht unglaubwürdig, aber in diesem Moment bin ich der festen Überzeugung, dass meine Mutter und ich über eine abstrakte Möglichkeit, eine unkonkrete Alternative reden, die wir aber nicht in Anspruch nehmen werden. Meine Mutter will sich nur den Notausgang offenhalten – ich gehe davon aus, dass es noch Monate dauern wird, bis alles final geklärt ist.

Ich liege damit vollkommen falsch.

Am Abend klingelt mein Telefon.

»Guten Abend, Frau Gräfe. Hier spricht Frau Preisig von *Lifecircle*. Geht es gerade bei Ihnen?«

Der Anruf erwischt mich eiskalt. Ich bin nicht darauf vorbereitet, mit den Leuten zu telefonieren, die den Plan B meiner Mutter in die Tat umsetzen sollen.

»Ach ja, äh … guten Abend. Ja, es geht«, stammle ich.

»Irgendwas ist anscheinend beim Versand der Dokumente schiefgelaufen«, erklärt Frau Dr. Preisig. Sie hat eine sanfte, ruhige Stimme. »Es hat ein paar Tage gedauert, bis alles bei uns angekommen ist. Aber jetzt habe ich die Unterlagen zusammen. Ich werde die Dokumente weiterleiten. Gut wäre, wenn ich direkt mit Ihrer Mutter sprechen könnte.«

»Äh, ja klar. Das ist schwierig, da sie nicht selbst ans Telefon gehen kann.« Ich überlege kurz. »Ich wäre am Samstag bei ihr. Ginge es da vielleicht bei Ihnen?«

»Lassen Sie mich kurz in meinen Terminkalender schauen. Ja, das geht. Zwei Uhr am Mittag?«

»Prima. Wir rufen Sie dann an. Okay?«

»In Ordnung. Uff Wiederluege.«

Auf Wiedersehen. Aber hoffentlich nicht zu bald.

Oma ist seit Sonntag im Krankenhaus. Ihr ging es wohl schon länger schlecht, sie hatte Magenschmerzen, was ich aber erst jetzt erfahren habe. Auf Umwegen, ich kann ja so gut wie kein Tschechisch, erfahre ich, dass sie am Sonntag vom Notarzt geholt wurde. Sie hat die letzten Wochen wohl zu wenig getrunken und ist dehydriert zusammengebrochen. Ihr Zustand scheint sich aber mittlerweile gebessert zu haben, was ich über Hanka, die für mich dolmetscht, herausfinde. Sie notiert mir die Nummer der Station, auf der Oma liegt, und schreibt mir auf, was ich am Telefon sagen soll.

Nach zwei Anläufen erreiche ich meine Großmutter endlich im Krankenhaus. »Hallo, Oma!«, brülle ich in den Hörer.

Stille. »H-a-l-l-o, O-m-a, i-c-h b-i-n e-s, A-n-e-t-t!«, rufe ich laut und deutlich, so langsam, dass sie es hoffentlich versteht.

»Ahoi?«

»V-e-r-s-t-e-h-s-t d-u m-i-c-h, O-m-a?«

»Kdo je tam?«

Offensichtlich versteht sie mich nicht, sonst würde sie nicht auf Tschechisch fragen, wer da ist.

»Oma, ich bin es, Anett. Deine Enkelin.«

»Ah, Anett! Hallo. Wie geht es dir?«

»Mir geht es gut«, brülle ich in den Hörer.

»Ich verstehe dich nicht«, sagt Oma.

Wenn ich noch lauter schreie, kommt die Polizei und nimmt mich mit. Oder die Männer in den weißen Jacken …

»Was ist denn passiert, Oma?«

»Was sagst du? Du sprichst so leise!«

»W-a-s i-s-t p-a-s-s-i-e-r-t?«

»Ach nichts! Dascha hat mich vom Notarzt abholen lassen. Total übertrieben. Mir geht es gut. Mach dir keine Sorgen.«

Mache ich mir aber! Von Oma erfahre ich nur wenig, sie versteht meine Fragen nicht. Irgendwann wird es mir zu mühsam, und ich bitte meine Mutter, am nächsten Tag mit dem Arzt in Tschechien zu sprechen und zu fragen, wie die Untersuchungen gelaufen seien.

»Wieso ich? Wie soll ich das machen?«

Also bitte! »Weil sie deine Mutter ist?«

»Na und?«

Tief durchatmen. »Ich diskutiere das nicht mit dir. Ich schicke dir gleich die Nummer, und dann rufst du dort an.«

Es ist Samstag. Ich bin bei Mama in der Reha, der Anruf von *Lifecircle* steht an. Ich starte ihren Humankommunikator, eine Art PC, der an einem riesigen Arm hängt und von ihr über eine spezielle Brille bedient werden kann. Wir wollen über die Internetverbindung anrufen, damit wir beide alles hören und reden können.

Ich tippe die Nummer über die Tastatur ein. Es klingelt.

»*Lifecircle*, guten Tag!« Es ist Frau Dr. Preisig, mit der ich schon gesprochen habe.

Ich gucke zu Mama. Sie sagt nichts.

»Guten Tag, hier spricht Anett Gräfe. Wir hatten uns zum Telefonieren verabredet. Meine Mutter hört auch zu.«

Sie ist diejenige, die dieses Gespräch führen will, nicht ich. Ich will mich bewusst raushalten, habe sowieso schon viel zu viel getan, was mir schaden könnte.

Die Situation in Deutschland in Bezug auf die Beihilfe zur Selbsttötung ist wirklich kompliziert. Grundsätzlich ist die Beihilfe zum Suizid straffrei, wenn der Entschluss des Menschen, der sterben will, freiwillig und im Vollbesitz seiner geistigen Kräfte gefällt wurde. Ist das nicht der Fall und der Suizident ist psychisch krank, macht man sich bei der Beihilfe nach geltendem Recht strafbar. Nun ist es aber in der Praxis leider so, dass Menschen, die ihren Sterbewunsch äußern, in die Psychiatrie eingewiesen werden – weil man sie als suizidgefährdet einstuft. Irgendwie wird anscheinend davon ausgegangen, dass man geistig krank sein muss, wenn man sterben möchte.

Am Beispiel meiner Mutter habe ich erkannt, mit welchen Schwierigkeiten sich Menschen, deren Sterbewunsch größer als der Wunsch nach Leben geworden ist, konfrontiert sehen, wenn sie ihren menschenwürdigen Tod in die Tat umsetzen wollen. Sie müssen heimlich agieren, in die Schweiz flüchten, dürfen fast niemandem von ihren Plänen erzählen, weil sie sonst Gefahr laufen, als psychisch krank abgestempelt zu werden. Ich bin der Meinung, die Menschen sollten darauf vertrauen dürfen, dass ihr Wunsch zu sterben ernst genommen wird. Niemand sollte Angst haben müssen, dass sein Leben gegen seinen Wunsch verlängert wird, nur weil die Gesellschaft Angst davor hat, sich mit dem Sterben als Bestandteil des Lebens auseinanderzusetzen.

Nun ist aber erst einmal meine Mutter am Zug. Ich schaue sie auffordernd an.

»Guten Tag, Jana Gräfe am Apparat.«

»Hallo, Frau Gräfe! Es ist schön, direkt mit Ihnen zu sprechen. Ich habe ja schon Ihren Brief gelesen. Wie geht es Ihnen derzeit? Können Sie Ihre Arme bewegen?«

»Nein, nur eine leichte Rotation. Aber heben kann ich sie nicht.«

»Und die Finger, die können Sie doch bewegen, oder?«

»Nein, gar nicht. Da spüre ich nur ein ganz schreckliches Kribbeln. Es ist unerträglich. Und dann noch diese Spastik …«

In dem Moment, als meine Mutter das Wort in den Mund nimmt, strecken sich ihre Arme urplötzlich aus, und ihr Oberkörper wird ruckartig nach vorn gezogen.

»Jetzt schon wieder! Anett, richte mich wieder auf. So ein Mist!«

Ich lege meinen Arm um Mamas Brust und kippe sie nach hinten.

»Meine Hände, leg sie bitte wieder richtig hin.«

Ich versuche die gespannten Arme zu beugen und positioniere sie auf die Lagerungskissen, die verhindern sollen, dass Druckstellen entstehen.

»Frau Preisig, ich will so nicht mehr!«, keucht meine Mutter. Sie klingt aufrichtig verzweifelt.

»Es ist wirklich furchtbar, was Ihnen passiert ist. Frau Gräfe, haben Sie denn Fragen?«

»Wie ist der Ablauf?«

»Wir prüfen die Unterlagen, und wenn alles in Ordnung ist, also wenn Sie die Anforderungen erfüllen, dann bekommen Sie provisorisch grünes Licht, und wir vereinbaren einen Termin. Am Tag Ihrer Ankunft in Basel finden die psychologischen Gespräche statt. Erst danach gibt es endgültig grünes Licht. Es kann aber auch sein, dass wir Sie noch ablehnen. Aber das denke ich eher nicht in Ihrem Fall.«

Ich vergesse fast zu atmen. Ist den beiden klar, worüber sie da reden?

Mama hört aufmerksam zu. »Und dann?«

»Dann schlafen Sie noch eine Nacht drüber, und wenn Sie am nächsten Tag bereit sind, kommen Sie zu uns, und die Freitodbegleitung findet statt. Sie können sich aber jederzeit anders entscheiden.«

Erst jetzt finde ich meine Sprache wieder, was für mich selbst überraschender ist als für Frau Dr. Preisig oder meine Mutter. »Eines verstehe ich nicht. Wir fahren also nur einmal zu Ihnen, und dann bleiben wir zwei Tage. Und dann ist schon der Termin?«

»Ja. So machen wir es in den meisten Fällen, damit Sie nur einmal anreisen müssen.«

Ich schlucke.

»Aber wie soll das gehen mit dem Medikament? Ich kann ja nichts bewegen, und Dr. Arnold sagte mir damals, dass er mir deshalb nicht helfen könne«, meldet sich meine Mutter zu Wort. Die Ungeduld ist ihr förmlich anzuhören. Wenn sie könnte, würde sie sich direkt auf den Weg machen.

»Können Sie Ihren Kopf bewegen?«

»Ja, und die Schultern.«

»Dann bauen wir eine Apparatur, mit der Sie über den Mund die Infusion aktivieren können. Dieser Punkt ist wichtig, da es sich ja um einen begleiteten Suizid handelt und nicht um aktive Sterbehilfe beziehungsweise Tötung auf Verlangen. Das ist auch in der Schweiz verboten.«

»Was ist denn da der Unterschied?«, fragt meine Mutter.

»Bei der Sterbehilfe muss die Tatherrschaft beim Suizidenten liegen, das heißt, er selbst muss seinem Leben ein Ende setzen – wir dürfen ihn dabei nur unterstützen. Hier in der Schweiz heißt es deswegen ›begleiteter Suizid‹. Begriffe wie aktive oder passive Sterbehilfe versuchen wir zu vermeiden, da diese nicht ganz eindeutig sind beziehungsweise zu Missverständnissen führen.«

Das ist kompliziert. Ständig komme ich mit den Begrifflichkeiten durcheinander. Selbstmord, Freitod, Suizid, Sterbehilfe, aktiv, passiv, begleitet ... Es herrscht ein riesiges Chaos in meinem Kopf, dabei wäre es doch eigentlich wichtig, dass eine Gesellschaft ein einheitliches Vokabular hat. Wie sonst soll sie sich über ein so kontroverses Thema verständigen? Wenn ihr sprichwörtlich die Worte dafür fehlen? Immerhin macht es einen gewaltigen Unterschied, ob ich meinen Freunden erzähle, dass ich mit meiner Mutter zum begleiteten Suizid in die Schweiz fahre oder ihr beim Selbstmord behilflich bin.

»Wann kann ich kommen?«, will meine Mutter wissen und reißt mich aus meinen Gedanken.

Äh, hallo? Werde ich dazu auch noch angehört?

»Wie sieht es bei Ihnen im Juli aus?«

Juli?! Bitte was? Das meint sie jetzt nicht ernst. Das ist in drei Wochen!

»Geht das immer so schnell?«, will ich panisch wissen.

»Das hängt davon ab. Aber im Juli wäre möglich.« Frau Dr. Preisig klingt so, als würden wir eine Reservierung im Restaurant vereinbaren.

»Ja, gerne«, sagt meine Mutter. »Ich möchte so schnell wie möglich den Termin haben. Ich habe Angst, dass ich irgendwann nicht mehr in der Lage bin, selbst zu entscheiden. Dann vegetiere ich nur noch vor mich hin.«

Ich schaue sie an und schüttle entsetzt den Kopf. »Mama, vielleicht warten wir erst mal ab, wie es mit Oma weitergeht? Frau Preisig, wenn wir jetzt noch warten, ist dann auch ein späterer Termin möglich?«

»Ja, meist so innerhalb von vier bis sechs Wochen. Das hängt ein bisschen davon ab, wann wir Zeit haben. Aber im Grunde können Sie mit dem Zeitraum planen.«

»Okay«, beeile ich mich zu sagen, bevor meine Mutter noch auf die Idee kommt, den Medikamenten-Cocktail für heute Abend einzuplanen, »dann würde ich vorschlagen, ich bespreche mich mit meiner Mutter in Ruhe und gebe Ihnen am Montag Bescheid. Okay, Mama?«

Sie seufzt. »Ja, okay.«

»Lassen Sie sich so viel Zeit, wie Sie brauchen.« Frau Dr. Preisig klingt immer noch ganz entspannt. »Bitte melden Sie sich jederzeit, wenn Sie Fragen haben. Ich schicke Ihnen nächste Woche noch eine Mail. Auf Wiedersehen!«

Ich sitze neben Mama auf dem Pflegebett und kämpfe um meine Beherrschung. Wieso geht das plötzlich so schnell? Wieso fragt mich niemand, ob ich bereit bin? Ich komme mir überrannt vor.

»Mama, du hast gehört, was Frau Preisig gesagt hat. Wir können uns jederzeit bei ihr melden. Aber du musst dich jetzt erst mal um Oma kümmern.«

Sie schnauft und dreht den Kopf weg.

»Du erwartest von mir, dass ich deinen Wunsch akzeptiere, also erwarte ich von dir, dass du mich nicht einfach so hängen lässt. Kümmere dich darum, dass Oma versorgt ist!«

Ein paar Tage später erreicht mich eine Mail. Sie ist von Frau Dr. Preisig von *Lifecircle*. Sie schreibt, dass zwischenzeitlich auch das Gutachten über Mamas Urteilsfähigkeit bei ihnen eingegangen sei und alle Dokumente vollständig vorlägen. Die Nachricht endet mit einem Satz, den ich dreimal lesen muss, bevor ich ihn begreife: »Sie erhalten hiermit grünes Licht, das heißt, Sie können uns nun sagen, wann Sie bereit sind, zu uns zu kommen. Wir werden Ihnen dann einen Termin geben.«

Das, von dem ich gehofft habe, dass es niemals eintritt, geschieht in diesem Augenblick. Ich dachte, ich hätte noch so viel Zeit. Aber mir bleiben vermutlich nur noch wenige Wochen.

Kapitel 16

Seit meine Mutter grünes Licht bekommen hat, ist sie wie ausgewechselt. Sie ist den ganzen Tag sehr lieb zu mir, rücksichtsvoll und geduldig. Sogar von Oma spricht sie nicht wie sonst mit Wut in der Stimme, sondern mit Liebe.

»Meinst du, das klappt alles mit Oma und der Betreuung für daheim?«, will ich von ihr wissen.

»Das wird schon. Hanka hat sich um alles gekümmert.«

Mittlerweile ist meine Großmutter aus dem Krankenhaus entlassen worden, und wir konnten eine Hilfskraft für sie organisieren, die ihr im Haushalt zur Hand geht. Ich hoffe, Oma kommt mit ihr klar. Sie hatte sich ganz schön dagegen gewehrt, dass jemand mit bei ihr einziehen soll. Sie wollte nicht verstehen, dass sie ansonsten in ein Heim gekommen wäre.

Einzig und allein Omas Kreislaufzusammenbruch hat meine Mutter davon abgehalten, den Termin bei *Lifecircle* bereits zu machen. Vorerst. Aber wie geht es weiter? Im Moment wirkt sie wieder sehr motiviert, es scheint fast so, als ob ihr das Wissen über die Möglichkeit Kraft gäbe. Sie ist motiviert, schäkert mit den Pflegern und Therapeuten. Doch wie lange bleibt das so? Wann wird sie *Lifecircle* wieder ansprechen? Was wird meine Rolle sein? Was kann und wie viel will ich tun? Ich bin in einer Zwickmühle. Solange es um Oma kritisch steht, schiebt meine Mutter ihren Termin in der Schweiz auf. Wenn es meiner Großmutter besser geht, wird Mama sich bestimmt nicht mehr aufhalten lassen. Ihre größte Angst ist, dass sich ihr eigener Zustand noch einmal so sehr verschlechtert, dass sie den Weg in die Schweiz nicht mehr antreten kann. Vor allem in den letzten Wochen haben sich die Ohnmachten verstärkt, die aufgrund der Atemnot immer wieder auftreten. Auch ihr Kreislauf ist aufgrund der mangelnden Muskelspannung so stark in Mitleidenschaft gezogen, dass sie immer wieder kollabiert.

»Anett«, sagt da meine Mutter Mitte Juli, »ich möchte mich noch einmal durchchecken lassen, bevor ich das mit *Lifecircle* angehe. Ich möchte die Stromwiderstandsmessung und neue MRT-Aufnahmen. Ich will wissen, ob sich etwas verändert hat.«

Ich überlege. Ja, das ergibt Sinn. Aber wie soll das hier gehen? Pforzheim ist keine Klinik.

»Dazu wirst du vermutlich in eine andere Einrichtung verlegt werden müssen. Sprich doch die Reha-Managerin an, wenn sie übermorgen zu dir kommt. Sie soll uns ja genau bei solchen Dingen beraten.«

Einige Tage später spricht meine Mutter mit Frau Lippert, die sie bei ihrem Vorhaben unterstützt und sich um alles kümmern wird. Ich bin froh, es nicht tun zu müssen, ich habe genug mit der Suche nach einer barrierefreien Wohnung zu tun, die ich trotz Mamas Ablehnung weiter fortsetze. Zudem ist seit Monaten die Bestellung eines Elektro-Rollstuhles offen, der für meine Mutter schon in Allensbach beantragt wurde. Den könnte sie mit einer Kinnsteuerung sogar selbst fahren. Es wäre natürlich ein enormer Freiheitsgewinn, nicht ständig auf andere angewiesen zu sein, sondern selbstständig von A nach B gelangen zu können. Doch wie beim Hubschraubertransport haben sich Krankenkasse und MDK lange quergestellt. Die Finanzierung ist zwar seit März geklärt, doch nun hat der Hersteller Lieferschwierigkeiten. Vermutlich kommt der Rollstuhl erst, wenn meine Mutter schon gar nicht mehr da ist.

Mama ist sauer. Sie hat erfahren, dass sie erst in sechs Wochen nach Tübingen ins Querschnittszentrum kann, wo die Untersuchungen gemacht werden sollen. »Was soll ich denn hier noch so ewig ausharren?«, flucht sie. »Warum dauert das noch so lange?«

Ich bleibe ruhig und lasse mich nicht provozieren. »Na ja, weil die Untersuchungen eine ganze Woche in Anspruch nehmen werden, die kann man nicht einfach so dazwischenschieben.«

»Eine Woche?« Mama reißt theatralisch die Augen auf. Manchmal habe ich das Gefühl, dass ihre Mimik noch dramatischer geworden ist, seitdem sie den Rest des Körpers nicht mehr bewegen kann.

»Ja, klar. Die checken dich ja von oben bis unten durch.«

»Das ist doch …« Sie schnaubt. »Dann will ich das doch nicht mehr machen! Ich will keine ganze Woche von hier weg sein, ohne Therapie.«

Ich kapiere es einfach nicht. Einerseits kann sie gar nicht schnell genug in die Schweiz kommen, um ihrem Leben ein Ende zu setzen, andererseits bricht für sie eine Welt zusammen, wenn sie eine Woche lang auf die Therapien verzichten soll. Versteh einer diese Frau!

»Bist du die Woche in Tübingen wenigstens bei mir?« Nun hat sie Tränen in den Augen.

»Äh, nein. Aber ich komme dich abends besuchen.«

»Na toll!«, mault sie und dreht den Kopf weg.

Mir ist klar, dass das alles sehr schwer für sie ist, aber auch sie muss erkennen, wann sie zu viel von mir verlangt. Und wenn sie es nicht sieht, bin ich mittlerweile selbstbewusst genug, es ihr zu sagen. Was ich früher nie konnte, meine Grenzen und Möglichkeiten aufzuzeigen, lerne ich langsam. Viel zu lange habe ich mich verantwortlich und schuldig gefühlt. Viel zu viel habe ich einfach so ausgehalten. Ich sehe nicht ein, warum ich jede Erwartung erfüllen muss.

Ich bin Tochter, ich bin Betroffene, die ebenfalls leidet, kein Psychologe, Pfleger, Therapeut, Anwalt oder sonstiges. Ich bin Tochter einer Mutter, die, wenn sich nichts ändert, den Freitod wählen wird. Damit werde ich leben müssen.

Ich sitze am See und blicke in die Ferne. Heute vor einem Jahr hatte meine Mutter diesen schrecklichen Unfall, der unser Leben komplett auf den Kopf gestellt hat. Es hat sich alles verändert, auch die Beziehung zwischen mir und meiner Mutter. Viel zu oft sehe ich nur das Schlechte. Auch mein Blick auf Mama fühlt sich falsch an. Selbst wenn meine Kindheit nicht ideal verlief und meine Eltern ein paar Fehler gemacht haben, bin ich dennoch ein dankbarer Mensch geworden. Vielleicht war dies ihr Maximum an Liebe und Fürsorge, das sie ihrem Kind schenken konnten. Irgendwo habe ich mal gelesen, dass Eltern auch nur nach ihrem besten Wissen und Gewissen handeln. So wie jeder Mensch.

Ich bin dankbar für all die Erfahrungen, die ich bisher machen durfte, auch für die weniger guten. Sie haben mir gezeigt, wie stark ich bin. Sie haben mich wachsen lassen, sehen lassen, was für viele unsichtbar bleibt. Erkennen, was ist, und verstehen, dass alles seinen Sinn hat. Ich bin dankbar für das, was meine Mutter mir ermöglicht hat. Sie hat mir die Freude an der Natur und den kleinen Dingen des Lebens vorgelebt, dem Schmetterling auf dem Klatschmohn, dem brütenden Amselpaar im Baum vor unserem Balkon. Ich danke ihr für ihr Vertrauen, das sie immer in mich legte, in meine Selbstständigkeit bei allem, was ich tat.

Heute vor einem Jahr hat sich alles verändert.

Was wird heute in einem Jahr sein? Werde ich auch wieder am See sitzen und aufs Wasser blicken? Werde ich froh darüber sein, dass meine Mutter offenbar vergessen hat, welcher Tag heute ist? Oder wird sie dann gar nicht mehr da sein? Mama erhofft sich vom Komplettcheck in Tübingen, Antworten zu bekommen, die ihr eine Entscheidung leichter machen. Leicht wird es aber nicht, weder für sie noch für Oma und mich. Meine Großmutter ahnt ja noch nicht einmal, was die Zukunft bringen könnte. Mama bezieht niemanden aus der Familie mit ein, sie kann nur mit Hanka über ihren Plan B reden.

Ich kann sie da ja verstehen. Auf was soll sie hoffen, nach über einem Jahr des Kampfes und ohne große Fortschritte? Für sie hat sich seit dem Unfall fast nichts verändert. Ihren Arm kann sie etwa zehn Zentimeter anheben, aber nur eine Sekunde später wird sie von schlimmen Spastiken heimgesucht und jäh nach vorne gezogen. Ohne fremde Hilfe kann sie nichts, noch nicht einmal sich selbst wieder aufrichten oder die Arme auf den Tisch vor dem Rollstuhl ziehen.

Auf was kann man hoffen? Was liegt im Rahmen des Möglichen? Es sind Fragen, die ich mir immer und immer wieder stelle und auf die ich trotzdem keine zufriedenstellende Antwort finde. Hoffen auf Wunder? Wie lange lohnt es sich, zu leiden und einer Hoffnung nachzurennen, die so unwahrscheinlich ist? Ab wann darf jemand sagen, ich gebe auf?

Keiner möchte leiden. Aber gibt es für meine Mutter nur diesen einen Weg, ihr Leid zu beenden? Gibt es eine andere Option, die weder Mama noch ich bedacht haben?

Es ist doch manchmal erstaunlich, was Menschen aushalten können, während der Haft in den schlimmsten Gefängnissen dieser Welt, unter Folter, in Krankheit oder im Krieg. Eigentlich müssten die Menschen zugrunde gehen, aber oftmals passiert genau das Gegenteil. Sie erdulden jeden Schmerz, nehmen ihr Leid hin und werden stärker, im Inneren, in ihrer Seele. Im Grunde ist der Körper eine Hülle. Nicht er hat die Kontrolle über unser seelisches Befinden, sondern unser Geist.

Es wäre schön, wenn meine Mutter die Welt wenigstens im Guten verlassen könnte. Ich hoffe, dass sie, bevor sie geht, vernünftig Abschied nimmt von all den Menschen, die ihr nah waren. So nah, wie es bei Mama eben geht. Einfach gehen und seine Nächsten mit dem Schmerz und den unbeantworteten Fragen zurücklassen ist falsch. Für den, der geht, mag der Tod eine Erlösung sein. Für die, die bleiben, ist er aber ein Albtraum, weil sie mit der Ungewissheit und den Selbstzweifeln leben müssen, nicht genug getan zu haben.

Aber noch viel mehr wünsche ich mir, dass meine Mutter neuen Lebensmut fasst und weitermacht mit der Therapie. Und wenn das nicht geht, dann hoffe ich doch zumindest, dass sie die Verantwortung für ihre Entscheidung selbst übernimmt und nicht, wie so oft, anderen zuschiebt.

Fünf Wochen später ist es so weit, Mama ist für die Untersuchungen nach Tübingen gebracht worden: MRT, Nervenleitgeschwindigkeit, Röntgen, Lungentest, EKG und vieles mehr. Ziel der Ärzte ist es zu prognostizieren, welche Fähigkeiten meine Mutter in der Zukunft in welchen Zeiträumen zurückerlangen kann. Werden sie die Weichen stellen? Wird Mama davon alles abhängig machen? Oder hat sie es längst entschieden? Ahnt sie bereits angesichts der wenigen Fortschritte, wie es aus medizinischer Sicht bei ihr aussieht? Sie hat schon deutlich länger gekämpft, als sie eigentlich wollte. Anfangs gab sie sich zwei Monate, dann sechs, und nun ist es über ein Jahr. Sie weiß, dass sie so nicht leben will, dass diese Abhängigkeit nicht das Leben ist, das sie sich vorstellt. Dass sie sich mit ihrer Lage nicht abfinden wird.

Als ich sie besuche, sitzt sie im Rollstuhl, ihr Blick geht nach draußen. Ich begrüße sie und ahne, dass der Tag nicht gut lief.

»Ich habe dir Blumen mitgebracht.«

»Die brauch ich nicht mehr!«

Okay, keine Chance. Sie will nicht abgelenkt werden. »Hast du schon die Untersuchungsergebnisse?«

»Ja, der Arzt will sie dir später zeigen.«

»Du kannst mir aber auch sagen, was herausgekommen ist.«

»Wie erwartet«, sagt sie und reckt das Kinn ein wenig nach vorn. »Aber das kann dir der Arzt ja nachher selbst sagen.«

Und wenn ich es von ihr hören will?

»Mama, bitte sprich mit mir«, fordere ich sie sanft auf.

»Was willst du hören?«

»Was man dir gesagt hat.«

»Dass es sich verschlechtert hat.«

»Wie, verschlechtert?«

»Verschlechtert eben. Was weiß ich?«

»Und was bedeutet das?«

»Das kannst du dir ja wohl denken!«

»Mama, erst mal möchte ich verstehen, was da untersucht wurde.«

Es klopft an der Tür. Ein Arzt kommt herein, stellt sich als Dr. Haber vor und bittet mich, ihm zu folgen. Ich fühle mich wie das Lämmchen, das vom Schlachter abgeholt wird.

»Frau Gräfe, Sie wissen, dass Ihre Mutter eine schwere Verletzung hat«, fängt er an, nachdem ich mit weichen Knien in seinem Büro Platz genommen habe.

»Ja, das weiß ich nur zu gut.« Ich erinnere mich an das Arztgespräch in Chemnitz und fühle mich zurückversetzt an den Abend, als ich nach der Horrorfahrt quer durch Ostdeutschland endlich im Krankenhaus ankam und der Arzt mir versuchte zu erklären, wie es um meine Mutter steht. Trotzdem schlägt mein Herz dieses Mal noch heftiger.

»Ich werde Ihnen genau das sagen, was ich Ihrer Mutter auch gesagt habe. Es geht nur um die MRT-Aufnahmen des Rückenmarks. Die anderen Untersuchungsergebnisse werden erst am Montag beim Abschlussgespräch vorliegen.«

Ich nicke.

»Hier haben wir Aufnahmen von vor einem Jahr, kurz nach dem Unfall. Sehen Sie den hellen Bereich?« Er deutet auf den Bildschirm, den er zu mir herumgedreht hat, damit ich etwas sehe. »Damals war er neun Millimeter breit. Heute …«, er zeigt mir eine andere Aufnahme, »sind es fünfzehn Millimeter.«

Da ich offenbar so verwundert gucke, wie ich mich fühle, fügt er hinzu: »Der helle Bereich zeigt den geschädigten Bereich. Eine deutliche Verschlechterung.«

»Ja, aber …« Ich halte inne, weiß nicht, was ich sagen soll. »Warum? Woher kommt das?«

»Das kommt durch die Vernarbung des Gewebes.«

»Aber Mamas Bewegungen haben sich doch verbessert?«

»Die Bewegungen, die bei Ihrer Mutter in den letzten Monaten hinzukamen, würde ich eher auf einen Kraftzuwachs schieben, nicht darauf, dass die Nerven unterhalb des Verletzungsniveaus aktiv sind. Unsere Untersuchungen haben ergeben, dass die Muskeln, die in den Armen Ihrer Mutter noch funktionieren, von ganz knapp oberhalb der Verletzung angesteuert werden.«

Obwohl mir Dr. Haber die katastrophale Nachricht auf sehr einfühlsame, aber dennoch verständliche Art erklärt, werde ich mit einer Gewissheit konfrontiert, die ich in der Härte und Eindeutigkeit nicht erwartet hätte.

»Sind denn fünfzehn Millimeter viel?«

»Ja, sehr viel. Vor allem, wenn es so weit oben ist.«

Ich will die Hoffnung noch nicht aufgeben. Zu viel hängt von dieser Diagnose ab. »Kennen Sie nicht auch Fälle, die sich entgegen allen Prognosen positiv entwickelt haben?«

»Ja, es gibt immer alles – in alle Richtungen.« Er erzählt

von ein paar Fällen, bei denen die Entwicklung anders verlief als beim Durchschnitt. Besser und noch schlechter.

»Wie gehen Patienten mit einer solchen Nachricht um?«, frage ich leise.

»Erst fallen sie in ein tiefes Loch. Die einen nehmen ihr Schicksal schnell an und lassen sich auf das neue Leben ein. Die anderen wehren sich lange dagegen. So wie Ihre Mutter.«

Ich nicke langsam. »Und wie soll es weitergehen?«

Natürlich habe ich eine Ahnung davon, wie es weitergehen wird. Aber noch bin ich nicht bereit, diese Wendung in meinem Leben einfach so zu akzeptieren.

»Ich empfehle eine Mischung aus Hilfsmittelanpassung, Rollstuhltraining und Therapie«, sagt Dr. Haber. »Der alleinige Fokus auf die Therapie wird Ihre Mutter nicht weiterbringen. Es werden keine neuen Nervenzellen gebildet. Sie wird zwar sicher kräftiger, aber neue Bewegungen werden nicht hinzukommen. So zumindest meine Einschätzung aus der Erfahrung von über zwanzig Jahren. Sie sollte die Zeit nutzen, um einen Weg zu gehen, der sie weiterbringt.«

Ob er weiß, was er da sagt? Vermutlich nicht. Vermutlich meint er etwas ganz anderes.

Ich verlasse sein Büro und atme auf dem Gang bewusst ein und aus. Mehrfach. Dr. Haber hat das bestätigt, was wir seit Monaten beobachten und uns nicht erklären konnten. Die plötzliche, wenn auch minimale Beweglichkeit. Die winzigen Fortschritte, die nie zu einem wirklichen Zugewinn an Bewegung führten. Es ist logisch, was er sagt, es bestätigt alles, was bisher von Ärzten prognostiziert wurde und was auch die Therapie zeigte. Plötzlich sehe ich, wovor ich lange Zeit die Augen verschlossen habe: Die Quetschung war gravierend und hat zu einer irreparablen Schädigung geführt.

Irreparabel. Wollte oder konnte ich es nie sehen?

Ich betrete Mamas Zimmer, wo ihr ein Pfleger gerade das Abendessen anreicht.

»Gell, das sind super Nachrichten!«, sagt sie. Wieder klingt sie beleidigt, als müsste sie die ganze Welt für die Diagnose strafen.

Ich nicke. »Er hat mir dasselbe gesagt wie dir.«

Zu mehr bin ich nicht in der Lage.

Wir reden an diesem Abend nur noch über Banalitäten, keiner traut sich, das Offensichtliche anzusprechen. Auf der Fahrt nach Hause rufe ich Simon an und erzähle ihm alles. Er wirkt nicht überrascht, als ich die Sterbehilfe anspreche.

»Wenn das der Weg ist, den deine Mutter gehen möchte, dann müssen wir es akzeptieren.«

»Aber ich kann doch nicht …!«, rufe ich verzweifelt.

»Warum nicht?«, fragt er ruhig.

»Weil sie einfach geht und alles zurücklässt.«

Simon merkt, dass ich Angst habe. »Was lässt sie zurück?«

»Mich. Schuld.«

»Du musst dich von ihr lösen. Du bist nicht verantwortlich für ihr Leben. Sie kann selbst entscheiden.« Er sagt mir all das, was ich schon längst weiß, aber immer noch nicht verinnerlicht habe. »Der selbstbestimmte Tod eröffnet die Möglichkeit, sich zu verabschieden und loszulassen. Man kann sich um alles kümmern, bevor man geht und gehen lässt.«

Wird meine Mutter das wirklich tun? Sich kümmern, verabschieden? Hinter sich aufräumen? Das ist ja genau, wovor ich Angst habe, dass sie ihre üblichen Anschuldigungen als letzte Worte wählt. Ich kenne sie nicht anders. Und genau das ist es, was ich keinesfalls will. Weder für sie noch für mich und erst recht nicht für Oma.

Ein paar Tage später bestätigten auch die restlichen Untersuchungen die Vermutungen der Ärzte: Mit einer gravierenden Verbesserung sei nicht zu rechnen. Sie empfehlen, darauf hinzuarbeiten, dass meine Mutter in ein eigenes Zuhause kommt.

»Nach einer so langen Zeit in der Reha wäre dies ein wichtiger Schritt«, sagt Dr. Haber der uns gegenübersitzt. »Es ist sicher belastend, ausschließlich in irgendwelchen Therapieeinrichtungen untergebracht zu sein. Immer nur Kranke um einen herum …«

Ich nicke, während Mama gedankenverloren an ihm vorbei durch das offene Fenster starrt.

»Zuerst sollte die extrem starke Spastik über Medikamente eingedämmt werden. Ich wundere mich, wie Sie so überhaupt den Tag verbringen können, Frau Gräfe.«

»Nur mit Therapie, dann ist es deutlich weniger«, erklärt sie, ohne ihn anzusehen.

»Das sollte unbedingt behandelt werden, denn erst dann wird sie einen Elektro-Rollstuhl bedienen können. Es gibt so viele Hilfsmittel, die ihr Leben erleichtern: sprachgesteuerte Computer, Fernbedienungen, Tür- und Fensteröffner, und natürlich eine persönliche Pflegekraft, die vierundzwanzig Stunden am Tag für sie da ist …«

Mama hört ihm schon gar nicht mehr zu, und auch meine Gedanken sind woanders. Alles, was er aufzählt, gehört zu genau den Dingen, von denen meine Mutter nichts wissen will. Was bringt ihr ein automatischer Tür- und Fensteröffner, wenn sie davon träumt, im Fitnessstudio einen Aerobic-Kurs zu belegen?

»Du erwartest hoffentlich nicht, dass ich so ein Leben führe«, sagt meine Mutter, nachdem sich der Arzt verabschiedet hat.

»Ich erwarte gar nichts von dir.« Das erste Mal kann ich ihr ruhig und gelassen sagen, was ich denke. »Keiner kann oder sollte beurteilen, ob du so weiterleben kannst, außer dir selbst.«

Sie schaut mich kurz an, bevor sie dann wieder Löcher in die Glasscheibe starrt.

»Erwarte aber nicht von mir, dass ich dir sage: ›Ja, Mama, bitte geh sterben.‹ Es gibt Menschen, die mit so einer schlimmen Verletzung wieder Glück im Leben finden, was ich sehr bewundere. Aber das sind vermutlich nur wenige. Die meisten können es nicht. Ich kann beides verstehen, würde aber nie urteilen.«

Sie hört mir zu, selbst wenn sie mich nicht ansieht.

»Nur um eine Sache möchte ich dich bitten«, fahre ich fort. »Bitte sag den Menschen in deinem Umfeld, was du vorhast. Schreibe Abschiedsbriefe an sie und deine Freunde. Ich möchte nicht der Überbringer einer solchen Nachricht sein.«

Mama nickt. Dann dreht sie den Kopf in meine Richtung, ihre Augen sind feucht. »Wo war nur mein Schutzengel? Warum musste das passieren?«

Ich nehme sie in den Arm, lege meine Wange an die ihre. »Ich weiß es nicht, Mama.«

Unser beider Tränen vermischen sich auf unseren Wangen. Was lange Zeit unausgesprochen war, ist nun Gewissheit. Mama wird den Weg gehen, ihren Weg in die Schweiz, in den Freitod, ihre Erlösung.

Und ich werde es akzeptieren.

Simons Worte, dass der selbstbestimmte Tod auch die Chance biete, die Dinge ins Reine zu bringen und Abschied zu nehmen, kommen mir in den Sinn.

»Vielleicht bist du deshalb nicht gleich gestorben. Vielleicht bist du deshalb noch da und kannst sprechen.« Ich mache eine Pause und schaue in ihre traurigen Augen. »Damit du dich im Guten verabschieden kannst.«

Ich treffe mich mit Daniel in der Stadt. Wir gehen spazieren und reden. Er ist ein toller Freund, hört aufmerksam zu und stellt die richtigen Fragen. Ein richtiger Psychologe eben, obwohl er nicht als Therapeut arbeitet.

Ich erzähle ihm von den neuesten Entwicklungen, von der endgültigen Entscheidung Mamas. Er wusste, dass diese Option im Raum steht, ich habe sie ihm gegenüber schon einmal angedeutet.

»Gibt es Dinge, die für dich noch wichtig wären anzusprechen?«, fragt er. »Dinge, die du ihr noch sagen möchtest. Fragen, die du noch stellen willst?«

»Ja, die gibt es sicher. Aber kann ich Mama alles sagen? Auch wenn es vielleicht schlecht ist?«

»Wenn es notwendig und wirklich wichtig für dich ist, wäre es zu überlegen.«

»Ich möchte sie ja eigentlich nicht auch noch verletzen, so kurz davor …«

»Würdest du es denn so sagen, dass es sie verletzt?«, fragt Daniel.

»Nein, natürlich nicht. Das ist ja auch nicht die Intention.« Ich denke nach. Was möchte ich noch einmal ansprechen? Was möchte ich ihr sagen, bevor sie geht? »Manchmal habe ich das Gefühl, dass meine Mutter gar nicht weiß, was mir eigentlich wichtig ist. Welche Dinge *ich* als wertvoll erachte. Wer ich bin und was mich ausmacht.«

Eigentlich würde ich ihr noch viel lieber zeigen, wer ich bin – es ihr nicht sagen müssen –, und ihr Bild, das sie von mir hat, etwas zurechtrücken. Und meine Kindheit, in der es mir manchmal sehr schlecht ging? Macht es Sinn, so was anzusprechen? Tue ich ihr nicht nur weh damit? Wem nützt es?

»Es ist schwer. Da schlummert so vieles in mir, was ich ihr gern sagen möchte. Positives und Negatives. Wobei das Negative kein: ›Du hast etwas falsch gemacht‹ ist, sondern eher ein: ›Bitte akzeptiere, dass es mir hier und da schlecht ging.‹ Ohne Schuld.«

Wie aber sagt man seiner Mutter, dass es einem als Kind schlecht ging, ohne dass sie sich schuldig fühlt?

»Und Frank?«

Ich schaue Daniel fragend an.

»Für ihn könnte es auch wichtig sein. Vor allem im Hinblick auf den Tod seines Vaters, der ja noch nicht so lange zurückliegt. Was bedeutet es für ihn, dich und deine Mutter auf diesem Weg zu unterstützen?«

Stimmt. Das habe ich gar nicht bedacht, dass es für Frank natürlich noch einmal anders ist vor diesem Hintergrund.

Mama hat Kontakt zu *Lifecircle* aufgenommen. Es ist absurd: Eben noch haben wir über Therapiepläne gesprochen, und jetzt organisieren wir ihr Sterben.

Sie will noch diesen Monat einen Termin. Ein Kloß bleibt mir im Hals stecken, als ich ihren Wunsch in der E-Mail an *Lifecircle* lese. Nicht nur, weil ich meine Mutter nicht loslassen will, sondern weil es noch so viel zu klären gibt. Hanka soll mit dabei sein, was die Terminfindung erschwert, da sie unter der Woche nicht so leicht freibekommt. Ein Termin am Wochenende ist wohl nicht machbar – ich weigere mich aber, allein mit meiner Mutter in die Schweiz zu fahren.

Auch frage ich mich, wann Mama mit Oma reden will, ob und wann sie mit Freunden spricht – und mit mir. Sie wird doch hoffentlich noch Dinge mit mir besprechen wollen? Oder denkt sie, ich regle das alles? Die Angst, sie könnte sich aus dem Staub machen und mich mit all den unausgesprochenen Dingen zurücklassen, kommt wieder hoch, und auch ein wenig Enttäuschung darüber, dass sie so wenig Rücksicht nimmt.

Denn natürlich stelle ich mir als Tochter immer wieder die Frage: Genügt nicht die Liebe zu mir, um weiterleben zu wollen? Mit dabei sein zu wollen, wenn ich heirate, selbst Mutter werde? Die eigenen Enkel aufwachsen sehen … Reicht das alles nicht? Ist Mamas Leid wirklich so groß, dass es selbst ihre Liebe zu mir überrennt?

Ja, das ist es. Langsam gewöhne ich mich an das Gefühl, und immer wieder gibt es Momente, in denen es mir nicht länger schwerfällt, ihre Entscheidung nicht persönlich zu nehmen. Das ist auch eine Emanzipation von den Eltern: zu akzeptieren, dass sie nicht nur um der Kinder willen leben wollen.

Immerhin ein Trost bleibt: Vermutlich werde ich mich bis zum Schluss über meine Mutter aufregen können. Obwohl wir es anders vereinbart hatten, hat sie sich um nichts gekümmert. Sie hat die Verabredung zum Sterben getroffen, als sei es ein Friseurtermin. Dass Transport, Pflege vor Ort und Unterkunft geplant und organisiert werden müssen, sieht sie nicht – es kümmert sie auch nicht. Und dass es für alle Beteiligten danach nicht einfach so weitergeht, davor verschließt sie auch die Augen. Sie meint tatsächlich, Hanka und ich setzen uns danach ins Auto, fahren wieder nach Pforzheim, räumen ihr Zimmer aus und verkünden der Reha-Leitung, dass meine Mutter kurzerhand in der Schweiz geblieben ist. Bitte was? Nein, das kann keiner von uns! Das sage ich ihr auch. Außerdem weiß ich noch gar nicht, was wir in der Reha sagen, warum sie für ein paar Tage wegfährt. Ihre Reise ohne Wiederkehr anzukündigen, ist nicht möglich. Nicht in Deutschland, wo die Sterbehilfe in einer Grauzone angesiedelt ist. Jeder, der vorher etwas wusste und einen medizinischen oder pflegerischen Auftrag hat, läuft Gefahr, sich strafbar zu machen, wenn er Mamas Freitod nicht zu verhindern versucht. Notfalls wird dieser sogar mit einer Einweisung in eine geschlossene Anstalt verhindert. Und das wäre wirklich das Allerletzte, was meine Mutter jetzt brauchen kann. Was also sagen wir?

Mama macht sich keinerlei Gedanken. »Nach mir die

Sintflut«, so denkt sie mehr oder weniger. Sie blockt alles ab: den Brief an Oma, die zeitliche Abstimmung mit Hanka, meine Wünsche. Sie kann nicht begreifen, was ihr Tod bei anderen auslöst, was der Weg in die Sterbebegleitung für andere, Freunde, Familie und vor allem für die, die sie begleiten werden, bedeutet. Sie ist nicht bereit, sich anständig zu verabschieden, will am liebsten einfach nicht mehr da sein.

»Bitte schreibe Abschiedsbriefe«, flehe ich sie zum hundertsten Mal an.

»Ich kann mich nicht so ausdrücken. Ich bin doch keine Schriftstellerin.«

»Du sollst auch keine Romane schreiben! Nur ein paar Sätze, um denen, die bleiben, etwas zu hinterlassen. Oder wolltest du allen vorher eine SMS schreiben? ›Hallo, Leute, war nett mit euch, aber jetzt gehe ich sterben‹?«

»Nein, natürlich nicht. Ich bin doch nicht blöd! Nicht dass mich dann noch jemand davon abhält.«

Wow. Ich bin beeindruckt. Es geht ihr noch nicht einmal bei ihrem letzten Akt auf Erden darum, wie andere sich fühlen, sondern lediglich um die Angst, dass jemand ihren Plan vereitelt.

»Dann schreib etwas!«, fordere ich sie auf, mittlerweile ungehalten.

»Ich kann nicht schreiben.«

»Jeder kann schreiben. Hast du dir mal eine Stunde Zeit genommen?« Den wütenden Unterton konnte ich leider nicht unterdrücken.

»Und wie soll ich das schreiben?« Sie wackelt demonstrativ mit dem Kopf, reißt die Augen auf und guckt auf ihre Arme.

»Vielleicht so, wie du die Mail an *Lifecircle* geschrieben hast? Mit der Augensteuerung und dem Worterkennungssystem des Computers?«

»Da sitz ich ja morgen noch dran!«

»Du könntest den Brief Hanka diktieren.«

»Als ob ich nichts Besseres zu tun hätte!«

»Und da haben wir es: Wollen kommt *vor* können. Du willst nicht.«

»Nein.«

»Und ich will nicht mit nichts zurückgelassen werden. Schreib die Briefe. Oder …«

»Oder was?«

Ich erkenne einen echten Anflug von Panik in ihrem Gesicht. Und diesmal erlaube ich mir, auf ihre Frage nicht zu antworten.

Kapitel 17

Frank, meine Mutter und ich machen einen Ausflug ins Umland. Der Reha-Bus, in den man den Rollstuhl einfach hineinschieben und fixieren kann, ist eine große Hilfe. Mama freut sich, endlich mal wieder rauszukommen. Das Wetter ist traumhaft und gaukelt uns vor, dass das Beste noch vor uns liegt.

Was sagt man einem Menschen, bevor er geht? Gräbt man Geschichten aus, die einen belasten? Oder lenkt man die Aufmerksamkeit ausschließlich auf die guten Dinge? Einerseits möchte ich die Zeit mit Mama, die mir noch bleibt, in Harmonie verbringen. Andererseits habe ich Fragen und Gedanken, die ich meiner Mutter gern mitteilen würde, bevor sie geht.

»Mama, wie war das, als ich so dreizehn, vierzehn war? Wer war ich für dich? Wie hast du mich wahrgenommen?«

Sie muss nicht lange nachdenken. »Du warst wie ein gleichberechtigter Partner.«

Es war ihr also immer bewusst.

Ich wage einen vorsichtigen Schritt nach vorn. »Meinst du, ich war manchmal damit überfordert?«

»Nein, du hast das immer prima gemacht.«

»Ich war sehr stolz drauf, dass du mir so vertraut hast und dir meine Meinung so wichtig war«, versuche ich die Sache positiv zu sehen. »Aber meinst du nicht, dass es für mich in einigen Situationen auch gut gewesen wäre, wenn ich ›nur‹ Tochter hätte sein können?«

Sie sagt nichts, nimmt offenbar an, was ich gesagt habe. Dann fragt sie: »Hat es dich gestört?«

»Ich finde es schade, in vielen Situationen nicht wie dein Kind, sondern wie dein Partner behandelt worden zu sein.«

Sie lässt mich meine Worte ruhig und mit Bedacht wählen. Unterbricht mich nicht, hört zu. Es tut gut, ihre Aufmerksamkeit zu haben. Zu selten konnten wir so miteinander reden.

»Hast du dich deshalb vor zehn Jahren von mir zurückgezogen? Als du ausgezogen bist?«

»Ja. Ich wollte nur noch deine Tochter sein, nicht mehr für dich verantwortlich.« Ich beuge mich vor, gebe ihr einen Kuss. »Mama, ich habe dich immer als Tochter geliebt.«

Sie schaut mich traurig an und sagt nichts dazu.

»Sollen wir weiter?«

Sie nickt, und ich umfasse die Rollstuhlgriffe und schiebe meine Mutter den schmalen Weg entlang der Klostermauer. Frank holt den Transporter, und so haben sie und ich einen wunderbaren Moment nur für uns.

Ich muss an Oma denken. Ob Mama ihr schon den Brief geschrieben hat? Hanka hat bisher nichts gesagt. Wieso kann sich meine Mutter nicht von ihr verabschieden? Warum sieht Mama Oma so negativ? Was ist da vorgefallen? Ich verstehe es nicht, habe es noch nie verstanden.

»Was ich mich schon immer gefragt habe«, ergreife ich erneut das Wort, »woher kommt deine Gleichgültigkeit gegenüber Oma?«

»Da wunderst du dich?«, schnaubt sie. »Ich habe dir doch genug erzählt.«

Ja – ich weiß alles. Von meinem Vater und Oma, die Mama nicht davon abgehalten hat, ihn zu heiraten. Aber ich wundere mich, wie eine erwachsene Person eine Entscheidung, die sie mit Mitte zwanzig gefällt hat, auch heute noch ihrer Mutter in die Schuhe schieben kann.

»Mama, du warst siebenundzwanzig und nicht dumm. Du hast über drei Jahre in Prag gelebt. Deine Geschichten, die du vom Prager Frühling erzählt hast, dem Einmarsch der Russen und der Selbstverbrennung von Jan Palach, klingen für mich nicht nach einem Mädchen vom Lande. Du warst kein Mauerblümchen, das keine Ahnung von der Welt hatte. Du konntest sehr wohl für dich entscheiden. Warum soll ausgerechnet Oma schuld daran sein, dass du Jahre später Papa geheiratet hast?«

Sie sagt nichts.

»Du magst vielleicht Entscheidungen gefällt haben, die rückblickend nicht immer gut waren«, fahre ich sanft fort. »Aber so ergeht es jedem im Leben. Im Nachhinein weiß man immer alles besser. Was hilft es jedoch, anderen die Schuld zu geben?«

»Sie hat mich nicht von der Ehe abgehalten, obwohl ich ihr gesagt habe, dass er mich betrügt!«, begehrt sie auf.

»Mama, *du* hast Ja gesagt, nicht Oma. Hör auf, für alles, was in deinem Leben nicht gut lief, Schuldige zu suchen.«

Nun endlich kann ich es in Worte fassen, und meine Mutter hört erstaunlicherweise zu.

»Oma hat dir vielleicht nicht immer die richtigen Ratschläge gegeben, aber sie hat bei allem, was sie tat, nach bestem Wissen und Gewissen gehandelt. Es mag sein, dass ihr Wissen begrenzt war. Was erwartest du von einer Frau, die ihren Geburtsort nie verlassen hat? Sie war vielleicht nicht die ideale Mutter, aber sie hat es immer gut gemeint.«

Mama schweigt immer noch. Ich beuge mich ein bisschen vor, um in ihr Gesicht zu sehen. Aber anstatt verärgert zu sein, sitzt sie überraschenderweise einfach nur da und hört mir zu.

»Du bist behütet aufgewachsen«, sage ich wieder ruhiger. »Du hattest ein harmonisches und vertrautes Umfeld.«

Natürlich wissen wir beide, dass ich damit auf meine eigene Kindheit mit ständigen Streitereien und später ohne Vater anspiele.

»Hätte ich mich etwa nicht von deinem Vater trennen sollen?«, will sie wissen.

»Doch, es war genau das Richtige für uns. Aber mir ging es dennoch schlecht. Mir geht es nicht darum, irgendwelche Entscheidungen, die gefällt wurden, nachträglich infrage zu stellen. Aber ich möchte, dass du siehst, dass es für mich früher nicht immer einfach war.«

Während ich spreche, steigen mir Tränen in die Augen. Das traurige und einsame Kind von damals kommt hoch, und es ist froh, endlich gehört zu werden.

»Ich weiß, dass du dein Bestmögliches getan hast und dass es auch für dich sehr schwer war.«

Ich mache im Schatten eines Baumes halt und wische mir die Tränen aus dem Gesicht. Auch Mamas Augen sind feucht, und ich hole ein Taschentuch hervor, um sie trocken zu tupfen.

Meine Stimme wird noch sanfter. »Wieso bist du eigentlich so extrem weit weggegangen? Warum nicht nach Tschechien, wo du Freunde und Familie hattest? Das wäre doch auch für dich leichter gewesen.«

»Was sollte ich da? Du konntest die Sprache nicht, und in Tschechien gab es nichts. Ich wollte so weit weg wie möglich. Und am Bodensee hat es mir so gut gefallen, als ich Mitte der Achtziger mal hier war.«

Mama als Tschechin konnte im Gegensatz zu meinem Vater in den Westen reisen. Ich erinnere mich, wie sie früher immer von ihren Ausflügen an den Bodensee und in die Schweizer Alpen erzählte. Sie hatte sich sofort in die Gegend verliebt.

»Es ist wirklich ein schöner Ort, den du für uns ausgesucht hast.«

Wir gehen weiter, vorbei an hübschen Einfamilienhäusern und Gärtchen. Sie erinnern mich an damals, als ich Kind war. Auch wir wohnten in so einem Haus mit Garten.

Ich war viel draußen, tobte im Garten herum oder ging mit den Nachbarskindern auf die nahegelegenen Kohlfelder, die immer einen besonders intensiven Geruch ausströmten.

Mein Vater kommt mir plötzlich in den Sinn und die vielen Momente, in denen ich so unendlich traurig war. Vati … Ich weiß noch, wie zerrissen ich als Kind war, weil ich gesehen habe, wie schlecht es Mama seinetwegen ging. Und auch später war er immer wieder Thema. Wie viele Abende saßen wir bei Oma, drei Generationen zusammen an einem Tisch, und dann redeten sie immer wieder über das eine!

»Warum haben Oma und du sogar noch Jahre nach der Scheidung immer und immer wieder davon gesprochen, wie schlecht er war, was er alles Böses getan hat?«

»Oma hat ja immer davon angefangen«, entgegnet meine Mutter.

»Und du hast mitgemacht. Es gehören zwei dazu. Ich finde, ihr hättet vor mir nicht so über ihn reden sollen.«

»Aber sie fing doch immer wieder an.«

»Du hättest aufhören können. Jederzeit.«

»Das haben wir ja dann auch. Ich habe Oma gesagt, dass sie nicht mehr anfangen soll, sonst kommen wir nicht mehr zu ihr. Es wurde ja dann auch besser.«

»Ja, nachdem es irgendwann eskaliert ist und ich geflüchtet bin.«

Ich kann so frei mit ihr sprechen wie noch nie in meinem Leben. Einerseits weil ich meine Gefühle im Griff habe und nicht sofort losheule, andererseits weil sie mir zuhört. Vielleicht konnte meine Mutter auch nie mit meiner verletzten Kinderseele umgehen, die früher in solchen Gesprächen sofort zum Vorschein kam. Vielleicht war sie schlichtweg überfordert von den emotionalen Ausbrüchen ihrer Tochter, die früher wie wild tobte. Das ist heute anders. Ich bringe die Punkte zwar mit Nachdruck, aber sachlich und gelassen vor. Damit kann meine Mutter vermutlich mehr anfangen, denn sie unterbricht mich nicht.

»Höchstwahrscheinlich ist jetzt die richtige Zeit, Oma zu verzeihen, was du ihr all die Jahre zum Vorwurf gemacht hast. Jeder macht Fehler in seinem Leben. Das tut man aber nicht in böser Absicht. Und Oma schon gar nicht. Verlasse diese Welt nicht im Groll, Mama.«

»Ich kann nicht mit ihr reden«, sagt meine Mutter leise.

»Dann schreib ihr einen Brief. Ich bin mir sicher, Hanka wird deine Gedanken und Worte zu Papier bringen.«

Ich weiß, dass ich viel von ihr verlange. Sie will nur noch weg, nicht mehr leiden, nicht mehr leben. Ich kann sie zwar gut verstehen, aber ich sehe auch alle anderen, die mit ihrer Entscheidung weiterleben müssen.

Vor ein paar Tagen erhielten wir einen Anruf von *Lifecircle*. Frau Dr. Preisig teilte uns mit, dass es einen früheren Termin gebe, den 25. September. Da sei ein anderer Patient abgesprungen, und meine Mutter könne an diesem Tag kommen, wenn sie wolle.

Natürlich wollte sie. Sofort, am liebsten gestern. Aber ich habe Nein gesagt. Hanka kann sich so kurzfristig nicht freinehmen, ich hätte mit Mama allein in die Schweiz fahren müssen. Denn ich habe entschieden, dass ich Frank nicht bei der Freitodbegleitung dabeihaben möchte. Unsere Beziehung hat in den letzten Monaten so viel aushalten müssen, dieses eine Kapitel möchte ich nicht auch noch mit ihm teilen. Daher ist klar: Wenn Hanka nicht mitkommt, findet der Termin nicht statt.

Mama ist sauer auf mich, das weiß ich. Aber es ist mir egal. Nicht einmal zehn Tage wären es bis zu ihrem letzten Tag. Vermutlich bin ich egoistisch, aber ich kann mir nicht vorstellen, die ganze Aktion übers Knie zu brechen, nur damit meine Mutter noch schneller sterben kann.

Auch Hanka ist von der Rasanz, mit der die Angelegenheit voranschreitet, schockiert. »In zwei Wochen schon?«, fragt sie, als ich am Telefon noch einmal mit ihr über den freien Termin spreche. »Ich dachte, wir hätten noch mehr Zeit.«

»Hat Mama denn noch nicht mit dir gesprochen?«, frage ich ungläubig.

Ich weiß, Hanka war am gestrigen Sonntag bei meiner Mutter, sie haben den ganzen Tag miteinander verbracht. Und meine Mutter soll kein Sterbenswörtchen über den Termin bei *Lifecircle* verloren haben? Wieso macht sie Hanka zu ihrer Vertrauten und redet dann doch nicht mit ihr?

»Nein. Auch dass es zwei Tage in Basel sein sollen, ist mir komplett neu. Das geht nicht, das wird mir niemals genehmigt.« Hanka arbeitet als Lehrerin, sich ein paar Tage außerhalb der Ferien freizunehmen ist äußerst schwierig.

In mir zieht sich alles zusammen. Wie soll ich das allein hinkriegen? Ich allein mit Mama in die Schweiz fahren? Nein, das schaff ich nicht!

»Bitte versuch einen Tag freizubekommen«, flehe ich sie an. »Ich pack das nicht allein!«

»Ich tue, was ich kann, aber es geht maximal ein Tag.«

»Okay. Dann muss ich mir was für den anderen Tag überlegen.« Soll ich doch Frank bitten? Ich wollte unsere Beziehung doch eigentlich da raushalten. »Frank hat mir schon angeboten mitzukommen. Er kann sich jederzeit freinehmen, hat er gesagt. Ich werde ihn mal fragen.«

Ich habe ehrlich Angst davor, wenn das so nicht klappt. Wen könnte ich noch bitten? Wer steht mir nahe genug? Wer Mama? Mir fällt niemand ein, der für uns beide gut wäre und dem ich zutrauen würde, so einen Schritt mitzugehen.

»Ich wäre gerne dabei«, sagt Hanka leise. »Deine Mama ist mir sehr wichtig, ich würde es gern für sie tun.« Sie atmet einmal tief aus. »Aber noch etwas anderes ist passiert gestern. Deine Mutter hat mich beauftragt, Zettel und Stift mit nach Pforzheim zu nehmen. Sie sagte, sie müsse etwas schreiben. Du hättest es ihr befohlen.«

Zum ersten Mal, seit ich mit Hanka telefoniere, fühle ich so etwas wie Erleichterung. »Ja, das habe ich – indirekt. Weißt du, sie würde einfach so gehen, ohne etwas zu hinterlassen.«

»Ja, so ist sie. Aber sie meint es nicht böse.«

»Das weiß ich. Danke für alles, Hanka. Ich bin so froh, dass es dich gibt. Du bist die Einzige, die wirklich an meine Mutter rankommt. Die mit ihr reden kann und der sie vertraut. Ich bin froh, dass sie dich zur Freundin hat.«

Hanka ist hörbar verlegen. »Das ist doch selbstverständlich. Auf jeden Fall hat mir Jana einen Brief an ihre Mutter diktiert. Er ist sehr lieb und persönlich geworden. Ich schicke ihn in den kommenden Tagen ab.«

Mir fällt ein gigantischer Stein vom Herzen. Was für ein Glück! Jetzt bin nicht ich es, die Oma irgendwann die schreckliche Nachricht übermitteln muss, dass ihre Tochter genug vom Leben hat.

»Jana hat auch gesagt, dass sie deiner Oma gegenüber beim letzten Telefonat angedeutet habe, so nicht länger leben zu wollen.«

Ob Oma das wohl verstanden hat? Sie hört ja bekanntlich schlecht. Und Dinge, die sie nicht hören will, hört sie meistens gar nicht. Wie sie wohl reagieren wird? Wird sie es verkraften, dass ihre Tochter vor ihr geht? Ich werde sie anrufen oder ihr einen Brief schreiben, damit sie es besser versteht.

»Wir haben auch einen Brief an die Freunde geschrieben. Soll ich ihn dir vorlesen?«

»Ja, gern.« Ich bin gespannt, was meine Mutter den Menschen zu sagen hat, die ihr nahestehen. Hoffentlich sind es gute Dinge.

Hanka ist kurz weg, dann höre ich Papier rascheln. Sie räuspert sich einmal kurz, dann liest sie vor: *»Ihr Lieben, vielen Dank an euch alle.«*

Eine traurige Wärme steigt in mir hoch, und ein Knoten zieht mir den Hals zu.

»Ich danke allen, die mich in Allensbach so oft besucht haben und mit mir ein paar schöne Stunden verbringen wollten. Danke für die schönen Spaziergänge mit Sonnenuntergängen und Bergpanorama, danke für die selbstgebackenen Kuchen und die wunderbaren Momente miteinander. Ein noch größerer Dank gilt all denjenigen, die mich auch in weiter Ferne besucht haben. Ich bin euch allen dankbar, dass ihr in der schweren Zeit an mich gedacht, für mich gebetet und mir positive Energie geschickt habt. Damals habe ich noch große Hoffnung gehabt und an Wunder geglaubt, aber jetzt weiß ich nicht weiter. Ich hoffe darauf, dass meine Entscheidung mit Verständnis aufgenommen wird. Wir sehen uns irgendwann wieder. Eure Jana.«

Während Hanka vorgelesen hat, sind mir die Tränen gekommen. Sie laufen über meine Wangen, ohne dass ein Ton über meine Lippen dringt. Ich bin so stolz auf meine Mutter. Solche Worte aus ihrem Mund! Hanka ist ein Engel, der Mamas gute Seiten aus ihr herauskitzeln kann.

»Der Brief an dich ist noch nicht fertig«, fährt sie fort. »Jana sind immer wieder die Tränen gekommen, als sie versucht hat, Worte zu finden. Worte, die sie dir schon so oft sagen wollte. Sie hat mir anvertraut, dass sie sich so oft vornimmt, dir etwas Gutes zu sagen, und dass in dem Moment, in dem du vor ihr stehst, nur Schlechtes rauskommt. Sie weiß, dass sie Fehler gemacht hat.«

Ach Mama, denke ich, keiner ist perfekt. Plötzlich tut es mir leid, all das Schlechte, das ich über sie gedacht, all die Dinge, die ich ihr beim letzten Ausflug gesagt habe. Ich wollte keineswegs, dass sie sich schuldig oder gar schlecht fühlt.

»Vielleicht kann sie mit der Welt ins Reine kommen, bevor sie geht«, sagt Hanka.

»Ja, das wäre schön.«

Ich würde es ihr von Herzen wünschen.

Hanka macht eine Pause, dann sagt sie: »Deine Mutter möchte den 9. Oktober.«

Ich seufze tief. Am Wochenende kam eine weitere Mail von *Lifecircle* mit neuen Terminvorschlägen. Nun ist es nicht mehr aufzuhalten. Wenn Mama gehen will, dann muss ich sie gehen lassen.

»Kannst du dabei sein?«, will ich von Hanka wissen.

»Ich kann am Mittwochabend kommen und den ganzen Donnerstag. Für die Hinfahrt musst du jemand anderen fragen.«

»Frank könnte von Dienstag auf Mittwoch.«

»Sind wir dann direkt dabei?«, will Hanka wissen.

»Ehrlich gesagt weiß ich das auch nicht so recht. Ich habe versucht, mir die Situation so wenig wie möglich vorzustellen.«

Angst kriecht in meinem Inneren herum. Ich soll dabei sein, wenn Mama stirbt? Richtig dabei sein? Das ist doch sicher nicht legal. Wenn es in Deutschland verboten beziehungsweise eine Grauzone ist, einem Sterbewilligen über eine Apparatur ein Mittel zur Verfügung zu stellen, damit er stirbt, dann ist es doch sicher strafbar, wenn ich als Angehöriger mit dabei bin – oder? Müsste ich nicht Erste Hilfe leisten oder so was? Ist man dazu nicht verpflichtet? Panik steigt in mir auf, und ich habe meine liebe Not, sie wieder nach unten zu drücken.

»Lass uns Ende der Woche noch mal telefonieren. Dann weiß ich mehr. Ich wollte sowieso mit *Lifecircle* sprechen.«

Nach einer umfassenden Internetrecherche und Rücksprache mit befreundeten Juristen weiß ich nun, dass ich selbst rechtlich nichts zu befürchten habe. Dies wird damit begründet, dass der Suizid in Deutschland nach wie vor straffrei ist, infolgedessen auch die Beihilfe beziehungsweise in meinem Fall die Anwesenheit. Bei Ärzten und auch Personen, die im medizinischen Umfeld tätig sind, ist das etwas komplizierter, da sie die Pflicht zur Ersten Hilfe haben und den Tod auf jeden Fall verhindern müssen. Falls also ein deutscher Arzt vom Suizidvorhaben meiner Mutter erfährt, wäre er verpflichtet, diesen ernst zu nehmen und notfalls mit allen ihm zur Verfügung stehenden Mitteln zu verhindern.

Dennoch ist mir bei dem Gedanken unwohl, offen über Mamas und auch mein Vorhaben zu sprechen. Aber es ist wichtig, dass ich mich aktiv damit auseinandersetze. Und so treffe ich mich bewusst nur mit ausgewählten Freunden, denen ich zutraue, mit alldem umzugehen. Es ist wichtig, dass es ein paar Leute wissen, damit sie hinterher für mich da sein können. Ich möchte nicht erst danach, wenn es mir schlecht geht, erklären müssen, was passiert ist.

Es ist komisch, mit ihnen über die Entscheidung meiner Mutter zu sprechen. Es tut zwar gut, aber so selbstverständlich über das Sterben zu reden fühlt sich merkwürdig an. Es ist befremdlich, weil es ungewöhnlich ist. Weil Tod und Leid in unserer Gesellschaft keinen Platz haben. Wie soll man im Guten Abschied nehmen von dieser Welt, wenn der Tod nur negativ betrachtet wird? Sogar bei alten Menschen wird alles dafür getan, das Leben künstlich zu verlängern, um das Sterben zu verhindern oder hinauszuzögern. Dabei vergisst man aber allzu oft, dass allein die Vitalfunktionen eines Menschen nicht das Menschsein ausmachen. Man ist nicht nur Körper, es kommt auf die Seele an, den Geist. Sollte es nicht vielmehr darum gehen, den Geist glücklich zu machen, anstatt den Körper in den Mittelpunkt zu stellen? Sterben dürfen, glücklich gehen zu können, sollte das

Ziel sein, und nicht möglichst lange den Körper am Leben zu erhalten. Der Tod ist genauso Bestandteil des Lebens wie die Geburt. Aber er wird vermieden. Was schon beim natürlichen Sterben ein Problem ist, wird bei Sterbehilfe fast unmöglich. In der Öffentlichkeit drüber reden, dass ein Mensch selbstbestimmt und bei klarem Verstand den Tod wählt, scheint unmöglich. Sofort hat man das Gefühl, sich strafbar zu machen.

Meine Mutter hat massive Angst, dass irgendjemand versuchen wird, es zu verhindern. Sie spricht mit kaum jemandem darüber, gibt sich in der Therapie motiviert und reißt sogar ihre alten Witze. Keiner ahnt, dass diese Frau den Wunsch hat zu sterben. Was offenbar noch niemand verstanden hat: Der Tod ist nicht nur schlecht, so wie nicht alles schlecht ist, was endet. Der Tod kann die Erlösung sein. Und wie alles, das endet, beginnt mit dem Tod etwas Neues. Daran glaube ich.

Um was also trauert man, wenn jemand geht? Wenn jemand plötzlich verschwindet, durch einen Unfall, eine plötzliche Krankheit, dann bedauert man all das, was man dem anderen nicht mehr sagen konnte, die Dinge, die man mit ihm noch tun wollte und nun nicht mehr tun kann. Man betrauert auch jene, die zurückbleiben. Man leidet mit ihnen, hat Mitgefühl für ihren Verlust, für die Leere, die der geliebte Mensch bei den Nächsten hinterlassen hat.

Wie aber ist es, wenn man den Tag weiß, an dem jemand gehen wird? Wenn man vorher Zeit hatte, sich Gedanken zu machen? Man sollte vor allem über alles reden, was einem am Herzen liegt.

Im Grunde trauere ich seit über vierzehn Monaten. Ich betrauere Mamas schreckliches Leid, das sie erdulden muss, all das, was sie verloren hat, was sie nicht mehr kann und nie mehr können wird. Ich betrauere aber auch das, was ich verloren habe. Meine lebensfrohe und bewegungsliebende

Mutter. Wenn der Tod der einzige Weg für sie sein sollte, Frieden zu finden, dann sollte ihr Ableben doch auch für mich gut sein dürfen. Aber darf ich als Tochter offen sagen, ich unterstütze sie? Darf ich als liebende Tochter sagen, ja, ich begleite meine Mutter in ihren Tod? Tief in mir flüstern leise Stimmen, dass ich es darf, weil sie es für sich entschieden hat. Da sind aber auch andere, gesellschaftlich geprägte Stimmen, die mir sagen: Nein, das ist nicht richtig, seine eigene Mutter zum Sterben zu bringen.

Die Zeit rennt. Es ist schon Ende September. Vierzehn Monate sind seit dem Unfall vergangen. Es kommt mir so unwirklich vor. Als wäre ich nicht ich, nicht hier, nicht in dieser Zeit. Nichts erscheint mir real. Ich sitze am See, an dem Ort, an dem in ein paar Wochen Mamas Asche dem Wasser übergeben wird – auf der Schweizer Seite, denn auf der deutschen ist das nicht erlaubt, obwohl es dasselbe Gewässer ist. Es ist Mamas Wunsch, im Bodensee verstreut zu werden. Ihrer Heimat und ihrem Ort des Glücks.

Die Möwen kreischen, als würden sie jetzt schon trauern. Um meine Mutter? Wie wird es sein, der letzte Augenblick? Die Sekunden, Minuten und Stunden danach? Werden wir trauern, weil sie gegangen ist? Oder werden wir uns für sie freuen, weil sie von ihrem Schmerz befreit wurde? Ich würde mich gerne freuen, aber irgendetwas tief in mir wehrt sich gegen diesen Gedanken. Ist es, weil man sich nicht über den Tod freuen darf? Ist es, weil ich Angst habe, aus den falschen Gründen ihren Weg gutzuheißen? Ist es, weil ich auch mein Leben und Leid sehe, das seit vierzehn Monaten eng mit ihrem verknüpft ist?

Nachdem ich Frau Dr. Preisig von *Lifecircle* den aktuellen Untersuchungsbericht von Tübingen zugesendet habe, antwortet sie mir per Mail. Was sie schreibt, öffnet mir die Augen: »Hallo, Frau Gräfe, das ist ein niederschmetternder

Bericht. Wo bleibt da die Psyche? Die Ärzte verstehen gar nichts, wenn sie nicht auf die Person eingehen und nur von den Spastiken reden.«

Ich bin schockiert. Über mich! Ich habe den Bericht ja auch gelesen – aber es ist mir nicht aufgefallen. Der Bericht aus Tübingen liest sich wie die technische Fehlermeldung eines kaputten Autos. Man würde nicht meinen, dass es sich um einen Menschen handelt.

Habe ich mich schon so sehr an das medizinische Blabla gewöhnt, dass ich es nicht gemerkt habe? Obwohl dieser Arzt in Tübingen sehr empathisch auf mich wirkte, vergaß er in seinem Bericht komplett Mamas psychische Verfassung. Über vierzehn Seiten lang ist der Abschlussbericht, und nirgends steht auch nur ein Wort über die seelische Verfassung meiner Mutter. Es ist ein Trauerspiel – die moderne Medizin vermag so vieles, und doch vergisst sie das Wesentliche. Das Individuum steht schon lange nicht mehr im Fokus. Es geht um das, was medizinisch möglich ist, um Lebensverlängerung, um den Sieg über Krankheiten und um die Aufrechterhaltung der Körperfunktionen – manchmal um jeden Preis. Ich frage mich, ob es nicht vielmehr *Leidensverlängerung* heißen müsste. Nicht nur viele Mediziner, auch die Mehrheit der Politiker scheint zu vergessen, dass der Mensch mehr ist als seine Vitalfunktionen.

Dies wird auch an der aktuellen Debatte zur Sterbehilfe deutlich. Vier Gesetzesentwürfe, weitestgehend parteiübergreifend formuliert, wurden Anfang Juli 2015 vom Bundestag vorgestellt und diskutiert. Ein Gesetzentwurf will Sterbehilfeorganisationen generell verbieten und die sogenannte »geschäftsmäßige« Sterbehilfe unter Strafe stellen, ein zweiter will alles beim Alten belassen, möchte jedoch mehr juristische Sicherheit und Klarheit für Mediziner gewährleisten. Der dritte Entwurf richtet sich ausschließlich gegen profitorientierte Beihilfe zum Freitod. Der letzte Antrag jedoch hat es in sich. Er kommt von der CDU und sieht vor, das Strafgesetz zu verschärfen. Paragraf 217 im Strafgesetzbuch soll umformuliert werden und die Beihilfe zur Selbsttötung in jeder Form strafbar machen.

Entgegen meiner früheren Hoffnung, dass die Politiker im Interesse ihrer Bevölkerung agieren – verschiedenen Umfragen zufolge sind rund 80 Prozent der Bevölkerung für eine Suizidbeihilfe, wie man sie aus der Schweiz schon seit Jahren kennt –, arbeiten sie derzeit zum größten Teil auf ein Verbot hin. Ein Verbot, das Strafrechtler schon jetzt als einen massiven Eingriff ins Selbstbestimmungsrecht bezeichnen. Will der Staat Menschen, denen nur noch diese eine Alternative bleibt, alles nehmen?

Lediglich ein einziger Gesetzesentwurf befürwortet die Beihilfe zur Selbsttötung und würde sie durch mehr Rechte für die Ärzte stärken. Aber was soll falsch daran sein, wenn sich ein Mensch nach Abwägung aller Alternativen bewusst für den Freitod entscheidet? Ist es nicht nachvollziehbar, dass es Situationen gibt, in denen der Mensch für sich nur den Tod als Erlösung von seinen Qualen sieht? Sollte nicht jeder die Möglichkeit haben, über diese Option nach reiflicher Überlegung und eingehender Beratung über alternative Behandlungsmethoden oder Schmerztherapien selbst entscheiden zu dürfen? Leid ist individuell, genau wie das Lebensglück. Darum sollte jeder Mensch das Recht darauf haben, selbst für sich zu entscheiden. Und genau deshalb ist das Selbstbestimmungsrecht auch ein Grundrecht in der deutschen Verfassung. Warum soll dies mit Blick auf das Lebensende plötzlich nicht mehr bestehen?

Auch frage ich mich, wie es um die Achtung der Menschenwürde steht, wenn man Menschen in existenzieller Not ihren sehnlichsten Wunsch nach einem würdevollen Sterben abschlägt. Soll es tatsächlich so sein, dass man sich aus lauter Verzweiflung, sofern man es überhaupt noch kann, vor den Zug wirft, von der Brücke springt, erhängt oder erschießt? Ein Sterbewilliger findet Mittel und Wege, dies zu tun. Nur sind sie grausam und entwürdigend, sowohl für ihn als auch für sein Umfeld. Diese furchtbaren »Notausgänge« sind enorme psychische Belastungen für Angehörige und unschuldige Dritte wie Lokführer, Ersthelfer und Passanten. Will man das wirklich?

Meine Mutter schadet doch niemandem, indem sie diesen Schritt geht. Sie hat ihn sich gut überlegt, hat gekämpft und gehofft, hat sich eingelassen auf ein Leben, das sie sich früher nie vorstellen konnte. Sie hat für sich alle Alterativen, die ihr möglich erschienen, ausgeschöpft und sich nach langem Abwägen für den Tod entschieden. Warum sollte man diese Entscheidung nicht respektieren und ihren Wunsch auf einen selbstbestimmten würdevollen Tod ohne Schmerzen ablehnen?

Das Loslassen, aber auch das »Sein-Lassen«, ist mein großes Thema. Mama sein lassen, wie sie war und ist. Sie nicht anders haben zu wollen, nur weil sie meinen Erwartungen nicht entspricht, die ich an meine Mutter habe. Und gerade so kurz vor dem Ende will ich vor allem, dass sie *mich* endlich sieht und akzeptiert, wie ich wirklich bin.

So streiten wir leider mal wieder, an jenem Sonntag, zehn Tage vor dem Termin in der Schweiz. Frank, Mama und ich spazieren am nahe gelegenen Aalkistensee und genießen die letzten warmen Sonnenstrahlen. Der See glitzert, und sosehr ich mich bemühe, die gute Stimmung nicht zu zerstören, ich kann das Thema einfach nicht ruhen lassen, bevor ich Antworten auf meine Fragen bekommen habe.

»Hast du dir eigentlich mal überlegt, wie das alles für mich ist?«, ergreife ich das Wort.

Mama ist sichtlich überrascht. »Wie soll es schon für dich sein?«, geht sie direkt in die Verteidigungshaltung.

»Glaubst du, es ist leicht, was du da von mir erwartest? Glaubst du, mir ist dein Tod egal, und mein Leben geht einfach so weiter, als wäre nichts gewesen?«

»Tut es doch, oder?«

Ihre Art zu ignorieren, was da offensichtlich gerade von meiner Seite kommuniziert wird, macht mich wütend. Sie blockt nicht nur mit Worten ab, ihre ganze Mimik und Gestik schaut weg.

»Meinst du nicht, dass es vor allem für mich als Tochter schlimm ist, die eigene Mutter in die Schweiz zu fahren?«, hake ich nach, auch wenn ich weiß, dass ich es besser bleiben lassen sollte.

»Was denkst du, wie es für *mich* ist?«, entgegnet sie.

»Können wir jetzt bitte über mich reden? Dass es dir nicht gut geht, wissen wir. Aber kannst du bitte versuchen, auch mich zu sehen? Meinen Kummer? Meinen Schmerz? Du erwartest von allen um dich herum, dass sie sehen und verstehen, wie es dir geht. Darf ich das nicht von dir auch erwarten?«

»Und was soll ich deiner Meinung nach tun?«, murmelt sie leise. »Du kannst ja wohl nicht wollen, dass ich weiter so vor mich hin vegetiere!«

»Das möchte ich doch gar nicht. Ich habe dir schon zigmal gesagt, dass ich deinen Wunsch respektiere, auch wenn es mir nicht leichtfällt. Ich habe aber das Gefühl, dass es dir egal ist, wie es mit mir weitergeht.«

»So ein Blödsinn, mir ist es nicht egal!«

»Ach ja? Und warum interessierst du dich dann rein gar nicht dafür? Du könntest mich ja fragen, wie ich mir meine Zukunft vorstelle.«

»Wieso soll ich immer alles fragen? Du kannst ja auch einfach erzählen!«

Frank hat sich bisher rausgehalten. Er weiß, dass solche Diskussionen eigentlich zu nichts führen – ich weiß es ja selbst. Und trotzdem kann ich es nicht lassen, sie ständig wieder anzustoßen. Als wenn ich es immer noch nicht gelernt hätte, immer wieder auf die heiße Herdplatte fassen müsste.

»Hey, ihr zwei, jetzt beruhigt euch mal wieder. Können wir nicht einfach den schönen Tag miteinander verbringen?«, fragt er nun.

Nein, können wir nicht! Ich bin wütend und will das Thema endlich abhaken. Viel Zeit bleibt mir ja nicht mehr.

»Mama, meinst du wirklich, mein Leben geht einfach so weiter?«

»Du wirst mit Frank weiter zusammenleben. Was gibt es da zu fragen?«

Sie versteht nichts! Als ob nur das Offensichtliche zählt. Als ob einfach so alles seinen gewohnten Gang geht. Als ob sich rein gar nichts verändert. Will sie es nur auf das reduzieren, oder kann sie nicht anders?

Frank nimmt mich in den Arm, schaut mich verständnisvoll an. Sein Blick sagt: Beruhig dich, das hat noch nie was gebracht.

Endlich begreife ich: So wie sie an mich immer die falschen Erwartungen hatte, so hatte ich diese auch an sie. Mir wird in diesem Moment klar, dass meine Mutter mich liebt und immer geliebt hat, auch wenn sie es mir so nicht zeigen konnte, wie ich es mir gewünscht habe. Zwar sieht sie mich nicht so, wie ich mich sehe und wie ich als Individuum bin, aber so, wie sie mich wahrnimmt, liebt sie mich. Dass ihre Wahrnehmung sehr stark von dem abweicht, was ich als meine Persönlichkeit betrachte, werde ich nicht ändern können.

Irgendwann im Laufe des Abends erzähle ich ihr, dass ich von einer Skandinavienreise träume und mir bald einen lang ersehnten Lebenswunsch erfüllen möchte: einen VW-Bus, mit dem ich überallhin fahren kann. Ich erzähle es ihr, ohne dass sie mich danach gefragt hat. Sie hört zu, ohne etwas zu sagen oder Fragen zu stellen. Aber sie hört zu, und ich bin losgeworden, was ich noch zu sagen hatte.

Frank kommt von der Arbeit und findet mich in meinem Zimmer, wo ich wie üblich Tagebuch schreibe. Er drückt mir liebevoll einen Kuss auf den Mund und setzt sich neben mich. »Wie geht es dir?«

Ich blicke fragend aus dem Fenster. Wie geht es mir vier Tage vor der Abfahrt in die Schweiz, nach Basel, wo *Lifecircle* seinen Sitz hat? »Ich bin ruhig, irgendwie. Ich fühle mich nicht wie zweiunddreißig, sondern uralt. Als hätte ich schon so vieles erlebt.«

Ich erinnere mich, dass ich schon als Achtzehnjährige das Gefühl hatte, mehr als die anderen um mich herum über die Welt zu wissen. Und auch jetzt bin ich eine Randerscheinung. Als einzige Angehörige kümmere ich mich seit Monaten um meine Mutter und werde sie nun auf ihrem letzten Weg begleiten.

»Es ist komisch, aber ich habe keine Angst mehr vor dem, was kommen mag. Irgendwie habe ich das Vertrauen, auch das zu schaffen.« Ich mache eine Pause und merke, dass sich meine Augen immer feuchter anfühlen. »Ich glaube, das Schlimmste ist schon längst passiert.«

Franks Arme legen sich um mich und halten mich ganz fest. »Wir schaffen das.«

Dass es nicht leicht wird, ist mir klar. Und dass ich viel von Frank erwarte, ebenso. Wir bewegen uns in einer rechtlichen Grauzone. Die Sorgen um die seelische Verfassung meiner Mutter mischen sich mit meiner latenten Angst vor den rechtlichen Konsequenzen.

Ich musste beispielsweise der Reha-Leitung sagen, dass wir für ein paar Tage zu Verwandten fahren würden und meine Mutter uns begleiten werde. Zum Glück ist das mit dem Transporter kein Problem, und die Leitung stimmte unserer Bitte gleich zu. Trotzdem – lügen müssen, um etwas Richtiges zu tun?

Meine Mutter schweigt. Sie verrät niemandem etwas, denn ihre größte Sorge ist, dass irgendwer ihr den Weg verbaut, den sie so herbeisehnt. Auch daran erkenne ich, wie stark ihr Wunsch ist. Es hilft mir, ihre Entscheidung zu akzeptieren.

Mama wünscht sich, die Erde noch mal von weiter oben zu sehen. Sie schlägt daher einen Ausflug zum Baumwipfelpfad im Schwarzwald vor. Dort wurde erst vor einer Woche der barrierefreie Baumlehrpfad eröffnet, der die Besucher über Holzbrücken bis hoch in die Wipfel von Buchen, Tannen und Fichten führen soll.

Mama genießt die Fahrt durch die hügelige Landschaft des nördlichen Schwarzwaldes in vollen Zügen. Wir fahren mit dem Transporter bis kurz vor den Eingang der Konstruktion. Im Wechsel schieben Frank und ich den Rollstuhl über die Holzbrücken-Bauten, die auf zwanzig Metern Höhe einen wunderbaren Blick in die Baumkronen und den dahinterliegenden Schwarzwald bieten. Immer wieder halten wir auf kleinen Aussichtsplattformen an und lesen meiner Mutter die Informationstafeln zum Wald und zu bestimmten Baumarten vor. Sie badet förmlich in der Natur und saugt alles ein. Sie wird das letzte Mal den Schwarzwald sehen.

Am Ende des mehr als einen Kilometer langen Baumlehrpfades steht ein riesiger Aussichtsturm. Der Aufstieg erfolgt über eine Wendelkonstruktion aus Holz, auf der man nach und nach in schwindelerregende Höhen gelangt. Im Kreis geht es immer höher hinauf, bis wir die Baumkronen passieren und aus vierzig Metern weit in die Ferne blicken können. Wir atmen die frische Waldluft ein. Es ist ein komisches Gefühl, meine Mutter so zufrieden und ausgeglichen zu erleben. Sie wirkt richtiggehend gelöst. Ich kann mich nicht erinnern, sie seit dem Unfall je so entspannt gesehen zu haben. Den ganzen Tag hindurch ist sie nett und aufmerksam, nichts kann sie aus der Ruhe bringen. Wir reden entspannt über Gott und die Welt, nur nicht über den Tag X. Es gibt nichts mehr zu sagen, es ist alles klar.

Als wir später wieder Richtung Auto laufen, entdeckt sie ein Eichhörnchen, das behände einen Baumstamm hinaufklettert. Sie will es nicht mehr aus den Augen lassen, also versuche ich, ihren Rollstuhl entsprechend zu drehen und zu wenden. Aber irgendwann hüpft das Eichhörnchen flugs auf den nächsten Baum und verschwindet hinter einem Ast. Mama sieht ihm lange nach, und ihr Blick verrät mir, wie sehr sie diese Welt liebt.

Ich werde sie vermissen. Sie wird gehen, aber ich kann sie loslassen, weil ich weiß, dass es ihr sehnlichster Wunsch ist. Loslassen können ist Liebe. In der Erinnerung wird meine Mutter bleiben und in meinem Herzen weiterleben. Ich bin froh, dass sie selbst entscheiden kann, über sich und ihr Leben, dass sie die Wahl hat und frei ist, auch ihre Seele zu befreien, die seit vierzehn Monaten in ihrem kaputten Körper eingekerkert ist.

Kapitel 18

Am Morgen des 7. Oktober stehen Frank und ich mit gemischten Gefühlen auf. Wir wissen, wie der Tag aussehen wird: nach Pforzheim fahren, unser Auto dort stehen lassen, den Wagen mit Rollstuhlrampe ausleihen, Mamas Sachen, die sie für zwei Nächte benötigt, einpacken und nach Basel fahren.

Frank ist aufgewühlt, er macht sich Sorgen, ob das alles rechtens ist. Obwohl wir schon so oft darüber gesprochen haben, überkommt ihn plötzlich Panik.

Ich versuche seine Bedenken zu zerstreuen. »Ja, es ist eine Grauzone, aber wir tun nichts Verbotenes. Nicht *wir* geben ihr das Medikament, mit dem sie einschläft. Wir fahren sie nur an den Ort, an dem sie sein will.«

»Aber ist das nicht auch Beihilfe?«

»Nein, denn das hätte sie auch mit einem Taxi machen können. Sie hätte uns belügen und behaupten können, sie habe in Basel ein Gespräch oder eine Untersuchung und würde danach wieder nach Pforzheim zurückkehren. Dann hätten wir sie ja auch gefahren.«

»Stimmt.« Er wirkt immer noch nicht überzeugt.

Ich seufze tief. »Wenn jemand überhaupt in irgendeiner Form etwas zu befürchten hat, dann bin höchstens ich es, als Tochter.«

Ich hoffe inständig, dass er jetzt keinen Rückzieher macht. Ich brauche ihn für die Fahrt und Mamas Transport nach Basel, allein schaffe ich das nicht. Und er kriegt ja schon nur die abgespeckte Version des Ganzen: Morgen früh wird er sich verabschieden und von Hanka abgelöst, damit er bei der eigentlichen Freitodbegleitung nicht dabei sein muss.

Frank kaut auf seiner Lippe herum. Ich kann die Gedanken von seiner Stirn förmlich ablesen. Dann erhebt er noch einmal die Stimme: »Ja, aber …«

»Bitte nicht!«, falle ich ihm ins Wort, bevor er den Satz beendet hat. »Wir haben das so oft besprochen. Es gehen jährlich mehrere Hundert Deutsche in die Schweiz, um zu sterben!« Seine Zweifel so kurz vor der Abfahrt belasten mich zusätzlich. Ich merke, wie sich alles in mir zusammenzieht aus Angst, er springt ab. »Du hast lange genug Zeit gehabt, dir genau zu überlegen, ob du mich begleiten willst, und hast zugesagt. Du kannst mich jetzt nicht hängen lassen!«

»Ich wollte meine Bedenken ja nur noch einmal geäußert haben«, sagt Frank zerknirscht.

»Aber bitte nicht mehr heute. Das alles belastet mich genug, da brauch ich nicht noch die Sorge, allein fahren zu müssen.« Ich vergrabe mich unter einer Decke auf dem Sofa. Die wenige Kraft, die ich nach dem Aufstehen aufbringen konnte, schwindet sekündlich.

»Ich will aber nicht, dass wir unser Leben lang rechtlich irgendwas ausbaden müssen«, sagt Frank.

»Müssen wir nicht!« Jetzt werde ich doch zornig. »Wieso kommst du *heute* damit? Wir hatten so lange Zeit, aber nein, du musst es *heute* noch mal ansprechen. Ich habe dich zu nichts überredet. Ich stehe zu meinem Wort, und wenn es nicht anders geht, dann fahre ich eben allein!«

Das möchte ich natürlich auf keinen Fall. Ich hoffe inständig, dass Frank zur Vernunft kommt.

»Ich fahre ja mit, aber ich will halt noch mal drüber reden.«

»Ich aber nicht! Es bringt nichts und ändert nichts. Die rechtliche Situation hat sich seit deiner Zusage nicht verändert. Komm mit oder lass es, aber hör auf, mich mit deinen Bedenken weiter zu belasten!«

Ich bin kurz davor, durchzudrehen. Das Gespräch ist heute wirklich so unnötig wie nichts anderes.

Nach einer gefühlten Ewigkeit lenkt er ein. »Du hast ja Recht. Ich möchte für dich da sein.« Er nimmt mich in den Arm, und ich spüre, dass auch er am Anschlag ist.

Nach zwei Stunden Fahrt kommen wir in Pforzheim an und parken unser Auto, wohl wissend, dass wir es erst in ein paar Tagen wieder mitnehmen werden – ohne Mama. Wir holen die Schlüssel für den Leihwagen und laden unser Gepäck in den Transporter. Danach gehen wir in den dritten Stock der Reha-Einrichtung, wo sich der Aufenthaltsraum befindet. Es ist gerade Mittag, und meine Mutter wird von einem Therapeuten gefüttert.

Erschöpft gebe ich ihr einen Kuss auf die Wange. »Hallo, Mama, lass dich nicht stören. Ich geh mal in dein Zimmer und pack alles ein, was wir brauchen.«

Sie nickt. Frank folgt mir. Im Zimmer hole ich die Liste hervor, die ich vorsorglich gemacht habe. Mit einer Zahnbürste und ein paar Wechsel-Klamotten ist es bei einer Tetraplegikerin leider nicht getan. In Basel sind wir in einem Hotel untergebracht, dort gibt es keinerlei Pflegematerial. Es muss also so gut wie alles mit: Handschuhe, Desinfektionsmittel, verschiedene Medikamente, Wundsalben, Windeln, eine Unterlage fürs Bett, Lagerungskissen für die Nacht, Waschlappen, Wascheimer, ein Rutschbrett zum Umsetzen vom Rollstuhl ins Bett und zahlreiche andere Dinge, die man sich als Gesunder gar nicht vorstellen kann. Es dauert eine Stunde, bis ich mit Franks Hilfe alles in drei großen Reisetaschen verstaut habe.

Die Packliste war im Gegensatz zur Hotelsuche ein Kinderspiel. Wenn man nicht in einem Fünf-Sterne-Bunker mitten in der Stadt logieren möchte, ist es wirklich schwierig, ein barrierefreies Hotel zu finden. Das erste, das ich nach stundenlanger Suche im Internet ausgespäht hatte, rief ich vor der Buchung zur Sicherheit an, um die Breite des Fahrstuhls zu erfragen. Er war mit dreiundsiebzig Zentimetern zu schmal für Mamas Rollstuhl. Meine Mutter hat so ein Monster von Pflegerollstuhl, mit dem man nirgends durchkommt. Leider braucht sie den, damit sie am Rücken genug seitliche Abstützung hat und notfalls nach hinten gekippt werden kann. Das Ding ist riesig! Etliche Stunden im Internet und sieben Telefonate später fand ich erneut ein barrierefreies Hotel, diesmal mit einem Aufzug, der breit genug für den Rollstuhl ist. Zu unserem Glück gab es zwei freie Zimmer, die sich direkt gegenüberliegen, sodass ich nachts schnell zu Mama kann, um sie zu drehen.

»So, wir haben alles eingepackt«, sage ich zu meiner Mutter, die bereits beim Kaffee ist. »Hab ich 'nen Durst.«

Ich bin wirklich erschöpft, kann aber nicht sagen, ob es vom Packen oder von der psychischen Anstrengung kommt. Wenn wir nur schon in Basel wären!

»Wir sollten spätestens in einer halben Stunde losfahren, damit wir keinen Stress haben.«

Den zeitlichen Ablaufplan für den heutigen Tag habe ich ausgehend von dem ersten Arztgespräch, das heute Abend gegen acht Uhr stattfinden soll, erstellt: Ankunft im Hotel um sechs, von Pforzheim nach Basel zweieinhalb Stunden Fahrt plus Puffer für Pausen und Staus, das heißt, wir sollten gegen halb drei hier losfahren.

»Putzt du mir nachher noch die Zähne?«

»Ja, das kann ich machen. Deinen Toilettenbeutel habe ich noch draußen gelassen.«

Keiner scheint etwas zu ahnen. Wie auch? Wer rechnet denn damit, dass meine Mutter nicht zu einem Familientreffen, sondern zum Sterben fährt?

Wir machen uns fertig und beladen das Auto. Es ist ein komisches Gefühl, zu einer solchen Fahrt aufzubrechen. Es fühlt sich falsch an. Der eine oder andere hätte sich sicher gerne von Mama verabschiedet. Pfleger, Therapeuten, Patienten, all diejenigen, die ihr in den letzten Monaten Gesellschaft geleistet haben. Aber das Risiko ist uns zu hoch. Jemand könnte meine Mutter von ihrer Entscheidung abbringen wollen.

Mama verabschiedet sich mit den Worten: »Tschau, bis bald!« Sie wirkt fest entschlossen, denn sie weiß, dass ich später allen erklären werde, was passiert ist. Davor graut es mir jetzt schon. Den Anruf in der Therapieeinrichtung habe ich für Donnerstagnachmittag geplant, damit sie den frei gewordenen Therapieplatz am Wochenende schon wieder neu vergeben können.

Wir schieben meine Mutter über die Rampe in den Wagen und fixieren den Rollstuhl. Ihre Arme bette ich behutsam auf die zwei Kissen, die auf dem Tischchen an ihrem Rollstuhl liegen. Die Rampe wird hochgeklappt, der Kofferraumdeckel schließt sich. Frank und ich schauen uns an und steigen ein. Jetzt ist es so weit. Es geht los. Gleich gibt es kein Zurück mehr.

Ich setze mich hinters Steuer, weil ich Frank nicht auch noch zumuten will, den Wagen selbst gefahren zu haben. So ist er nur mein Begleiter – nicht der Handelnde selbst. Ich starte den Motor, fahre aus dem Hof und biege dann nach rechts ab. Frank erklärt mir den Weg auf die Autobahn Richtung Süden.

Anfangs läuft es ganz gut, wir haben wenige Staus. Erst später wird der Verkehr dichter und das Fahren anstrengend. Auf Höhe Baden-Baden machen wir kurz Pause, weil ich mir die Beine vertreten muss. Mama ist natürlich genervt, ihr geht die Fahrt nicht schnell genug. Bei jeder kleinsten Unebenheit der Straße stöhnt sie auf, da sich ihre

Muskeln unkontrolliert anspannen. Ihre Arme lagen schon nach zehn Minuten Fahrt nicht mehr auf den Kissen, aber sie wollte nicht, dass ich anhalte.

»Gibst du mir bitte was zu trinken?«

Ich halte ihr die Flasche mit einem Strohhalm vor den Mund, und sie trinkt in schnellen Schlucken. »Wie lange dauert es denn noch?«, will sie dann wissen.

»Wenn alles gut läuft, eine Stunde.«

Nachdem ich eine Runde über den Parkplatz gelaufen bin, geht es weiter. Der Verkehr wird dichter, aber um kurz nach sechs erreichen wir wie geplant das kleine Hotel am Rande der Stadt. Es liegt in einer ruhigen Seitenstraße.

Über eine Rampe und um mehrere Ecken rangieren wir den Rollstuhl geschickt bis in die Lobby, wo ich uns anmelde. Unsere Zimmer sind im zweiten Stock, wir müssen also den Fahrstuhl nehmen. Damit meine Mutter da reinpasst, muss sie aufrechter sitzen als im Transporter. Die große Herausforderung wartet aber erst oben auf uns, da es um zwei sehr schmale Ecken im Gang geht. Es ist Millimeterarbeit, den Rollstuhl zu den Zimmern zu bekommen, ohne irgendwo anzuecken.

Als Mama die Betten sieht, kriegt sie große Augen. »Wie soll ich denn darin schlafen? Man muss mich doch von allen Seiten mit Lagerungskissen und dem großen Würfel fixieren, sonst habe ich die ganze Nacht Spastiken und krieg kein Auge zu!«

Ich hole tief Luft. Damit habe ich gerechnet. »Ja, das ist mir bewusst, und das kriegen wir auch hin.«

Ich bin ein Meister der Improvisation! Ich bin ein Meister der Improvisation. Ich muss es mir nur oft genug sagen …

»Das kann ich mir nicht vorstellen. Hier kann ich nicht schlafen!«, beschließt meine Mutter.

»Das wirst du aber, denn es ist das einzige Hotel in Basel, in das du mit dem Rollstuhl überhaupt reinkommst. Ins Krankenhaus oder Pflegeheim konnten wir dich ja leider nicht bringen, da auch die Schweizer Fragen stellen und uns schlimmstenfalls sogar rauswerfen.«

»So ein Blödsinn!«

»Mama, ich habe mit Frau Preisig alles besprochen. Es gibt keine andere Möglichkeit«, teile ich ihr schonungslos mit. »Also, welches der beiden Zimmer willst du?«

Sie grummelt. »Das, wo das Bett in der Ecke steht.«

»Okay. Dein Wunsch sei mir Befehl.«

»Und jetzt?«, will sie wissen.

»Jetzt holen wir das Gepäck.«

»Und danach? Hast du was zu essen eingepackt?«

»Nein, wir gehen im Restaurant essen.«

»Aber ich hab doch gesagt, mach uns ein paar Brote. Ich will nicht ins Restaurant!«

»Und ich will nicht den Abend auf dem Zimmer verbringen.«

Es hat auch Vorteile, wenn man sich nicht auf jede Diskussion einlässt, die einem als potenzieller Konflikt vor die Füße gelegt wird.

Nachdem Frank und ich alle Taschen hochgetragen und verräumt haben, geht es mit Mama wieder nach unten. Aus der Idee, auf der Terrasse zu Abend zu essen, wird leider nichts. Es hat zu regnen angefangen, und so langsam zeigt sich der Herbst von seiner weniger schönen Seite. Der einzige Platz im Restaurant ist leider ziemlich zentral, was für meine Mutter etwas unangenehm ist, da sie von allen Seiten angeguckt wird. Auch die Speisekarte findet Mama nicht ansprechend, sie hätte lieber nur ein Brot gehabt – aber man kann bekanntlich nicht alles haben. Sie lässt sich zu einer Suppe überreden und bestellt ein Bier.

Die Nerven liegen bei uns allen blank. Eigentlich will jeder nur noch ins Bett und seine Ruhe haben. Aber da sitzen wir nun, drei fertige Gestalten an einem ihrer letzten gemeinsamen Abende. Frank wird ruhig, wenn es ihm zu viel wird, meine Mutter und ich zickig. Was leider dazu führt, dass wir uns die Stunde im Restaurant bei so ziemlich jeder sich bietenden Gelegenheit anblöken. Einmal wird es sogar so laut, dass die Gäste ringsherum aufschauen.

»Jetzt hört endlich auf! Wollt ihr den ganzen Abend so weitermachen?« Frank schüttelt den Kopf über unser kindisches Verhalten.

Wir halten uns daraufhin etwas zurück, aber wirklich beruhigen wir uns erst, als der Arzt kommt, der das psychologische Gespräch mit Mama führen wird.

»Guten Abend, ich bin Herr Dillier«, stellt er sich uns vor. Der Arzt ist ein unauffälliger Mann Mitte vierzig, sein Haar trägt er sehr kurz. Er sieht unaufgeregt aus. Normal. Aber was habe ich erwartet?

»Guten Abend.« Wir schütteln nacheinander die Hand. Mama nickt ihm freundlich zu.

»Wir sind gleich mit dem Essen fertig«, sage ich.

»Nur keine Eile, ich trinke gern auch noch was.« Herr Dillier nimmt Platz und bestellt sich eine Apfelsaftschorle.

»Ich würde meine Mutter nachher aufs Zimmer bringen. Ich denke, da ist es besser zum Reden.«

»Ja, das denke ich auch.« Herr Dillier wirkt sympathisch und strahlt die typische Schweizer Ruhe aus, die ich so schätze.

Als wir fertig sind mit dem Essen, fahren wir mit dem Fahrstuhl in den zweiten Stock.

»Soll ich dabei sein?«, frage ich den Arzt, als wir die Tür zu Mamas Raum geöffnet haben und ich sie mit dem Rollstuhl hineinschiebe.

»Wenn Sie möchten, sehr gerne.« Er geht in das Zimmer hinein und fragt meine Mutter: »Frau Gräfe, ist das in Ordnung für Sie, wenn Ihre Tochter dabei ist?«

»Ja, natürlich.«

Ich nehme auf dem Bett Platz. Mama sitzt im Rollstuhl neben mir, Herr Dillier auf einem Stuhl ihr gegenüber. Er nimmt einen Stapel Unterlagen aus seiner Tasche und sieht sie an.

»Frau Gräfe, ich habe Ihren Bericht aus Tübingen gelesen. Wissen Sie, was darin steht?«

»Ja.« Sie besprechen einige der Untersuchungsergebnisse, und meine Mutter zählt die Prognosen auf, die im Laufe der vergangenen vierzehn Monate gemacht wurden. »Anfangs hatte ich noch große Hoffnung. Aber nach und nach wurde mir klar, dass es einfach nicht vorangeht.«

»Kennen Sie auch andere Patienten, die Ihren Weg nicht gehen wollen?«

»Ja, natürlich.«

»Können Sie sagen, was bei denen anders ist?«

Herr Dillier fragt sehr vorsichtig, sehr differenziert, lässt sich viel Zeit bei der Wahl seiner Worte. Das scheint sich positiv auf meine Mutter auszuwirken, denn sie antwortet mit Bedacht und Ruhe. Das kenne ich gar nicht von ihr.

»Die meisten sind deutlich jünger«, sagt sie. »Sie sind der Meinung, dass sie ihr Leben noch vor sich haben. Dass sie noch gar nicht alles erlebt haben und wissen wollen, was das Leben für sie bereithält.«

Herr Dillier macht sich hier und da Notizen, ohne den Kontakt zu Mama zu verlieren. Er schaut sie verständnisvoll und dennoch prüfend an. »Können Sie mir sagen, wieso Sie für sich keinen Lebenssinn mehr sehen?«

»Weil für mich das Leben immer aus Bewegung bestand. Ich habe ständig Sport gemacht und ein eigenständiges Leben geführt.«

Mama ist in ihren Erklärungen so klar, wie ich sie noch nie erlebt habe. Ihr ist bewusst, warum dies für sie der einzige Weg ist. Sie hat es sich gut überlegt, das wird ganz klar in diesem Gespräch mit Herrn Dillier. Es ist keine Impulshandlung oder ein gar von negativen Gefühlen getriebener Wunsch. Mama weiß genau, was sie will, und es überrascht mich wirklich, mit welcher Ruhe sie über alles spricht.

Nach einer Dreiviertelstunde bittet mich der Arzt, das Zimmer zu verlassen. »Ich möchte gern allein mit Ihrer Mutter sprechen. Es ist wichtig, dass sichergestellt ist, dass sie aus freien Stücken zu uns gekommen ist. Ich hole Sie dann wieder rein, wenn wir fertig sind.«

Ich gehe hinaus und bin irgendwie froh darum. Von allen Bedenken kann ich mich ja nicht lossagen. Aber ich finde es gut, dass der Arzt alles so genau prüft. Mir als Tochter könnte schließlich unterstellt werden, ich hätte sie beeinflusst und in den Freitod gedrängt. Aus niederen Beweggründen oder wie auch immer das heißt. Das ist natürlich das Letzte, was ich will. So stehe ich auf dem Gang, laufe auf und ab und warte.

Nach einiger Zeit öffnet sich die Tür, und Herr Dillier bittet mich wieder hinein.

»So, Frau Gräfe, das war es schon. Ich werde nun einen Bericht schreiben und ihn noch heute Abend Frau Preisig zukommen lassen. Sie wird dann morgen früh zu Ihnen kommen, um das zweite Gespräch zu führen.«

Wir verabschieden uns voneinander, und Herr Dillier verlässt das Zimmer.

»Alles okay, Mama?«

»Ja, das war ein gutes Gespräch.«

»Das freut mich. Ich muss mal kurz runter, weil die Pflege vermutlich schon da ist.«

Gerade als ich den Fahrstuhl holen möchte, kommt mir eine Frau entgegen, die sich mir als Sonja vorstellt. Es ist die Pflegekraft, die *Lifecircle* für die Dauer unseres Aufenthaltes in Basel für meine Mutter organisiert hat. Ich führe sie ins Zimmer, und sie klärt mit Mama ab, wie sie bei der Pflege vor dem Zubettgehen vorgehen wollen: Zähne putzen und Gesicht waschen übernehme wie immer ich, dann setzen wir meine Mutter gemeinsam vom Rollstuhl ins Bett, und für die Intimpflege verlasse ich das Zimmer. Später wird Sonja meine Mutter für die Nacht lagern.

Der Anfang verläuft reibungslos, aber als wir uns ans Umsetzen machen, verliert meine Mutter plötzlich die Geduld. »Das geht so nicht!«, sagt sie. »Das Bett ist zu niedrig.«

»Das werden wir leider nicht ändern können«, erwidere ich ruhig. »Es ist kein Pflegebett, bei dem man die Höhe verstellen kann. Dass wir improvisieren müssen, war klar.«

Sie murrt, aber Sonja und ich lassen uns nicht beirren. Erfolgreich gelingt uns über das Rutschbrett der Transfer ins Bett. Ein ausgebildeter Physiotherapeut kann das sicher besser, aber welche Wahl haben wir schon?

Mama schreit kurz auf. »Mein Kinn! Nicht so grob.«

Ich bin froh, als Sonja im Anschluss an das Umsetzen den Rest der Pflege übernimmt und ich für ein paar Minuten rauskann. Mit müden Schritten gehe ich in die Lobby, wo Frank sitzt und an einem Bierchen nippt. Ich lasse mich in einen der Sessel neben ihn fallen und trinke sein Glas mit einigen großen Schlucken aus. Das habe ich nach dem anstrengenden Tag gebraucht.

Als ich nach zwanzig Minuten wieder aufs Zimmer komme, ist meine Mutter gewaschen und bettfertig.

»Ich will aber noch nicht schlafen«, teilt sie mir mit.

»Musst du auch nicht. Frank und ich können dir ja noch etwas Gesellschaft leisten.«

»Zum Schlafen muss ich nachher aber auf der Seite liegen.«

»Das sollte ich hinkriegen«, sage ich müde.

Sonja und ich lagern meine Mutter auf dem Rücken. Da sie mit gestreckten Beinen ständig Spastiken bekommt, winkeln wir die Beine an und klemmen zwischen Fußende des Bettes und Mamas Füße einen dicken Klotz. Danach müssen die Beine rechts und links unterlegt werden, damit sie nicht in der Luft hängen oder zur Seite kippen können.

Es klopft an der Tür. Frank ist da. »Hallo, Jana, wie waren die Gespräche?«

»Gut. Dieser Dillier ist ein sehr netter Mann.«

Der restliche Abend verläuft ruhig. Wir plaudern noch etwas, bevor Frank und ich meine Mutter auf die Seite drehen. Es ist eine wahre Kunst, ihren Körper so mit Lagerungskissen zu unterlegen, dass auch wirklich jeder Bereich entspannt liegt. Ist das nicht so, werden die Muskeln gereizt und spannen sich unwillkürlich an. An Schlaf ist dann nicht zu denken, auch bei mir nicht. Denn dank des Babyphones höre ich auch im Nebenzimmer, wenn meine Mutter unruhig ist oder etwas braucht.

Es kehrt Ruhe ein, soweit man in einer solchen Situation von Ruhe sprechen kann. Eine Stunde später liege ich im Bett, und obwohl mein Körper todmüde ist, will ich nicht einschlafen. Was, wenn ich meine Mutter nicht höre? Ist das Babyphone laut genug eingestellt? Ich mache noch einmal das Licht an und halte es mir ans Ohr. Sie atmet.

»Alles klar, Schatz?«, höre ich Franks Stimme neben mir.

»Ja, ich wollte nur testen, ob das Babyphone auch wirklich funktioniert. Ich hatte mit so was ja noch nie wirklich zu tun.«

»Ich denke, Jana wird rufen, wenn was ist.«

»Oder auch nicht, aus Rücksicht.« Mit Unbehagen stelle ich das Gerät wieder auf den Nachttisch und drehe noch etwas am Lautstärkeregler. Nun gut, ich muss jetzt schlafen, damit ich morgen halbwegs fit bin. Nach dem Arztgespräch in der Früh soll es mit meiner Mutter in den Basler Zoo gehen. Ihr letzter, hoffentlich schöner Tag auf Erden mit ihren Lieblingen: mit uns und den Tieren.

»Gute Nacht, Schatz.« Ich drücke Frank einen Kuss auf den Mund und schließe die Augen.

Nach ein paar Minuten nuschelt er: »Hey, nicht schnarchen!«

»Das bin ich nicht. Das ist Mama.«

Immerhin, sie schläft. Das Babyphone ist doch empfindlicher, als ich dachte, also korrigiere ich die Lautstärke wieder nach unten, um Mamas beherztes Sägen nicht zu laut zu hören. Ich kuschle mich eng an Frank, bevor ich erschöpft in einen traumlosen Schlaf falle.

Irgendetwas stört meinen Schlaf. Ich brauche kurz, um mich zu orientieren. Wo bin ich? Wie viel Uhr ist es? Ach ja, Basel. Es ist Mittwochmorgen. Mein Handy verrät mir: 5:37 Uhr. Zu früh zum Aufstehen. Ich drehe mich um, und wieder dringt dieses Geräusch an meine Ohren.

Es kommt aus dem Babyphone, ein leises Stöhnen und tiefes Atmen. Ich halte das Gerät an mein Ohr, um besser zu hören. Mamas Stöhnen wird lauter, es geht in ein Jammern über.

»Mama weint«, sage ich in die leere Dunkelheit des Hotelzimmers. Was soll ich tun?

Frank dreht sich zu mir, weil auch er das Schluchzen hört. Er gibt mir einen Kuss.

»Soll ich rübergehen?«, frage ich unsicher.

»Ich weiß nicht. Vielleicht lassen wir sie besser.«

Er hat sicher Recht. Was könnte ich schon tun? Hilflos und voller Mitleid versuche ich wieder einzuschlafen, aber es bleibt beim Dösen. Das Schluchzen ebbt nach einiger Zeit ab und wird durch leises Fluchen abgelöst. Ich höre genauer hin.

»Ich glaub, Mama hat wieder eine Spastik. Vermutlich muss ich sie drehen.«

Sie hat sich die ganze Nacht nicht gemeldet, und ihr

Körper ist nun gereizt, weil er seit sieben Stunden in derselben Position liegt. Ich stehe auf, gehe mit Schlafshirt und kurzer Hose über den Gang zu Mamas Zimmer, klopfe leise und betrete den dämmrigen Raum.

»Hallo, Mama«, flüstere ich, »hast du eine Spastik? Soll ich dich mal anders hinlegen?«

»Hallo, Anettchen. Ich weiß nicht, ob das was nützt. Wie spät ist es denn?«

Um bei dem fahlen Licht die Uhr in Mamas Zimmer zu sehen, muss ich die Augen zusammenkneifen. »Halb sieben.«

»Wann kommt die Pflege?«

»Um kurz nach sieben.«

»Das lohnt sich nicht mehr. Lass mich so liegen.«

»Okay, aber melde dich, wenn du was brauchst. Ja?« Ich schleiche mich wieder aus dem Zimmer und lege mich noch einmal hin.

Kurze Zeit später dringen aus dem Babyphone Stimmen. Die Pflege ist da. Ich stehe auf, gehe rüber und bespreche kurz den Ablauf, der sich ähnlich gestaltet wie am Abend zuvor. Intimpflege im Bett und Transfer in den Rollstuhl, der sich aber als besondere Herausforderung herausstellt, da er höher ist als das Bett und wir meine Mutter ziemlich laienhaft rüberwuchten müssen. Das trübt natürlich erst einmal ihre Stimmung, weil sie sich verständlicherweise wie ein Sack Kartoffeln vorkommt. Danach folgen die Gesichtspflege, das Zähneputzen und das Kämmen der Haare.

Nach einer Stunde ist alles geschafft, und schon klopft es an der Tür. Frau Dr. Preisig begrüßt uns herzlich. Sie ist eine sehr kleine, zierliche Person mit langen gräulichen Haaren, die am Hinterkopf zusammengebunden sind. Neben Mama wirkt sie wie eine halbe Portion. Von der ersten Erscheinung her ist ihr kaum zuzutrauen, dass sie so eine entschlossene und starke Frau ist. Obwohl ihr Gesicht von einigen Falten geschmückt wird, ist ihre Mimik sehr jugendhaft.

Sie lächelt meine Mutter und mich mitfühlend an. »Haben Sie schlafen können, Frau Gräfe?«

»Es ging so, die Spastik hat mich geweckt.« Prompt zieht es Mamas Oberkörper wie von Geisterhand nach vorne und ihre Arme über den Rollstuhltisch hinaus in die Streckung.

»Darf ich?«, wendet sich Frau Dr. Preisig an meine Mutter. Einfühlsam nimmt sie Mamas Arme, erst den rechten, dann den linken, beugt sie und legt sie wieder auf die Kissen. »Ihre Spastik ist ja enorm. Hatten Sie dies schon immer?«

»Nein, die kam erst nach und nach. Anfangs war ich ganz ruhig.«

»Haben Sie mal probiert, Medikamente dagegen zu nehmen?«

»Nein, weil ich nicht meine Muskulatur lahmlegen wollte.«

»Das ist verständlich.« Der Blick von Frau Dr. Preisig ruht sanft auf Mama. »Sie wissen, warum ich hier bin?«

»Ja, wegen des Gesprächs.«

»Es ist wichtig, dass ich Ihnen noch ein paar Fragen stelle. Im Grunde wird es ähnlich sein wie gestern Abend. Es ist aber notwendig, dass alles von zwei Ärzten geprüft wird.« Frau Dr. Preisig setzt sich Mama gegenüber.

»Brauchen Sie mich?«, will ich wissen.

»Nein, nicht zwingend.«

»Dann würde ich mal unter die Dusche springen. Wenn etwas ist, wir sind direkt im Zimmer gegenüber.« Beim Rauslaufen höre ich, wie Frau Dr. Preisig den Bericht erwähnt, den ihr der Arzt vom Abend bereits zugesandt hat. Die Ruhe, die diese Frau ausstrahlt und mit der sie den Raum erfüllt, geht auch auf mich über. Schon fast gelassen schlüpfe ich aus meiner Kleidung und stelle mich unter die warme Dusche. In Frau Dr. Preisigs Händen ist meine Mutter gut aufgehoben.

Gegen neun Uhr klopft es an der Tür.

Frau Dr. Preisig sagt: »Ihre Mutter hat Lust auf ein leckeres Frühstück.«

Meine Mundwinkel schieben sich nach oben. »Sehr schön, dann werden wir mal das Buffet stürmen. Wann sehen wir uns morgen?«

»Bitte kommen Sie um neun Uhr zu uns. Hier ist die Adresse.« Sie reicht mir einen handgeschriebenen Zettel und verabschiedet sich dann von mir.

Ich blicke ihr hinterher. Wenn wir einen Termin haben, heißt das wohl, dass die Gespräche positiv waren und meine Mutter endgültig grünes Licht hat.

»Anettchen?« Mamas Stimme reißt mich aus meinen Gedanken.

Ich öffne die angelehnte Zimmertür. »Bin schon da!« Dann schnappe ich mir den Rollstuhl und schiebe sie in Richtung Fahrstuhl, der uns direkt in den Frühstücksraum bringt, in dessen Mitte ein kleines Buffet mit allem, was das Herz begehrt, aufgebaut ist. »Das sieht aber lecker aus. Worauf hast du Lust?«

»Schinken, ein dunkles Brötchen und von dem Käse. Gibt es auch Eier?«

»Hier stehen keine, aber vielleicht kann man welche bestellen.«

Frank stößt zu uns. Er hat vorhin noch gedöst und ist nach mir ins Bad. »Guten Morgen, ihr zwei. Habt ihr gut geschlafen?«

Die Bedienung stellt eine Kanne Kaffee auf den Tisch. Ich schmiere nach Mamas Anleitung die Brötchen. Etwas Butter und Schinken, den Käse möchte sie abbeißen. Wir lassen uns viel Zeit, und meine Mutter genießt jeden Bissen.

»Und nachher in den Zoo?«

»Ihr könnt mich ja dann gleich bei den Löwen lassen.« Mama grinst.

»Ob du denen noch frisch genug bist?«

Wir müssen herzlich lachen. Das nennt man wohl Galgenhumor.

»Vielleicht haben die auch Aasgeier«, kichert meine Mutter. »Obwohl ich die nicht besonders mag.«

»Du musst sie auch nicht mögen. Hauptsache, sie finden dich zum Anbeißen.«

Demonstrativ schnappt Mama nach meinem Finger.

»Hey, mich gibt's nicht zum Frühstück!«, rufe ich.

Die einzigen anderen Gäste im Raum, ein älteres Pärchen am Nachbartisch, lachen mit. Wenn die wüssten, warum wir hier sind! Was würden sie wohl sagen? Wäre es in Ordnung? Darf man so ausgelassen sein, einen Tag vor seinem Tod? Darf man über den Tod *überhaupt* lachen? Oder muss man das sogar? Was bringt es, wenn wir den letzten Tag in Trauer verbringen? Ist es nicht schöner für alle, wenn wir noch ein paar richtig nette Stunden zusammen haben, an die wir uns im Guten erinnern können?

Gegen halb zwölf starten wir mit dem Transporter Richtung Zoo, der gerade mal zwanzig Minuten vom Hotel entfernt ist. Ein Behindertenparkplatz ist wie üblich nicht frei. Typisch, wie immer parken irgendwelche Idioten darauf, deren Behinderung anscheinend nur im Kopf vorzufinden ist. Wir fahren dreimal auf dem Parkplatz auf und ab, bevor wir endlich eine Lücke finden, die groß genug ist.

»Jetzt geht's los!« Mit Eintrittskarten bewaffnet, stürmen wir die Eingangspforte des Zoos. »Wo sollen wir zuerst hin?« Ich zeige auf die Tafel, die einen Überblick über das Gelände gibt.

»Gibt es Leoparden?«, will meine Mutter wissen.

»Keine Ahnung, das steht hier nicht. Ich denke, wenn es welche gibt, finden wir sie im Raubtiergehege«, erwidere ich und deute auf die andere Seite des Eingangs. »Wir könnten einen Rundgang machen. Es gibt auch ein paar Fütterungen.« Ich grinse meine Mutter an und hebe vielsagend die Augenbrauen. »Frischfleisch!«

Sie streckt mir die Zunge heraus.

Neben dem Eingang sind die Aquarien und Terrarien, also starten wir dort unsere Tour. Bei den Fischen möchte meine Mutter alles ganz genau sehen. »Den hab ich beim Schnorcheln schon in Ägypten gesehen«, stellt sie freudig fest und nickt in Richtung eines Clownsfisches, der an der Glasscheibe vorbeischwebt. »Das war immer das Schönste.« Ihr Blick wird wehmütig. Es gibt so vieles, das Mama nicht mehr erleben und sehen wird. Sie konnte stundenlang bäuchlings im Meer treiben, mit Brille, Schnorchel und Flossen ausgestattet, und sie kam immer erst wieder raus, wenn ihr Magen so laut knurrte, dass die Fische Reißaus nahmen.

Frank und ich wechseln uns beim Schieben des Rollstuhls ab. Wieder an der frischen Luft, sehen wir uns um.

»Dahinten die Nilpferde, lass uns da mal hingehen.« In einem nachgebauten Flusslauf treiben zwei große Schnauzen, die wie knubbelige Steine wirken, wenn man nicht genau hinsieht. Plötzlich platscht es, und Wassertropfen wirbeln auf.

»Schaut mal, da ist auch ein kleines Nilpferdbaby!«, ruft meine Mutter aufgeregt.

Während die riesigen Kolosse gemächlich an uns vorbeischwimmen, scheint das Kleine Unsinn treiben zu wollen. Es ist in Spiellaune und hüpft immer wieder aus dem Wasser oder rempelt seine Eltern an. Es ist herrlich, den steinzeitlich anmutenden Geschöpfen zuzuschauen, mit welcher Leichtigkeit sie ihre Massen im Wasser fortbewegen.

»Das ist ein tolles Gehege, mit dem Flusslauf«, stellt Frank fest. »Da können die den ganzen Tag planschen.«

Überhaupt ist es ein toller Zoo. Mitten in der Stadt, aber dennoch ruhig und natürlich. Die Gehege erscheinen mir vergleichsweise groß und artgerecht gestaltet. Selten habe ich so einen Tierpark gesehen.

Mama erfreut sich vor allem am Nachwuchs, den es bei vielen Arten zu sehen gibt. Ihre Lieblingstiere, die Leoparden, haben sogar drei Junge. Leider halten sie sich etwas entfernt vom Zaun auf, sodass man nur aus der Ferne sehen kann, wie die Kleinen raufen, spielen und ihre Kräfte messen. Die stolze Mutter läuft geschmeidig umher, als prüfte sie ihr Territorium auf mögliche Feinde, die ihren Jungen zu nah kommen könnten.

»So langsam hätte ich Hunger«, stellt meine Mutter fest.

Ich werfe einen Blick auf die Uhr, nach zwei schon. »Na, dann lass uns mal was suchen. Da vorne soll laut Plan ein Biergarten sein. Sollen wir da mal schauen?«

Vorbei an Vögeln, Elefanten und Flamingos folgen wir dem Weg bis zu einem Restaurant mit anschließender Würstchenbude.

»Was wollt ihr?«, will Frank wissen. »Ich hole alles, dann könnt ihr schon mal einen schönen Platz suchen.«

»Ich hätte Lust auf so eine Bratwurst«, sagt Mama, und ich schließe mich ihr an.

»Was wollt ihr trinken?«

Mama ordert Bier, wie fast zu jedem Essen – das ist eine typisch tschechische Angewohnheit. Ich war vor etlichen Jahren mit Anfang zwanzig mal zu einem Sprachkurs in Prag und musste feststellen, dass sogar in der Mensa der Universität ein Glas Bier zu jedem Mittagessen gereicht wurde. »Ein Essen ohne Bier ist kein Essen«, sagt meine Mutter immer.

Wir suchen uns ein nettes Plätzchen und lassen Frank das Futter besorgen. »Hier ist es doch schön, oder? Da kann man sogar noch die Elefanten sehen.«

Während wir auf die Würstchen warten, sagt meine Mutter plötzlich: »Dein Frank ist ein toller Mann.«

»Ja, das ist er.«

Er tut wirklich sehr viel für mich. Vor allem die letzten Monate hat er ganz schön zurückstecken müssen. Ich vergesse manchmal, wie wertvoll er für mich ist. Es ist gut, wenn mich jemand daran erinnert, dass sein Einsatz nicht selbstverständlich ist.

Zufrieden und mit vollem Magen geht's eine halbe Stunde später zu den Giraffen. Ich schiebe meine Mutter direkt vor das Gehege.

»Die sind echt riesig! Das fällt erst auf, wenn man so dicht davorsteht.«

Ich gebe mein Bestes, meine Mutter und die Giraffe im Hintergrund auf ein Foto zu bekommen, aber entweder schneide ich der Giraffe den Kopf oder Mama den Unterleib ab. Vor meinem inneren Auge sehe ich meine Mutter im Stuttgarter Zoo, vor vier Jahren. Ich hatte ihr zum sechzigsten Geburtstag einen Ausflug in die Wilhelma geschenkt mit anschließendem Besuch des Musicals *Tanz der Vampire*. Ich sehe sie vor mir, wie sie damals vor dem Giraffengehege stand und einen langen Hals machte, um etwas mehr auf Augenhöhe mit den Tieren zu sein. Da ging es ihr noch gut, da war sie noch glücklich. Zwar wirkt sie auch heute zufrieden, aber nur, weil sie weiß, dass sie nicht länger leiden muss. Immer wieder zucken ihre Muskeln, und sie stöhnt vor Schmerzen auf. Ich weiß, sie reißt sich extrem zusammen, denn sie will ihren letzten Tag mit uns und den Tieren im Guten verbringen und mit einer schönen Erinnerung von dieser Welt gehen.

Wir verbringen den ganzen Nachmittag im Zoo, besuchen die Affenhäuser, schauen bei der Fütterung der Pelikane und Seelöwen zu und bestaunen die gigantischen Elefanten, die träge mit den Ohren wedeln. Ganz am Schluss kommen wir bei den Löwen vorbei. Faul und satt liegen sie im Außengehege auf einem großen Stein und schauen in die Ferne. Ich bin erleichtert, dass ein breiter Wassergraben und ein Zaun zwischen der Herde und uns sind. Erhaben stolziert der Chef des Clans auf und ab. Eines der Männchen legt sich mit ihm an, wirft aber nach wenigen Hieben das Handtuch. So leicht kann er ihm seine Rolle nicht abspenstig machen.

»Wow, so nah war ich noch nie dran!« Mama staunt.

Wir sind nur ein paar Meter von diesen beeindruckenden Königen der Wüste entfernt und bekommen einen Eindruck davon, wie sich eine kleine Gazelle fühlen muss, die einem hungrigen Löwenweibchen in freier Wildbahn begegnet.

»Und wie kriegen wir dich da jetzt rein?«, greife ich den Witz vom Frühstück noch einmal auf.

»Die sehen recht satt aus«, stellt Frank fest. »Vermutlich hatten die schon zu fressen.«

»Ja, da sind wir wohl zu spät«, sage ich mit einem Achselzucken, und meine Mutter lacht.

»Bald wird der Zoo geschlossen. Ich geh noch mal für kleine Königstiger, dann können wir los, ja?«, sage ich und hüpfe davon.

Das war ein schöner Tag. Ein richtig guter, erlebnisreicher Tag, so wie es sein sollte, wenn es der letzte ihres Lebens ist.

Als ich von der Toilette komme, finde ich Frank und Mama wie besprochen am Kängurugehege. Schon als ich zu ihnen stoße, fühle ich die Trauer, die von beiden ausgeht, und beim Hinauslaufen packe ich die Taschentücher aus, ohne etwas zu sagen. Gern würde ich die Situation aufhellen, aber mir fällt nichts ein. Und wäre es nicht besser, meiner Mutter und Frank auch die Tränen zu gestatten? Also sage ich nichts.

Frank wird mir später von ihrem persönlichen Gespräch erzählen, das sie geführt haben, während ich weg war. »Ich habe ihr gesagt, dass sie das, was sie begonnen hat, nicht zu Ende bringen muss. Ich wollte ihr klarmachen, dass sie nicht verpflichtet ist, die Freitodbegleitung durchzuziehen.«

»Und was hat sie geantwortet?«

»Dass sie das weiß, aber so nicht weiterleben könne. Sie hätte zwar gern mitbekommen, wie es mit uns und der Welt weitergeht, aber nicht so. Sie wirkte sehr entschlossen. Traurig, aber dennoch ungebrochen in ihrem Willen.«

Der Abschied von Frank und Mama naht. Wir werden Hanka am Bahnhof von Basel abholen, Frank fährt dann mit dem Zug nach Hause. So ist es geplant, denn ich möchte nicht, dass Mamas allerletzter Schritt zu einem zentralen Element unserer Beziehung wird. Frank hat schon genug getan, und mit Mamas bester Freundin an meiner Seite fühle ich mich gut aufgehoben.

Am Bahnhof angelangt, klettert Frank zu meiner Mutter nach hinten in den Wagen. Ich steige aus und schaue durch die Scheibe ins Innere. Er umarmt sie und gibt ihr einen Kuss. Sie reden. Er erzählt mir später, dass sie sich bedankt und ihn gebeten habe, auf mich aufzupassen.

In Franks Augen ist die bloße Trauer zu sehen, als er mich zum Abschied fest in den Arm nimmt. »Bitte pass auf dich auf! Viel Kraft für morgen.«

Auch ich kämpfe mit den Tränen.

»Gute Fahrt«, wünscht Hanka, die mittlerweile zu uns gestoßen ist.

Er geht, während sie zu Mama ins Auto steigt und ihre feuchten Wangen tupft. Sie sprechen Tschechisch miteinander.

»Sollen wir mal Richtung Hotel? Ich habe schon wieder Hunger«, sage ich.

Niemand hat Lust auf ein geselliges Miteinander in irgendeinem Restaurant, also besorge ich zwei Straßen weiter Pizza und Bier.

Wie Teenies sitzen wir kurz darauf über unseren Schachteln und trinken das Bier aus den Flaschen. Essen und Alkohol heben die Stimmung wieder. Auch der Sekt, den ich eingepackt habe, lässt uns lockerer werden.

»Ein richtiger Mädelsabend«, kichert Hanka.

Sie und meine Mutter unterhalten sich auf Tschechisch. Es muss etwas Lustiges sein, da beide immer wieder lachen.

»Männergeschichten?«, frage ich.

»Ja, genau.« Mama gluckst.

»Ich würde mal rübergehen und Oma anrufen«, sage ich. Eine kurze Stille unterbricht das Raum-Zeit-Gefüge. Falsches Thema? »Mama, hast du sie am Montag von Pforzheim aus noch mal angerufen?«

»Nein, kam nicht dazu.«

Das ist jetzt aber nicht ihr Ernst, oder?

»Das heißt, deiner Mutter ist nicht bewusst, dass es schon diese Woche so weit ist? Dass du morgen sterben wirst?«

»Doch klar«, tut meine Mutter abfällig. »Ich habe ja letzte Woche mit ihr gesprochen.«

Ich atme tief durch. Immerhin *das* hat sie gemacht. »Ich werde sie trotzdem mal anrufen. Es wäre ja schön, wenn du dich noch mal von ihr verabschiedest.«

Mama sieht darin zwar keine Notwendigkeit, fügt sich aber. Ich wähle Omas Nummer. Sie versteht mich wie gewohnt nur schlecht, und ich muss mich anstrengen, möglichst langsam zu sprechen, wie in Superzeitlupe. Außerdem brülle ich so laut in den Hörer, dass sie mich eigentlich auch ohne Telefon hören müsste.

»Hallo, Oma! Ich rufe aus der Schweiz an und wollte dich fragen, ob du dich von deiner Tochter noch mal verabschieden möchtest.«

Es klingt komisch, wenn ich das so sage. Aber welche Worte soll man wählen, wenn jemand geht und es kein Wiedersehen mehr gibt?

»Wieso?«, fragt Oma verwirrt.

Ich bedenke meine Mutter mit einem Seitenblick. Ob sie Oma wirklich klargemacht hat, was sie vorhat? »Das hat dir Mama doch gesagt. Und ich habe es dir in einem Brief geschrieben«, sage ich.

»Schon so bald?« Oma möchte es nicht wahrhaben.

»Es gibt keinen Grund, länger zu warten. Weißt du, sie leidet sehr.«

»Ja. Aber …« Obwohl sie Bescheid weiß, bricht es ihr abermals das Herz. Sie sagt nichts, ich höre nur ein Schnaufen.

»Ich geb dich mal weiter«, sage ich und halte Mama das Telefon ans Ohr.

Stille.

Keiner sagt was, nur Oma keucht.

»Mama, sag was!«, fordere ich sie auf.

»Was soll ich sagen?«

Ich verdrehe die Augen und zische: »Es ist deine Mutter!«

»Hallo …«, sagt sie lahm, zwei, drei tschechische Wörter folgen. »Sie versteht nicht«, sagt sie dann und wendet sich ab.

»Du musst lauter reden.«

Mama ist sichtlich genervt, weil sie so laut reden muss und weil ich von ihr will, dass sie sich von ihrer Mutter richtig verabschiedet. Hanka redet Mama gut zu, motiviert sie. Aber mir wird es irgendwann zu bunt, und ich verlasse den Raum, bevor mir der Geduldsfaden reißt.

Nach fünf Minuten kommt Hanka auf den Flur und sagt, es sei alles okay. »Deine Mutter ist zwar stinkig, dass du sie zu dem Telefonat gedrängt hast, aber sie haben sich verabschiedet.«

Ich denke mir meinen Teil. Bringt jetzt eh nichts mehr. »Wie geht es Oma?«

»Ich weiß nicht. Sie klang aufgelöst.«

»Ich rufe sie noch mal an.« Ich nehme mein Handy, das Hanka mir in die Hand drückt, und wähle die tschechische Nummer. Es tutet, bis Omas traurige Stimme sich meldet. »Ist es wahr? Wird sie morgen …« Ein lautes Wehklagen verschluckt jedes weitere Wort.

»Ja, Oma. Es tut mir leid. Es ist ihr Wunsch. Sie möchte so nicht länger leiden. Sie möchte erlöst werden.«

Oma weint, sie trauert um ihr einziges Kind. »Aber sie ist doch noch so jung!«

Ja, das ist sie.

Später am Abend überwältigen auch meine Mutter die Gefühle. »Du bist doch mein Liebstes! Ich habe dich immer geliebt.«

»Ich weiß. Ich dich auch, Mama.«

Wir liegen uns in den Armen, heulen.

»Ich bin so traurig, weil ich noch so viele Pläne hatte. Und jetzt ist alles vorbei. Meine Zukunft wird mit mir begraben.«

Ich gebe ihr einen Kuss auf die Wange und drücke sie fest an mich. »Bei mir ist es ähnlich. Auch ich muss viele Pläne aufgeben oder begraben. Zum Beispiel, dass meine Kinder dich als Oma haben werden.«

Sie nickt. »Ich weiß.«

Es klopft an der Tür. Sonja ist pünktlich, es ist genau zehn Uhr.

»Wie üblich?«, fragt sie.

»Ich denke schon. Besprechen Sie es am besten direkt mit meiner Mutter.«

Hanka beschließt, die Nacht mit Mama im Zimmer zu verbringen. Sie möchte bei ihr sein und mit ihr reden, bis sie einschlafen. »Wie damals beim Skifahren, auf der Hütte. Da haben wir uns auch ein Zimmer geteilt.«

Meine Mutter nickt freudig. Es ist schön, dass sie ihre letzte Nacht nicht allein verbringen muss und ihre beste Freundin bei ihr ist. So kann auch ich etwas ruhiger schlafen. Ich gebe Mama, die mittlerweile mit Lagerungsmaterial ausstaffiert in ihrer Schlafposition liegt, einen Kuss, umarme Hanka und gehe in mein Zimmer.

Erschöpft falle ich ins Bett und lasse die letzten Stunden Revue passieren. Es war ein sehr schöner, intensiver Tag. Der letzte mit Mama. Sie wird morgen ihren Weg gehen. Auch wenn sie die theoretische Möglichkeit hätte, sich noch umzuentscheiden, so weiß ich, dass sie ihr Vorhaben, sich von diesem Körper zu befreien, umsetzen wird. Nichts könnte sie mehr davon abhalten, nichts könnte sie umstimmen, außer einer Wunderheilung, an die keiner mehr glaubt.

Was werde ich ihr morgen sagen? Was soll ich ihr auf ihre Reise mitgeben?

Ich danke dir für die gemeinsame Zeit und für all das, was ich dank deiner Unterstützung gelernt habe. Ich danke dir für die Möglichkeiten, die du mir gegeben hast. Ich danke dir …

Mit diesen Gedanken falle ich in einen tiefen, traumlosen Schlaf.

Kapitel 19

Ich sitze daheim auf dem Sofa, ohne Mama. Sie ist fort. Hat selbstbestimmt ihren Weg gewählt und ist ihn heute Morgen gegangen. Nach über vierzehn Monaten des Leidens sah sie keine Hoffnung mehr für sich. Mit ihr gehen all ihre Träume, die sie noch hatte, und auch ein Stück meiner eigenen Geschichte ist nun Vergangenheit. Wohin sie ihre Reise führt, weiß niemand. Ich wünsche ihr von Herzen, dass sie sich, egal wo sie ist, besser fühlt. Glücklich ist. Frei. Ich wünsche ihr, dass all ihre Träume in Erfüllung gehen. Ich wünsche ihr den Frieden, den sie sich ersehnt hat.

Wenn einem der Tod so nahe kommt, so wie heute Morgen, sucht man unweigerlich nach der Seele und fragt sich, was *danach* ist, nach dem Sterben. Wenige Minuten nachdem die Infusion meine Mutter einschlafen ließ und schließlich zu ihrem Tod führte, war Mamas Seele für mich nicht mehr greifbar. Ihr Körper saß zwar noch auf diesem Stuhl, aber sie selbst, ihr ganzes Sein, ihr Geist, war nicht mehr präsent, weder für Hanka noch für mich. Keiner weiß, wo sie nun ist, was sie fühlt. Wir können nur mutmaßen und hoffen, dass das Danach sanft und schön ist.

Sie hat mir einen wunderschönen Brief geschrieben, den Hanka mir gab, als wir wieder in Konstanz ankamen. Es sind die letzten Worte von Mama an mich. Die Worte einer Mutter an ihre Tochter. Es tut gut, diese Worte, die sie mir hinterlassen hat, zu lesen. Ich muss an heute Morgen denken, als wir das letzte Mal zusammen gefrühstückt und Kaffee getrunken haben.

Der Wecker reißt mich aus meinem Halbschlaf. Nein, ich will noch nicht. Noch nicht aufstehen, noch nicht Abschied nehmen müssen.

Heute ist der Tag, an dem meine Mutter und ich uns für immer voneinander verabschieden werden. Der Tag der Erlösung – zumindest in ihren Augen. Und alles andere zählt nicht. Sie wird gehen, tapfer, den Weg ins Ungewisse. Die Welt wird sich auch ohne sie weiterdrehen, aber all unsere Leben, Franks, Hankas, meines, werden von nun an anders sein.

Die Turmuhr der nahe gelegenen Kirche schlägt sieben. Ich sollte aufstehen, gleich kommt Sonja für die Morgenpflege. Ich husche kurz ins Bad, um Zähne zu putzen, dann gehe ich rüber zu Hanka und Mama.

»Guten Morgen. Habt ihr schlafen können?«

»Guten Morgen«, kommt es ziemlich müde aus Richtung des Bettes.

Hanka windet sich aus der Decke, meine Mutter liegt noch so, wie wir sie gestern Abend gebettet haben. Sie wollte nachts nicht gedreht werden und hat deshalb wieder enorme Spastiken.

»Soll ich dich auf den Rücken legen, bis die Pflege kommt?«

»Ja, gerne.«

»Wie hast du geschlafen, Hanka?«

»Ganz gut. Deine Mutter hat geschnarcht wie ein tschechischer Bauarbeiter.«

Mama verteidigt sich. »Hab ich gar nicht! Ich hab mich jedenfalls noch nie schnarchen gehört.«

Unser Lachen wirkt angespannt, dennoch lockert es die Stimmung etwas auf. Ich ziehe Mama die Lagerungskissen unter dem Rücken hervor und drehe sie von der rechten Seite mehr zu mir. »Liegst du so gut?«

»Ich denke, schon.«

Es klopft an der Tür. »Guten Morgen«, begrüßt uns Sonja herzlich.

Wir besprechen kurz das Vorgehen. Ein letztes Mal Katzenwäsche, in den Rollstuhl umsetzen, Gesichts- und Zahnpflege sowie Anziehen. Mama hat sich ihre Lieblingskleidung für den Tag gewünscht, die Sachen, die sie zu ihren glücklichsten Zeiten immer trug: ihre schwarze Fitnesshose und das blaue Sporttop sowie die knöchelhohen Socken und die Aerobic-Schuhe. Ob die Sachen noch passen? Mama hat seit dem Unfall sicher zehn Kilo abgenommen. Sie war noch nie so schlank. Früher wollte sie immer abnehmen, jetzt ist sie viel zu dürr, finde ich. An ihr sind kaum Fett und Muskeln, sie besteht nur aus Haut und Knochen. Aber wie sollte es auch anders sein?

Sonja und ich ziehen ihr die Hose und das Top an. Beides ist etwas zu groß, aber okay.

»Wir wollen ja zu keinem Schönheitswettbewerb«, sagt meine Mutter trocken.

Die Schuhe sind, obwohl es Turnschuhe sind, eine echte Herausforderung. Durch das viele Sitzen und Liegen sind Mamas Füße und Beine geschwollen. Bisher hatte sie deshalb immer ausrangierte Schuhe von Frank an, die zwei Nummern größer waren als ihre eigenen.

»Ich will aber die Sportschuhe tragen«, fordert sie mich ein weiteres Mal auf, es zu versuchen.

»Ich weiß«, keuche ich und quetsche ihren Fuß in den Schuh. »Ich versuche es ja!«

»Immerhin ist es egal, wenn ich Druckstellen bekomme …«

Ich drücke und schiebe, bis ihre Füße irgendwie in den Schuhen sind, die meine Mutter über Jahre im Sport auf und ab hüpfen ließen.

»Bitte mache mir noch die Haare. Ich will anständig aussehen.«

»Ich versuche es.«

»Du machst das immer prima.«

Als ich fertig bin, sieht meine Mutter aus, als würde sie gleich in einen ihrer Pilates-Kurse gehen. Aber sie geht einen anderen Weg. Einen, auf dem sie die Kleidung vermutlich nicht mehr brauchen wird.

Hanka kommt vom Duschen zurück. »So, ich wäre so weit. Seid ihr schon am Packen?«

»Ja. Ich möchte nicht noch mal in das Hotel zurückkommen müssen. Es wäre gut, wenn wir gleich alles mitnehmen könnten.« Ich habe geplant, am Nachmittag direkt nach Konstanz zu fahren. Ich möchte mit keinen Fragen konfrontiert werden, wenn wir plötzlich mit leerem Rollstuhl vorfahren. Den Transporter bringe ich erst morgen oder übermorgen zurück nach Pforzheim, wir haben ihn für mehrere Tage ausgeliehen.

Während ich also meine Mutter fertig mache, packen Hanka und Sonja alles zusammen, Pflegemittel, Lagerungsmaterial, Kleidung und vieles mehr, was Mama nie mehr brauchen wird. Was soll ich mit den ganzen Sachen machen? Kurz darauf sieht es im Raum wieder wie in einem normalen Hotelzimmer und nicht wie im Krankenhaus aus.

»So, Frau Gräfe, ich würde mich dann auch mal verabschieden«, sagt Sonja und sieht meine Mutter traurig an. Sie umarmt sie und wünscht ihr alles Gute. Dann geht sie. Sie werden sich nie wieder sehen.

Ich blicke auf die Uhr. »Wollt ihr schon zum Frühstück gehen? Ich spring dann auch noch schnell unter die Dusche und packe meine Sachen. Wir sollten hier um halb neun los, damit wir pünktlich bei *Lifecircle* ankommen.«

»Ja, das machen wir.«

Kurz vor halb neun komme ich in den Frühstückssaal.

»Bist du auch schon da?«, fragt meine Mutter.

»Ich habe das Gepäck runtergebracht und die Rechnung bezahlt«, erkläre ich.

»Jetzt setz dich erst mal hin und iss was«, sagt Hanka.

Die sind vielleicht witzig! »Habt ihr mal auf die Uhr geschaut?«

»Wir sind aber noch nicht fertig«, verkündet Mama.

Na gut. Die letzte Mahlzeit auf Erden will ich ihr wirklich nicht kaputtmachen. Trotzdem sollten sich die beiden etwas beeilen.

»Frau Preisig hat darum gebeten, dass wir pünktlich da sind. In zehn Minuten fahren wir.«

Schnell hole ich mir noch ein Müsli und etwas Obst. Bringt ja nichts, wenn ich später zusammenklappe, weil ich zu wenig gegessen habe.

Nach dem Frühstück verabschieden wir uns im Vorbeigehen an der Rezeption und schieben meine Mutter in den Wagen. Klappe zu, und los geht's.

Das Navi auf dem Handy weist mir den Weg, der anfangs noch ähnlich ist wie der zum Zoo. Nach acht Kilometern geht es aber links ab statt rechts.

»So, das ist die Straße. Gleich muss rechter Hand ein Eckhaus kommen, das mit Efeu bewachsen ist.«

Hanka hält Ausschau. Im Rückspiegel sehe ich, wie meine Mutter aus dem Fenster blickt. Ich bin so damit beschäftigt, den richtigen Weg zu finden, dass mir erst kurz vor unserem Ziel richtig bewusst wird, wohin wir gerade fahren: zu Mamas Notausgang, der dank der Schweizer Gesetzeslage und der Organisation *Lifecircle* offensteht.

Ich halte vor einem dicht bewachsenen älteren Haus, das dank des Efeus geradezu verwunschen wirkt. Die Sonne scheint an diesem Morgen, und auch die Vögel zwitschern um die Wette. Frau Dr. Preisig und zwei andere Personen warten bereits auf uns. Wir werden herzlich begrüßt. »Guten Morgen! Da sind Sie ja.«

Hanka schiebt meine Mutter an einem Baum vorbei, der wie ein Vordach seine Äste über dem Platz ausbreitet, bis zu einer Seitentür. Dann ist es geschehen. Es gibt für mich nun nichts mehr zu tun, außer dem zu folgen, was kommen wird. Es gibt nichts mehr zu organisieren. Erst jetzt bemerke ich meine Anspannung, in dem Moment, in dem es nichts mehr für mich zu organisieren gibt, nichts mehr zu tun, wird mir so richtig klar: Wir sind da.

Ich schließe das Auto ab und folge den anderen in den dunklen Raum, in den man durch die Seitentür gelangt. Mit der kleinen Kochecke, dem Tisch und dem gemütlichen Sofa wirkt er wie ein Apartment, das man sich für ein Wochenende mietet. Nur das Pflegebett am hinteren Ende des Zimmers lässt darauf schließen, dass es keine der üblichen Ferienwohnungen ist. Ich wollte und konnte mir nie vorstellen, wie der Ort sein würde, an dem meine Mutter sterben wird. Und nun stehe ich da und bin verwundert, weil er so normal aussieht.

Wir setzen uns zu Mama, die bereits an den Tisch geschoben wurde.

»Sie waren gestern noch im Zoo?«, versucht Frau Dr. Preisig die atemlose Stille zu durchbrechen. »Wie hat es Ihnen dort gefallen, Frau Gräfe?«

»Es war sehr schön. Ein letzter schöner Tag«, sagt meine Mutter zufrieden.

»Und Sie sind eine Freundin?«, wendet sich Frau Dr. Preisig mit einem sanften Lächeln an Hanka.

»Ja, wir kennen uns seit fast zwanzig Jahren.«

»Schön, dass Sie da sind. Werden Sie bis zum Ende dabei sein? Es wäre schön.«

Hanka schaut unsicher in meine Richtung. Wir haben gestern noch einmal darüber gesprochen und beschlossen, dass wir beide meiner Mutter den Wunsch gern erfüllen möchten. Etwas ängstlich nicken wir beide.

»Wie geht es nun weiter?«, möchte meine Mutter wissen.

»Wir müssen noch ein paar bürokratische Sachen erledigen.«

Ein paar? Ich staune. Es ist ziemlich viel Papierkram nötig, wenn sich ein Mensch entschieden hat, eine Freitodbegleitung zu machen. Unsere Ausweise werden kopiert, außerdem Mamas Geburts- und Scheidungsurkunde sowie die Wohnsitzbestätigung. Zusätzlich zu den bereits vorliegenden Arzt- und Reha-Berichten, Anträgen und persönlichen Briefen sind weitere Formulare auszufüllen.

»So, das müssen wir jetzt mit der Kamera festhalten«, sagt Frau Dr. Preisig nach einer Weile und sieht einen ihrer Kollegen an. »Urs, schau doch mal. Können wir das so filmen?«

Er blickt durch eine kleine Kamera und prüft den Winkel. »Ja, so geht das gut. Wichtig ist, dass Sie laut und deutlich sprechen, Frau Gräfe, damit man es auf der Aufnahme hört.«

Frau Dr. Preisig holt einen Stapel Unterlagen hervor. »Also, Frau Gräfe, ich werde jetzt Schritt für Schritt alles mit Ihnen durchgehen und würde Sie bitten, auf meine Fragen laut und deutlich zu antworten. Ist das in Ordnung?«

»Ja.« Mama scheint ganz entspannt. Vermutlich ist sie es auch. Sie kriegt ja endlich, wonach sie sich so lange verzehrt hat.

»Sie sind heute hier, um Ihrem Leben ein Ende zu setzen. War dies Ihre freie Entscheidung?«

»Ja.«

Frau Dr. Preisig notiert etwas und fährt fort. »Sind Sie damit einverstanden, dass Ihnen eine tödliche Infusion verabreicht wird?«

»Ja, das bin ich. Aber wie wird das Ganze ablaufen?«

»Das wäre mein nächster Punkt.«

Typisch Mama! Sie kann es wieder mal nicht abwarten.

Nicht mal jetzt, zum Schluss. Wie ein kleines ungeduldiges Mädchen, denke ich und muss schmunzeln.

»Wir werden an Ihrem linken oder rechten Arm, je nachdem, wo die Vene besser ist, einen Zugang legen. Dort wird die Infusion angeschlossen. In dem Tropf befindet sich anfangs nur eine Kochsalzlösung, mit der Sie üben können. Es ist wichtig, dass Sie selbst die Infusion starten. Wir bauen dafür extra eine Apparatur auf, Ihren Kopf können Sie ja gut bewegen.«

Mama demonstriert es. »Das ist aber auch das Einzige, was ich noch bewegen kann.« Wie von Geisterhand strecken sich Mamas Arme plötzlich nach vorne. Innere Anspannung löst bei ihr sofort Spastiken aus. »So eine Scheiße!«, flucht sie leise.

Frau Dr. Preisig nimmt vorsichtig Mamas Hände und legt sie wieder auf den alten Platz auf dem Kissen. »Ihre Spastik ist wirklich schlimm. Der Kollege, der vorgestern Abend bei Ihnen war, berichtete ebenfalls davon. Geht es wieder? Dann machen wir weiter.« Frau Dr. Preisig fährt mit den nächsten Punkten fort. »Das Medikament, das Ihnen über die Infusion verabreicht wird, ist ein starkes Narkosemittel. Erst werden Sie furchtbar müde, dann schlafen Sie ein.«

»Wie lange wird es dauern?«

»Nicht lange. Die meisten schlafen schon nach ein paar wenigen Minuten friedlich ein.«

Ich nicke. So schnell geht das also.

»Kann denn nichts schiefgehen?«, will ich wissen.

»Das kann es theoretisch immer. Aber wir hatten noch nie einen Fall.«

»Okay.«

Auch meine Mutter nickt. »Dann machen wir es so.«

»Wenn Sie einverstanden sind, dann unterzeichnet Ihre Tochter für Sie.«

»Ja, ich bin einverstanden. Sie hat eine Vollmacht«, sagt sie ruhig, aber bestimmt.

Nachdem ich unterzeichnet habe, legt Frau Dr. Preisig das Formular beiseite und fährt mit dem nächsten Punkt fort. »Frau Gräfe, Sie möchten, dass Ihr Körper verbrannt wird. Was soll mit Ihrer Asche geschehen?«

»Die soll im Bodensee verstreut werden.«

»Möchten Sie, dass wir das machen, oder übernimmt das Ihre Tochter?«

Mama schaut mich an, ich erwidere ihren Blick und nicke leicht. »Mein Anettchen wird das machen.«

»Das werde ich, Mama.«

Herrje, jetzt zieht sich mir doch die Kehle zu, wenn ich an die Beisetzung meiner Mutter denke, die gerade noch ganz lebendig neben mir sitzt.

»Dann würden wir Ihre Adresse für das Krematorium notieren, Frau Gräfe.« Frau Dr. Preisig lächelt mich an. »Sie bekommen die Urne dann mit der Post.«

Mit der Post? Bitte was? Na ja, aber wie auch anders … Ich kann ja schlecht erwarten, dass mir die Urne vom Bestatter persönlich überreicht wird.

»Ich kann sie auch abholen«, biete ich an. Die Asche meiner Mutter mit der Post zu schicken, das kommt mir irgendwie unmoralisch vor. Per Einschreiben oder als Brief? Ich weiß nicht …

»Nein, das ist nicht nötig. Per Post ist üblich.«

Also gut, dann mit der Post. Eigentlich spricht ja nichts dagegen, pragmatisch zu sein.

Es folgen noch einige weitere Formalitäten, die Frau Dr. Preisig in aller Ruhe mit uns durchgeht. Meine Mutter hat hier und da Fragen, auf die die Ärztin ausführlich eingeht. Sobald meine Mutter allem zugestimmt hat, unterschreibe ich in ihrem Namen die notwendigen Formulare. Die Kamera hält alles fest. Sie dient als zusätzliches Beweismittel, weil es auch in der Schweiz vonseiten der Staatsanwaltschaft Fragen geben kann.

»Vielen Dank, Frau Gräfe. Hat mit den Aufnahmen alles geklappt, Urs?«

»Ich schaue grad. Ja, das sieht gut aus«, sagt der Mann, der gefilmt hat.

Frau Dr. Preisig nickt. »Das ist wichtig, dass die Aufnahmen eindeutig sind. Wie machen wir das nachher mit dem Filmen, Urs?«

»Wenn Frau Gräfe im Bett liegt, würde ich die Kamera gegenüber aufstellen«, sagt Urs.

»Im Bett?«, klinkt sich meine Mutter ein. »Ich möchte nicht ins Bett. Da lag ich lange genug. Ich möchte im Rollstuhl sterben.«

Frau Dr. Preisig überlegt. »Urs, meinst du, das geht? Mit der Apparatur und der Infusion?«

Er denkt nach. Nach einer Weile sagt er: »Ja, das müsste klappen. Probieren wir es.« Dann sagt er zu meiner Mutter: »Ich schiebe Sie mal ein Stück hier rüber.«

Wir stehen alle vom Tisch auf und verlagern uns drei Meter nach links, wo das Sofa und das Pflegebett stehen. Mama wird so platziert, dass sie leicht schräg, aber nah am Sofa steht.

»Da können Sie dann nachher sitzen und sind bei ihr«, sagt Frau Dr. Preisig in meine Richtung.

Hanka ergreift meine linke Hand, und ich lege die Rechte auf Mamas Schulter. Wir schauen uns lange an, ohne Worte stimmen wir dem Plan zu. Es ist wie ein Pakt. Egal, was kommen mag, wir halten zusammen. Ich muss tief ein- und ausatmen, um nicht zu ersticken. Die Trauer überwältigt mich fast. Mit zitternden Knien lasse ich mich auf das Sofa sinken, Hanka nimmt neben mir Platz, ohne jedoch meine Hand loszulassen. Sie ist genauso kalt wie meine.

Urs baut zusammen mit Sophia, der Dame, die für die

administrativen Belange bei *Lifecircle* zuständig ist, die Apparatur auf, an der später die Infusion hängen wird. Es ist ein Ständer, an dem der Tropf und weiter unten ein kleines Kästchen mit einem Schalter daran befestigt sind. Urs arretiert das Kästchen so, dass sich der Schalter mit dem langen Hebel direkt neben Mamas Kinn befindet.

»Kommen Sie so dran, Frau Gräfe?«

»Nein, das ist zu weit weg.«

Er hantiert noch einmal herum. »So besser?«

Mamas Kopf bewegt sich zur Seite, und sie berührt mit dem Kinn den Schalter. »Ja, so geht es.«

Frau Dr. Preisig kommt mit einer Spritze und versucht eine Vene zu finden. »Das ist gar nicht so leicht ohne die Muskelspannung«, sagt sie nach ein paar Sekunden, in denen sie die dünne Haut an Mamas Armbeuge aufmerksam begutachtet hat.

»Ja, im Krankenhaus haben die auch immer ewig rumgestochert, bis sie eine hatten. Das war früher nie ein Problem. Ich war so oft beim Blutspenden. Das ging immer«, erklärt sie mit Wehmut in der Stimme.

Frau Dr. Preisig streicht meiner Mutter über den Arm, um die Venen besser zu sehen. »Diese sieht gut aus.« Sie legt einen Gurt um den Oberarm und zieht ihn fest, dann sticht sie in die Vene, lockert den Gurt wieder und fixiert den Zugang mit Pflastern, bevor sie den Tropf anschließt.

»Die Kameras sollten am besten hier und hier stehen.« Frau Dr. Preisig zeigt auf zwei Punkte links und rechts gegenüber von Mama. »Es ist wichtig, dann kann man genau sehen, dass sie selbst mit dem Kinn die Infusion ausgelöst hat.«

Urs und Sophia halten je eine Kamera in der Hand und nehmen ihre Plätze ein. Eine Probeaufnahme zeigt, dass die Perspektiven gut sind.

»Wären Sie so weit für einen Probelauf, Frau Gräfe?«

»Ja, das bin ich.«

»Also, Frau Gräfe, gleich können Sie mit Ihrer Kopfbewegung die Infusion starten. Bevor es dann richtig losgeht, werde ich Ihnen noch ein paar Fragen stellen. Sind Sie bereit für den Testlauf?«

»Ja.«

»Okay, dann starten Sie den Mechanismus, bitte.«

Mama dreht den Kopf nach links, genau an die Stelle, wo der Hebel auf Höhe ihres Kinns ist. *Klack*, die Apparatur öffnet den Durchfluss des Schlauches. Das ging schnell. Die Infusion beginnt, Tropfen für Tropfen in Mamas Vene zu laufen. Noch ist es nur Kochsalzlösung.

»Prima. Ich würde dann den Mechanismus wieder verschließen und das Barbiturat in die Infusionslösung einfüllen.«

»Barbiturat?«

»Das Narkosemittel.«

Frau Dr. Preisig blickt meine Mutter an, die mit einem Nicken zustimmt. Dann holt die Ärztin ein Fläschchen, schüttelt es und füllt den Inhalt mit einer Spritze in den Tropf.

Für mich läuft alles wie im Film ab, und ich kann nicht mehr tun, als zuzusehen. Plötzlich scheint es rasend schnell zu gehen. Mein Herz klopft bis zum Hals. Jetzt ist es so weit. Mama wird gehen. Sie wünscht es sich so sehr. Ich weiß, dass es das Richtige für sie ist, und ich weiß, dass ich mit ihrer Entscheidung leben kann, die sie selbst getroffen hat. Trotzdem halte ich vor Schreck die Luft an, als Frau Dr. Preisig sich wieder auf ihren Platz setzt. Geht es jetzt los?

»Die Kameras sind bereit.«

Was, so schnell schon? Okay, es geht jetzt los.

»Wenn Sie möchten«, wendet sich Frau Dr. Preisig mit ruhigen Worten an Hanka und mich, »dann können Sie auf dem Sofa sitzen bleiben, direkt neben Frau Gräfe. Es ist wichtig, dass man auf den Aufnahmen eindeutig erkennt, dass sie die tödliche Injektion selbstständig ausgelöst hat. Sobald die Lösung einströmt, können Sie sie aber umarmen.«

Hanka hält immer noch meine Hand, unser Blick geht zu Mama. Keiner hat damit gerechnet, dass sie es sich anders überlegt, auch Hanka nicht.

»Frau Gräfe, sind Sie bereit?«

»Ja.« Mama klingt ganz ruhig. Sie sieht uns traurig an. In ihrem Blick sehe ich, wie schwer ihr die Gewissheit fällt, uns nie wieder zu sehen. Sie ist traurig, aber sie ist auch entspannt. Es erfüllt mich mit einer seltsamen Freude, dass sie ihre letzten Momente in dieser Stimmung verbringt.

»Also, ich stelle Ihnen noch drei Fragen«, erklärt Frau Dr. Preisig. »Bitte beantworten Sie diese laut und deutlich. Warum sind Sie hier?«

»Weil ich sterben möchte.«

Frau Dr. Preisig zeigt auf den Infusionsständer neben meiner Mutter. »Wissen Sie, was in dem Tropf ist?«

»Ja. Ein Mittel, mit dem ich sterben kann.«

»Wissen Sie, was passiert, wenn Sie den Hebel«, sie deutet auf den kleinen Schalter, »mit dem Kinn berühren?«

»Ja, dann werde ich sterben.«

»Wenn Sie das möchten, dann dürfen Sie das jetzt tun.«

Für den Bruchteil einer Sekunde blickt meine Mutter noch einmal in die Runde, wirft erst Hanka, dann mir einen liebevollen Blick zu, dann dreht sie den Kopf leicht nach links. Zu leicht, denn der Hebel bewegt sich nicht.

Mir bleibt das Herz in der Brust stehen. Oh nein!, denke ich. Das darf nicht wahr sein! Nicht nach allem, was wir durchgemacht haben.

Auch Mamas Augen weiten sich ganz kurz vor Schreck, doch dann bäumt sie sich noch einmal auf, soweit es ihr möglich ist, und dreht ihren Kopf, so sehr sie nur kann, nach links. *Klack!* Sie hat den Hebel umgelegt, die Lösung läuft in ihre Venen.

Hanka und ich rutschen nun noch näher an meine Mutter heran. Hanka hält ihre rechte, ich ihre linke Hand.

»Ich wollte doch noch so viel sehen und erleben.« Die Augen meiner Mutter werden schon müde.

Ich streichele ihr sanft über die Schulter und den Oberarm. Die Freude über ihre Erlösung vom Leid und tiefste Trauer in mir vermischen sich. Und es zerreißt nicht nur mein Herz.

»Ich liebe dich, Anettchen, du warst mir immer das Liebste.«

Ich schmiege meine Wange an ihre. »Ich liebe dich, Mama. Ich wünsche dir eine gute Reise.«

Plötzlich ist sie mir so nah wie nie. Die lebenslange Mauer, die sie immer um sich herum errichtet hatte, ist plötzlich weg. Als würde im Zeitpunkt des Todes alles von ihr abfallen, was ihr jemals Leid verursacht hat.

»Halt mich fest. Lass mich nicht los«, flüstert sie schon etwas müde, aber dennoch vehement. Tränen laufen über ihr Gesicht.

»Ich lasse dich nicht los. Ich bin ganz nah bei dir.«

Unsere Wangen berühren sich, und die Tränen vermischen sich auf unserer Haut und werden eins.

»Du wirst immer in meinem Herzen bleiben.«

Ich küsse sie ein letztes Mal sanft auf die Stirn, während sie in meinen und Hankas Armen für immer einschläft.

Frau Dr. Preisig und ihre Kollegen ziehen sich zurück. Hanka und ich sind allein mit Mama. Der Raum ist von Stille erfüllt. Kaum jemand traut sich zu atmen. Bedächtig blicken wir meine Mutter an, die schon nach wenigen Minuten nicht mehr wie sie selbst wirkt. Sie sitzt in ihrem Rollstuhl, jegliche Anspannung ist aus ihrem Gesicht gewichen, jedes Leben von ihr gegangen.

Hanka und ich umarmen uns.

»Es tut mir so leid«, flüstert sie.

»Ihr geht es jetzt sicher besser.«

Dann sitzen wir da und lauschen der Stille.

»Ob sie wohl schon hier rumgeistert?«, fragt Hanka nach einer gefühlten Ewigkeit.

»Vielleicht.«

»Ich habe auf jeden Falls das Gefühl, dass ihre Seele nicht mehr in diesem Körper ist.«

Wir blicken uns im Raum um.

»Jana, du könntest uns ja ein Zeichen geben«, ermutigt Hanka sie. »Wenigstens ein Licht flackern lassen oder so.«

Aber nichts passiert. Ich muss schmunzeln. Vermutlich hatte es Mamas Seele besonders eilig, von hier wegzukommen.

»Ich hätte von deiner Mutter schon etwas mehr Schabernack erwartet«, sagt Hanka.

Die Vorstellung zaubert ein kleines Lächeln auf unsere Lippen. Ja, Mama hätte sicher ihre Freunde daran gehabt, uns noch einen Streich zu spielen.

Hanka wischt sich mit den Handrücken die Tränen aus dem Gesicht. »Wo sie wohl hingeht? Sie wird mir fehlen.«

»Ich bin froh, dass sie dich zur Freundin hat und dass du hier bist.« Dankbar und in dem Wissen, es ohne Hanka nie geschafft zu haben, umarme ich sie ein weiteres Mal. Sie war immer meine Verbindung zu Mama, wenn ich sie mal wieder nicht verstanden habe. Hanka weiß so vieles über meine Mutter, dass sie mich noch oft mit Erzählungen überraschen wird. Es ist gut, sie zur Freundin zu haben und zu wissen, dass sie für meine Mutter so wertvoll war.

»Sollen wir mal an die frische Luft?«, schlägt Hanka vor.

»Ja, sehr gerne.«

Wir stehen auf und gehen nach draußen, wo sich uns ein traumhafter Herbsttag präsentiert. Ich atme gierig die frische Luft ein und stelle mir vor, wie meine Mutter nach vierzehn Monaten der Qual endlich frei wie ein Vogel durch die Lüfte schwebt.

»Geht es Ihnen gut?«, spricht Frau Dr. Preisig uns an.

»Ja, einigermaßen. Danke.«

»Jetzt hat sie ihren Frieden. Ihr Körper ist ganz ruhig. Sie wird nie mehr diese furchtbaren Spastiken erleiden müssen. Wenn Sie mögen, können Sie etwas spazieren gehen. Wir rufen jetzt bei der Polizei an. Die kommen dann so in einer halben Stunde und prüfen, ob alles rechtens ist. Bitte seien Sie bis dahin wieder da.«

Mit langsamen Schritten schlendern wir um mehrere Häuserblocks. Wir sind zwar am Rande von Basel, aber einen Park finden wir auf die Schnelle nicht. So laufen wir schweigend zweimal im Kreis, bevor wir wieder vor dem von Efeu überwucherten Haus zum Stehen kommen.

Zwei Männer und eine Dame in Zivil laufen gerade hinein. Wir folgen ihnen, und Frau Dr. Preisig stellt uns vor.

»Das sind der Ermittler sowie zwei Herrschaften von der Gerichtsmedizin. Das sind die Tochter und die Freundin der Verstorbenen.«

»Guten Tag. Sie haben Ihre Mutter begleitet?«

»Ja. Sie wollte sterben.«

»Unser herzlichstes Beileid.«

»Danke.«

»Wir würden uns erst mal einen Überblick verschaffen. Bitte bleiben Sie in der Nähe für weitere Fragen.« Nach rund fünfzehn Minuten kommt der Beamte wieder heraus. »Auf den ersten Blick scheint alles in Ordnung.« Er meint vermutlich die Dokumente und das Videomaterial, welches Frau Dr. Preisig ihm gezeigt hat. »Für die genaue Prüfung benötigen wir etwas mehr Zeit.«

Ich weiß, was er meint. Auch in der Schweiz wird ein Suizid erst einmal als Tod mit unbekannter Ursache eingestuft.

Frau Dr. Preisig kommt zu uns und schlägt vor, gemeinsam mit uns in ein Café um die Ecke zu gehen. »Rufen Sie doch einfach an, wenn Sie so weit sind«, sagt sie zu dem Polizisten, der ihren Vorschlag abnickt.

Er und Frau Dr. Preisig scheinen sich zu kennen. Das Prozedere wirkt eingeübt, alle kennen sich, es ist angenehm vertraut.

Wir trinken eine Tasse Kaffee, unterhalten uns über dieses und jenes, aber ich schmecke nichts, höre nichts und erinnere mich an kein Wort der Unterhaltung. In Gedanken bin ich ganz bei Mama. Ich bin erleichtert und spüre neben der unendlichen Trauer, sie für immer verloren zu haben, ein Gefühl des Glücks: Endlich ist sie erlöst.

Nach anderthalb Stunden ruft der Polizist an, und wir gehen zu dem Haus zurück.

»Es ist alles in Ordnung. Wir haben den Freitod bestätigt.« Der Mann übergibt Frau Dr. Preisig ein Schriftstück. Sie verabschieden sich und wünschen uns alles Gute.

»Frau Gräfe, wenn Sie mögen, können Sie nach Hause fahren«, sagt die Ärztin. »Wir werden uns als Nächstes darum kümmern, dass der Bestatter den Leichnam abholt.«

»Vielen Dank, Frau Preisig. Danke, dass Sie den Wunsch meiner Mutter erfüllen konnten. Die Vorstellung, dass sie hätte ein Leben lang leiden müssen … unvorstellbar.«

»Frau Gräfe, ich hätte ihr viel lieber das Rückenmark geheilt.«

Während ich die kleine starke Frau umarme, wird mir meine eigene Zerbrechlichkeit bewusst. In mir steigt abermals die Trauer auf.

»Vielen Dank, dass es Sie gibt, Sie und *Lifecircle*. Sie haben meine Mutter von ihrem Leid erlöst.«

»Bitte passen Sie auf sich auf«, sagt Frau Dr. Preisig.

Wir geben jedem der Anwesenden die Hand und gehen dann in Richtung Auto. Den leeren Rollstuhl schiebt Hanka vor sich her, wie eine Requisite, die nun nicht mehr gebraucht wird.

Mama ist fort. Sie ist gegangen. Für immer. Ich hoffe, sie hat eine gute Reise und schaut nun von oben auf uns herab.

Kapitel 20

An einem sonnigen Tag im Oktober versammeln sich Freunde und Bekannte am See, um meiner Mutter die letzte Ehre zu erweisen. Es ist keine übliche Beerdigung, nicht für unsere Breiten. Der Strand, der von hohen Bäumen umschlossen wird, wirkt so sakral wie der Innenraum einer Kirche und ist über und über mit Blumenblüten geschmückt. Im Zentrum steht, von Kerzen umgeben, die Urne mit Mamas Asche. Ein knorriger alter Baumstamm ragt vom Land aus weit ins Wasser hinein, wie ein Arm, der die Richtung zeigt, in die meine Mutter ihre letzte Reise antreten wird.

Eine kleine Trauergemeinschaft hat sich versammelt, es sind etwa zwanzig Menschen gekommen, die sich von ihr verabschieden wollen. Wir stehen auf Schweizer Boden – nur hier ist eine solche Zeremonie möglich, in Deutschland nicht. Wie so vieles andere auch.

»Nach Konstanz kam Mama mit neununddreißig Jahren«, fange ich an, von ihrem Lebensweg zu erzählen, »am Bodensee fand sie nach der gescheiterten Ehe ihre Freiheit und führte ein selbstbestimmtes Leben. Hier konnte sie so leben, wie es ihr gefiel. Mit der Natur, mit Sport und Freunden. Es war niemand mehr da, der sie bevormundete, hier fühlte sie sich frei.«

Ich atme tief durch und lasse meinen Blick über die Anwesenden wandern. Ich erkenne die Trauer und das Bedauern in allen Gesichtern, aber niemand scheint untröstlich. Das ist schön. Das würde meine Mutter freuen.

Ich muss an ihre letzten Minuten denken. Er war so kurz,

der Moment, so intensiv. Sie war mir noch einmal so nah. Und dann ging sie friedlich auf eine ungewisse Reise. Meine Mutter war schon immer mutig. Diesen Schritt zu gehen erfordert enorm viel Mut. Ich bin stolz auf sie, dass sie ihren Weg gegangen ist. Sie wird mir fehlen, so wie sie Oma fehlt. Zum Glück hat sie Mamas Entscheidung verstanden. Natürlich war sie traurig, ihre einzige Tochter zu verlieren. Aber sie sagte auch: »Jetzt geht es ihr endlich besser. Jetzt ist sie erlöst.« Es ist schade, dass sie heute nicht hier sein kann, meine Oma. Aber ich spüre ihr Verständnis, und das gibt mir Kraft.

»Meine Mutter fühlte sich frei von allen Zwängen – bis zu dem Tag, der ihr alles nahm. Es war ihr Wunsch, dass ihre Asche im See verstreut wird. Das Wasser war ihr Element. Schnorcheln und Schwimmen ihre Leidenschaft.«

Ich knie mich in den weichen Sand, um die Urne zu öffnen. Behutsam umschließe ich das schmale Gefäß mit beiden Händen und trage es zum Ufer. Meine Spuren im Sand setzen sich fort, bis ins Wasser hinein. Da stehe ich nun mit den nackten Waden im See und nehme ein letztes Mal Abschied von Mama.

»Möge ihre Seele frei sein und sich ihre Asche über den Rhein bis zum Meer verteilen. Möge sie eins werden mit der Unterwasserwelt, die auf sie eine unheimliche Faszination und Anziehungskraft ausübte.«

Das kalte Wasser umspült meine Füße und Beine, die Sonne blitzt und spiegelt sich auf der Wasseroberfläche.

Ellen liest ein Gedicht vor: »Es war, als hätt' der Himmel die Erde still geküsst …« Eichendorff. Schön.

Mein Blick fällt auf die Urne und wandert dann rund um den See. Ich entdecke das Freibad, in dem meine Mutter und ich in jungen Jahren die Sommermonate verbrachten. Das Konstanzer Ufer, wo wir später häufig spazieren gingen. Alles hier erinnert mich an Mama.

Mithilfe einer Muschel hebe ich die Asche aus der Urne und lasse sie in die kühlen Fluten rieseln. Vom Ufer schauen mir die anderen bedächtig dabei zu, wie ich nach und nach die Asche dem Wasser übergebe. Ein Trauergast nach dem anderen tritt näher und richtet seine letzten Worte an Mama, während er Blumenblüten im Wasser verstreut. Die kleine Bucht verwandelt sich in ein Blumenmeer, und der sanfte Wind trägt unser aller Trauer fort.

Nachdem ich am Tag von Mamas Tod mit meiner Großmutter telefoniert hatte, rief ich in Pforzheim an. Mein Herz klopfte so laut, dass ich mich kaum denken hören konnte.

»Hallo, Anett«, begrüßte mich die bekannte Stimme des Zentrumsleiters, mit dem ich mich in den letzten Monaten so oft beraten hatte.

Gibt es die richtigen Worte, um das auszudrücken, was ich zu sagen hatte? Ich suchte sie. »Ich muss euch etwas mitteilen. Meine Mutter wird nicht wiederkommen.«

Es entstand eine sehr lange Pause.

»Wo ist sie?«, höre ich seine entsetzte Stimme.

»Wir sind nicht zu Bekannten gefahren«, erwiderte ich. »Wir konnten euch nicht die Wahrheit sagen. Wir wollten euch schützen. Mama wollte in die Schweiz, um ihr Leben zu beenden.«

Am anderen Ende der Leitung stockte hörbar der Atem. »Oh Gott. Sie ist tot?«

»Ja. Sie ist heute Morgen friedlich in meinen Armen eingeschlafen. Für sie war es eine Erlösung.«

»Es tut mir so leid. Wir hatten ja keine Ahnung …«

»Es tut mir leid, dass ihr nicht die Chance hattet, euch von ihr zu verabschieden.«

»Das hätte ich gern getan. Aber ich verstehe, dass es rechtlich schwierig ist.«

Mir fiel ein Stein vom Herzen, denn ich hatte große Bedenken, mit Vorwürfen überschüttet zu werden. Auch Mamas Freunde, Bekannte und Kollegen, die ich in den kommenden Tagen anrief und zur Beerdigung einlud, reagierten mit Fassungslosigkeit und Verständnis zugleich. Da nur wenige Mamas Plan B kannten, war der Schock für alle groß. Aber alle konnten verstehen und nachempfinden, dass ein solches Leben nur schwer zu ertragen ist und es nicht jedem gelingt, die Lebensfreude wiederzufinden. Mit dem Tod meiner Mutter geht auch ein Abschnitt von uns zu Ende, von Jana und Anett, Mutter und Tochter. Er hat mich zu der gemacht, die ich heute bin. Auch wenn meine Mutter nicht mehr ist, so lebt sie fort, in mir und in allen, die sie kannten, die mit ihr gelacht und gelitten haben. Ihr Geist ist gegenwärtig. In mir und in anderen, in der Liebe zur Natur und in mir selbst.

Wir sind den Weg gegangen, den ich so lange versucht habe zu vermeiden. Ihre Entscheidung zu gehen und meine Entscheidung, sie dabei zu begleiten, waren ein selbstgewählter Abschied – ein Abschluss. Wir haben uns voneinander verabschiedet, haben uns gehen lassen. Und wir werden uns wiederfinden, in dieser oder in einer anderen Welt.

Ich fahre zu Oma. Es geht erst mit dem Interregio von Konstanz nach Offenburg, dann nach Dresden, später mit dem Regionalexpress nach Varnsdorf.

Als ich mich Dresden langsam nähere, blicke ich aus dem Fenster und denke an das letzte Mal zurück, als ich hier war. Als mich meine Mutter an einem Nebenbahnhof absetzte. Als ich sie das letzte Mal vor ihrem schrecklichen Unfall sah.

Dann ruckelt der Zug durch meine Kindheit, vorbei an Orten, die mir vertraut und nah sind, Radeberg, Bischofswerda, Oberoderwitz. Die Namen wecken Gefühle in mir,

Gefühle der Geborgenheit, der kindlichen Leichtigkeit, der inneren Ruhe. Wir waren früher, als noch alles gut zu sein schien, mit dem Wohnwagen oft in der Lausitz. Ich erinnere mich zwar selbst nicht mehr wirklich daran, aber die Fotos von damals holen schöne Gefühle in mir hoch.

Die Fahrt mit dem Zug durch meine alte Heimat bringt mich mir näher. Wir nähern uns Zittau, meinem Geburtsort, wo ich meine Kindheit verbrachte, wo meine Mutter einer fast schicksalhaften Ehe zustimmte, wo ich zur Welt kam. Wo ein Vater noch lebt, der nichts von seinem Kind wissen will. Selbst jetzt nicht. Ob er je von Mamas Weg erfahren wird?

Geboren als Tochter zweier unglücklicher Seelen, frage ich mich, ob ich es wohl besser machen werde in meinem Leben. Bin ich zufrieden? Folge ich meinem Herzen? Zurzeit fällt es mir schwer, mein Herz überhaupt zu hören.

Vierzehn Monate lang war klar, was wichtig ist. Aber jetzt stellen sich die Fragen neu: Was will ich? Was macht mich wirklich glücklich? Wo führt meine Reise hin? Wie sieht mein zukünftiges Leben aus?

Ich habe in den vergangenen Monaten nicht nur verloren, ich habe auch gefunden. Mich und meine Vergangenheit, meine Identität als Tochter und meine Liebe zu meiner Mutter. Mich tröstet, wenn ich auf das blicke, was ich mitnehmen kann: Mamas Liebe, die sie zum Ausdruck bringen konnte, und unsere Nähe.

Leb wohl, Mama.

Du wirst mir fehlen.

Epilog

Liebes Anettchen,

seit deiner Geburt und während unserer gemeinsamen Zeit hast du so viel Freude in mein Leben gebracht. Dafür bin ich dir dankbar. Wir waren so ein gutes Team.

Immer noch frage ich mich, warum ich den Unfall haben musste. Warum mir mein Schutzengel nicht geholfen hat, als ich ihn am dringendsten brauchte. Vielleicht musste das alles passieren, damit ich in ein anderes Leben komme. Damit ich wiedergeboren werde in einer Welt, in der ich glücklicher sein kann, als ich es hier manchmal war.

Du bist das Beste, was mir je passiert ist. Verzeih mir, Anettchen, dass ich diesen Weg gewählt habe. Aber ich kann nicht mehr und wünsche mir nur eines: Befreiung von meinem Leid und Frieden.

Dass du die ganze Zeit für mich da warst, hat mir unendlich viel bedeutet. Du hast dich um mein Wohlbefinden und unzählige andere Dinge gekümmert, du warst immer für mich da, selbst dann, wenn ich nicht für dich da sein konnte. Ich wollte dir schon ein paar Mal sagen, wie großartig du bist und wie verdammt stolz ich auf dich bin. Aber dann habe ich es doch nicht getan.

Ich wünsche dir und Frank viel Glück und Liebe. Wir sehen uns bestimmt wieder.

Ich werde dich immer lieben.

Deine Mama

Danksagung

Ohne meine Mutter wäre dieses Buch nie entstanden, weil es mich ohne sie gar nicht geben würde. Auch wenn Mama und ich nicht immer einer Meinung waren, so bin ich – und in nicht unerheblichem Maße dank ihr – zu dem Menschen geworden, der ich heute bin.

Liebe Mama, du hast mich vieles gelehrt, Gutes und weniger Gutes. Du hast mir vieles gezeigt, Schönes und weniger Schönes. All das ist ein Teil von mir, nichts davon möchte ich missen. Ich danke dir von ganzem Herzen, dass ich bin, wie ich bin. Dass du mich zu dem Menschen gemacht hast, der diesen schweren Schritt mit dir gehen konnte. Viel lieber hätte ich dich auch weiter in meinem Leben gewusst, hätte dir viele glückliche Momente auf dieser Erde gewünscht. Aber es kam anders.

Ich bin mir sicher, dass du von dort, wo du jetzt bist, immer ein Auge auf mich hast und miterleben kannst, wie es in meinem Leben weitergeht. So war es dein Wunsch. Du lebst weiter, in mir und in allen, denen du begegnet bist. Jeder hinterlässt Spuren auf dieser Welt. Deine Spuren hast du in mir hinterlassen, dafür danke ich dir von Herzen.

Mein Dank gilt all den Freunden und Bekannten, die, obwohl meine Mutter sie vor ihrem Unfall nie an sich herangelassen hat, ihr dennoch mit Worten und Taten zur Seite standen, ob durch Besuche, Spaziergänge, Gespräche oder Ausflüge in eine spirituelle Welt. Jeder hat für sich dazu beigetragen, dass Mamas unerträgliche Lage für ein paar wenige Minuten oder Stunden etwas erträglicher wurde. Ich möchte hier bewusst auf Namen verzichten. Jeder Einzelne, der für meine Mutter da war, wird sich hoffentlich angesprochen fühlen. Jeder war wichtig für sie und für mich.

Einige von Mamas Bekannten sind zu meinen Freunden geworden. Durch sie habe ich gelernt, wieder in meine Rolle als Tochter zu finden. Danke für all die Gespräche und die Ratschläge, mich auch um mich zu kümmern. Ohne sie hätte ich vielleicht alles, was mir in meinem Leben wichtig ist, verloren.

Bedeutsam waren für mich auch die zahlreichen Gespräche, in denen mir medizinische, juristische und psychologische Sachverhalte von Freunden und Bekannten nähergebracht und verständlich gemacht wurden. Ich danke all jenen, die mir in der ganzen Zeit mit Sachverstand und Menschlichkeit die teils komplizierten Details erklärten und mir bei belastenden Entscheidungen so eine enorme Hilfe waren.

Danken möchte ich auch meiner Psychologin, die mir immer geduldig zuhörte und mir auf meinem Weg zu Selbstliebe und Selbstachtsamkeit wichtige, wenn nicht sogar die wichtigsten Anregungen überhaupt gab. Ohne diese professionelle Unterstützung, die mich meinem Ich so nah wie nie gebracht hat, hätte ich den Sterbewunsch meiner Mutter vermutlich nicht so annehmen können, wie ich es getan habe.

Ein Dank gebührt auch den Therapeuten und Pflegekräften, die uns stetig motivierten, weiterzukämpfen, und auch an sehr trüben Tagen meiner Mutter und mir ein Lächeln ins Gesicht zaubern konnten.

Einen erheblichen Beitrag zum Entstehen dieses Buches hat Lisa Bitzer geleistet. Aber nicht nur, weil sie mich beim Schreiben unterstützt hat, sondern auch und vor allem, weil sie es war, die den Stein überhaupt ins Rollen brachte. Obwohl wir wussten, dass es kein Zufall sein konnte, dass wir uns kennenlernten, glaubten wir beide nicht wirklich daran, dass aus unserer fixen Idee etwas werden würde – aus meinen Tausenden von Tagebuchseiten ein Buch zu machen. Die Vorstellung, dass meine Geschichte anderen helfen könnte, so wie auch mir in der schweren Zeit Bücher halfen, war für mich ein wunderbarer, aber unrealistischer Gedanke.

Doch das Unglaubliche wurde tatsächlich wahr: Der Verlag, dem ich für sein enormes Vertrauen und die leidenschaftliche Zusammenarbeit danken möchte, sagte, auch dank der tatkräftigen Unterstützung meines Literaturagenten Oliver Brauer, zu. Ich lernte viele Menschen kennen, allen voran Ramona Jäger und Sabine Niemeier, die mein Buch mit großer Begeisterung und dem nötigen Fingerspitzengefühl zu dem machten, was es heute ist.

Liebe Lisa, über die Monate hinweg vertiefte sich nicht nur die Zusammenarbeit, sondern auch die Freundschaft zwischen uns beiden. Ich danke dir für die vielen tiefsinnigen Gespräche, deine Neugierde, dein Engagement, deine Lebendigkeit, dein enormes Wissen und vor allem für dein stetiges Interesse, weit über den Tellerrand hinauszuschauen. Du hast die seltene Gabe, dich unvoreingenommen mit jedweder Thematik auseinanderzusetzen und sie überraschend genau zu erfassen. Du hast dich wie kein anderer in Situationen und Menschen hineingefühlt und meine Texte lebendig werden lassen.

Der Notausgang, der Plan B, den meine Mutter gewählt hat, um sich von ihren unermesslichen Qualen, die sie empfand, zu befreien, wäre ohne das Schweizer Recht und ohne Organisationen wie *Lifecircle* nicht möglich gewesen. Ich bin sehr dankbar für die Schweizer Offenheit und Gastfreundschaft. Vor allem die liebevolle und hingebungsvolle Art, mit der Frau Dr. Preisig und ihr Team meine Mutter und mich empfingen, haben mich sehr gerührt. Ich hätte nie für möglich gehalten, dass der Tod und die Tatsache, ihn derart nah zu erleben, etwas so Friedliches haben könnten. Ich danke Ihnen, Frau Dr. Preisig, dass Sie meiner Mutter ermöglicht haben, sich von ihrem Leid loszusagen.

In ganz besonderem Maße danke ich Hanka für ihre bedingungslose Freundschaft zu meiner Mutter, ihre Geduld und ihren Mut, diesen Schritt mit uns zu gehen. Ihre Vermittlung hat einen erheblichen Teil dazu beigetragen, dass meine Mutter und ich im Guten auseinandergehen konnten. Dank ihr habe ich meine Mutter und ihre manchmal doch etwas verquere Denkweise besser verstehen können.

Liebe Hanka, dein enormes Verständnis und deine sanfte, annehmende Art waren für mich ein ganz besonderes Geschenk. Du bist mir eine gute Freundin geworden, und ich bin froh, dass ich immer auf dich zählen kann.

Der größte Dank, den ich kaum in Worte fassen kann, gebührt meinem geschätzten Freund und langjährigen Lebenspartner Frank. In der schwersten Zeit meines Lebens blieb er stets bei mir, war mir ein geduldiger Zuhörer, Seelentröster und liebevoller Gesprächspartner. Wann immer es ihm möglich war, hat er mich aufgefangen und getröstet. Ohne ihn hätte ich die Belastungen kaum überstanden. Auch für ihn war es eine sehr schlimme Zeit, in der er viel zurückstecken musste. Auch er kam immer wieder an seine Grenzen. Ich bin dankbar, dass er trotz allem an meiner Seite ist und mir immer Kraft gegeben hat, weiterzumachen.

Lieber Frank, ich kann es nicht oft genug zum Ausdruck bringen, wie wertvoll deine Liebe und Freundschaft für mich in dieser Zeit waren und nach wie vor sind. Du bist nicht nur Partner für mich, sondern auch Freund und Bruder. Ich könnte mir nichts Schöneres vorstellen.

Namasté